JN070487

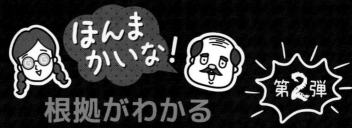

ほんまかいな！

根拠がわかる

解剖学・生理学

第2弾

著 川畑龍史・濱路政嗣

要点39

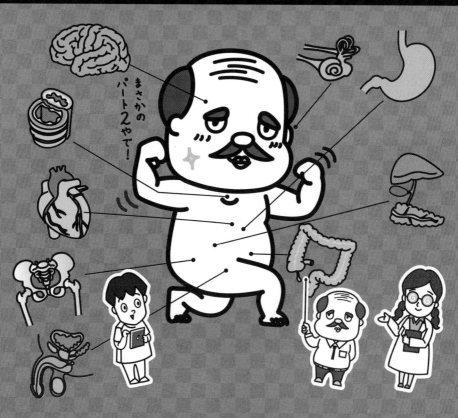

まさかのパート2やで！

MC メディカ出版

　あなたは医療関係者でしょうか？　それとも医療従事者の卵でしょうか？それとも医療従事者を夢みて日々勉強している方でしょうか？　あるいは一度医療現場から離れていたけれど現場復帰しようとされている方でしょうか？　それともまったく医療とは関係ないけれど医学にちょっと興味があるという方でしょうか？

　人体の構造と機能を学ぶ学問（解剖生理学）は、前著でも書きましたが医療系の職種を目指す場合、必ずこの科目をしっかり学ぶことが求められます。その理由をあえて言えば、解剖生理学は医学・医療の根拠になる学問だからです。しかし、この科目は、**こむずかしい用語**（とくにカタカナ用語や漢字に苦労する）がたくさん出てきたり、**難解な説明文**が縷々続いたり、そして**実体が見えない**（直接それを見ることができない）ことなどから、なかなかとっつきにくく手ごわい相手です。著者自身もそうでしたし、また、これまでたくさんの学生と接してきた経験からも、そこは痛いほど理解できます。

　著者達は、かねてより、「丸暗記から"解放"される」「教科書では書かれていない"根拠"を知ることができる」「最後まで楽しく"読み通す"ことができる」「学生がつまずく"ポイントに絞った"勉強ができる」、そんな**理想的な本**があったらいいなと考えていました。それをかなえようと試みたのがこの本です。本著の特徴を改めて挙げてみると、方言（関西弁）を使った会話形式のストーリーを展開することにより、まずは**最後までおもしろく読めること**、そして**プライベートレッスンを受けている**ような錯覚を読者に与え、話の状況が手に取るようにイメージできる、そんな特徴をもっているように思います。ありがたいことに、第1弾の『なんでやねん！』は多くの方に読んでいただきました。そしてそのおかげで、この第2弾『ほんまかいな！根拠がわかる解剖学・生理学　要点39（サンキュー）』を出版する運びとなりました。

本書（第2弾）は、第1弾では書ききれなかった要点（多くの学生がつまずくポイント）をカバーし、解剖生理学的な**正常のしくみ**に加え、登場人物の一人（浜田君という看護学生）が臨床実習を経験する中で必要性を痛感した**病態の理解**や**臨床的観点**も多分に盛り込んだ内容になっています。もちろん、登場人物3人（先生、助手、学生）は第2弾も健在です。第1弾に引き続き、よりパワーアップしたこの第2弾も先に挙げたすべての方々に、"最後まで""楽しんで"お読みいただけるものと思います。

　読み進めるとお分かりいただけると思いますが、一つひとつの単元が第1弾よりも長いつくりになっています（よって、要点数は39個に絞りました）。話をより**深く**、そしてより詳しく**根拠**を記したいがためです。また、**医療倫理**や、人体に降り注ぐ多くの**病気**にまつわる**不条理**など、答えの出ないちょっぴり哲学的な話も出てきます。

　そして最後の章では、著者達からみなさんへ、ご協力を依頼する部分があります。これから先も『なんでやねん！』『ほんまかいな！』でたくさん学びながら医学・医療を発展させるために、みなさんのご協力を是非ともお願いしたいと思います。

　最後に、本書第2弾の出版を快く引き受けてくださった（株）メディカ出版の方々、引き続きインパクトある3人のキャラクターや見やすいイラストの数々を作成してくださったWATANABE Illustrationsの方々に深く感謝をいたします。

　それでは、再び？初めて？『ほんまかいな！根拠がわかる解剖学・生理学　要点39』の世界へとあなたをお連れしたいと思います。ではさっそく進んでいきましょう！

2019年12月 吉日

川畑 龍史、濱路 政嗣

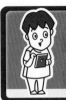

目次

第1章
プロローグ

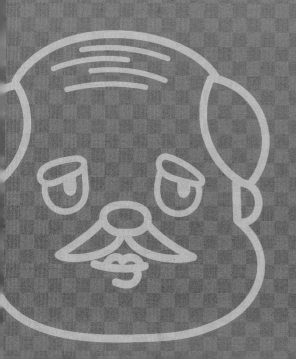

1　医学の歴史と解剖生理学

ヒポクラテス、ガレノス、ヴェサリウス、ハーヴェイ……偉人達続々！

先生！　お久しぶりです！　お元気でしたか？

おー！　久しぶりやないか、えっと、、、なんちゅう名前やったかいな？

浜田です！

あ〜、そやったそやった。浜田君も元気そうやな。約1年ぶりか？　お、そういえば3年生に上がれたんか？　それか、また2年生やっとるんとちゃうか？

…。先生、確かに僕は相当オツム（頭）が弱い子ですけど、さすがに3年生に上がりましたよ。でもちょっと、、、ヤバかったですけどね。

こんにちは。浜田君。元気そうじゃない。あら、よかったわね！　3年生に上がれて。

ありがとうございます（どうしてこんなに褒められるんだろ…）。でも3年になると急に学校が忙しくなりました。実習も結構長期間行きますし、毎日レポートやら課題やらに追われて寝る暇なんて全然ないんですよ。

まぁそんなものよ。看護師のタマゴちゃん、頑張って！

あ、はい。頑張ります（照れ）。

　ところで先生、やっぱり実習に行って現場を見ると、改めて解剖生理学の大切さが身にしみました。患者さんの診断や治療を考えるとき、常に解剖生理学の知識が基礎になっているなとつくづく感じます。

　　例えば先日、慢性腎不全の患者さんの血液検査の結果を見せてもらったんです。見てみると、ヘモグロビン（Hb）の備考欄にL（Low：基準値より低い）と書いてあったのですが、実習担当の先生が「どうして貧血傾向（Hb値が低い状態）になるか分かる？」って優しく聞いてくれたんですけど、正直全く分からなくて、「さぁ〜」って言ったら急に、「キミ！　臨床をなめてるやろ！　出直してこい！」って鬼の形相で怒られたんです。あ〜、怖かった〜〜。

🐼 確か、去年、その理由を浜田君に教えたような気がするんやけどな。

🙎 そうでしたっけ？

👩 そうよ。腎臓が分泌する赤血球の新生に超〜重要なホルモンがあったわね。慢性腎不全だと、腎機能の低下によってそのホルモンも低下するので、赤血球の新生に影響、つまり貧血と関係するわけね。

🙎 あ〜〜、なんとなくそんなものがあったかな〜。でもそのホルモンって何でしたっけ？

🐼 あかんな〜、やっぱりもういっぺん1年生からやり直した方がええんとちゃうか？　腎臓から分泌されるホルモン、ええか、エ・リ・ス・ロ…

🙎 ポエ　チン！！

🐼 チン！　って強調しすぎや、びっくりするやないか！

🙎 すみません。ついつい、チン！　を強調しすぎてしまいました！

🐼 チンだけ強調せんでええわ！　「エリスロポエチン♪」ってなめらかに言うたらどうや！　ワシらの品格が疑われるやないか！

👩 （何を言ってるのかしら、この人たち…）

🐼 さて、ほんならな、まあとりあえず久しぶりに再会したんやさかい、解剖生理学の復習をする前に、ちょっと医学の歴史的な話をしよかな。

🙎 歴史？！！　ちょ、ちょっと待ってください。先生、歴史よりももっと臨床に役に立つ知識を教えてくださいよ！

👩 浜田君、あなたもいずれ医療者になるのでしょ。だったら、医学の

歴史、つまり、今日の医学の発展に寄与した様々な先達の苦労、葛藤、失敗、経験、成功、美談、決断、経緯などを学ぶことは、これから浜田君がいろいろ出会うであろう試練に耐える大切な道しるべになるのじゃない？

ええこと言うな〜、さすが坂本さんや。ほな、ちょっとだけかいつまんで話すわな。

ヒポクラテス

話はなんと、紀元前4〜5世紀のギリシャや。ここで登場するのが"医学の祖"とされる医学者、**ヒポクラテス**や。

あ、聞いたことあります。確か、『ヒポクラテスの誓い』を提唱した人だ！

そうや。医師の倫理・任務についてのギリシャ神への宣誓文やな。医療従事者のバイブルともいえるこの誓い、今でもしょっちゅう医療倫理で出てくる。暗唱せぇとは言わんけど、ポイントは押さえといてほしいな。

　で、ヒポクラテスが提唱した「病気の原因」とは、古代からずっと考えられてきた神の特別な"わざ"とか"祟り"なんかやなく、自然的なもんと捉えて、治療もその考えに基づいてなされたんや。

霊的な考えから、科学的な思想への転換ね。

その中で、ヒポクラテスの体液説は有名やな。

体には4種類の体液があり、それが不調和だと病気が起こるという考えね。ちなみにその4体液は、**血液**、**粘液**、**黒胆汁**、**黄胆汁**ね。この考えは、はるか後世まで影響を及ぼしたのよ。

どれも聞いたことがあるような、ないような。

ガレノス

次や。古代ローマ、紀元2世紀、**ガレノス**っていう人物が現れたんや。ガレノスの学問領域は多岐に渡るんやけど、解剖学者としてめっちゃ

重要な人物や。彼の著作『**人体の諸部分の有用性**』は有名やな。ただ、ガレノスは当時としては非常にすぐれた学者やったんやけど、重大な間違いもしてたんや。

間違い!? へ〜、僕みたいですね。あ、すみません、おこがましいですね。

その間違いいうのは、血液循環の概念をもっとらんかったことや。要はな、彼の生命に関する根源的原理は「**精気（生気）**」、つまりプネウマやったんや。

せいき？ プネウマ？ なんか、宗教みたいですね。

現代っ子はそない思うわな。

　脳の中の**動物精気**が運動・知覚・感覚を、心臓の**生命精気**が<u>血液と体温</u>を、肝臓にある**自然精気**が<u>栄養の摂取と代謝</u>を司る、つまり、精気には3種類あってこれらが生命の根源と考えたわけや。驚くなかれ、この精気の説は近代はじめまで持ち続けられとったんや。

そうした誤りを正すことが近代医学の出発点になったわけね。

そういうこっちゃ。

ダ・ヴィンチ

で、時代はどんどん進んで中世を下った12〜13世紀。この頃になると、知識への関心が進んで、動植物を含む百科全書的な書物が編纂（へんさん）されたんやな。やがてルネサンス芸術の写実的精神と相伴（あいともな）って、植物や動物の実証的観察も盛んになるんや。

あ〜、この頃にレオナルド・ダ・ヴィンチが登場するわけだ。

そうや。彼は15世紀後半から約30体の人体を解剖して、膨大な人体図を描いたんやな。

知ってます。あの両手を広げた…、

『**ウィトルウィウス的人体図**』ね（**図1.1-1**）。有名よね。誰しも一度は目にしたことがあるんじゃない。

図 1.1-1 **ウィトルウィウス的人体図？（イメージ）**

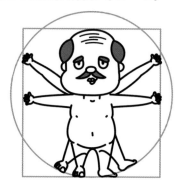

16世紀〜

次に登場するのが近代医学の祖っていわれてる**アンドレアス・ヴェサリウス**や。彼は16世紀初頭にブリュッセルで生まれたんやけど、自ら人体解剖を行い、実証に基づいて『**ファブリカ（人体の構造についての七つの書）**』を1543年に著したんや。当時としては人体を解剖するいうのは宗教観念などから御法度やったわけやから、画期的やな。

時代時代で価値観って違いますよね〜。

時代は17世紀。ここでイギリスの生理学者、**ウイリアム・ハーヴェイ**の登場やな。彼は、なんと、ずっと定説として考えられてきたガレノスの説を否定して、血液が血管を通って循環すること、つまり血液循環の原理を著書『**心臓と血液の運動**』で発表したわけや。

1628年のことですね。この発見の何がすごいって、これがきっかけで近代の実験生理学の道を開いたことですよね。

それから重要な発見は次々と続くで。レーウェンフックによる**顕微鏡の発明**、シュライデンとシュワンによる**細胞説の確立**（1838年）やな。こうやって、肉眼解剖のみならずミクロな部分にまで人体を観察、実験、実証し、興味を広げ、さらに時代背景から様々な機械が発

明され、薬が発見され、新たに学問分野が生まれるなどで今日の医学の基礎、**解剖学・生理学**が発展してきたわけや。

ちなみに、最近では解剖学・生理学を別々に学習するのではなく、人体の中の機能システム、例えば消化器系・呼吸器系・循環器系などと系統的に人体をとらえることに主眼をおく「**解剖生理学**」として学習する向きも増えてきているのよ。

僕は「解剖生理学」として習いました。

画像診断

それから、**画像診断**の近年の目覚ましい進歩も忘れずに触れとかなあかんな。身体の中にある臓器・器官・組織の情報を最小限の侵襲で鮮明に得ることができる。病巣がどこにあって、どんな大きさで、どこまで達してて、とか、こういう情報がほぼリアルタイムで分かるんやから、ほんますごいこっちゃ。

画像診断は今の医療では不可欠な存在よ。具体的には、単純X線、CT（コンピューター断層撮影）、**血管造影**、MRI（磁気共鳴撮影）、**超音波**（エコー）、シンチグラフィー、PET（陽電子放出断層撮影）などがよく出てくるわね。この本でもたくさんこれらの用語が出てくるわよ。

せやけど、画像の情報を解釈し診断するには、すべからず解剖生理学の知識が必要やな。

なるほど。ただただすごいです！　歴史の積み重ねが今の医学の中にしっかり生きている。何気に勉強したことや、臨床現場での処置は、すべて歴史に基づくことがわかりました。先人に感謝です。あと、やっぱり、改めて解剖生理学が土台になることがよくわかりました。これからも頑張れそうです。

そりゃよかったわ。

先生の解剖学への目覚め

ところで先生、先生はどうして解剖学に目覚めたのですか？　何かきっかけとかあったのですか？

もちろんあったで。せやけどな、ワシはもともと解剖学を専攻しとったわけやない。大学院のときに、ひょんなことから「看護学校で解剖学・生理学を教えてくれへんか」っていう話があってな、まあ当時の教授の命令やから断れるわけなく、引き受けてもうた。蓋（ふた）開けたらやっぱり餅は餅屋や。「かいぼうがく」の「か」の字も知らん人間が教えても、学生はしら〜〜ってするだけやった。なんか授業中ため息が聞こえてくるんや、「は〜」ってな。めっちゃつらいで。

よっぽど面白くなかったのですね。僕が1年生のときの解剖生理学の先生もそんな感じでした。

確かにな、小難しい専門用語をおもろく教えーいうてもそりゃ無理や。　そこでワシはどうしたかいうとな、とにかくネタ探しに没頭したんや。やっぱり授業っておもろくないと暇やろ？　ネタ探しに、本を読みあさったんや。ほなな、なんかワシもおもろなってきてもうて、授業でそのネタ披露したらウケルウケル。

それ、分かる！

でな、次や。ワシはな、ある一冊の本が特に気に入ってもうてな。なんと、その本の著者にお手紙書いたんや。

ラブレターですね！

スゴイ！　美人解剖学者ですか？　で、お返事来ました？

いいや、こんかった。そりゃそやろ。どこの馬の骨かわからんヤツから急に手紙来て、そりゃ無視するわな。でもな、1年後に、どうしても諦（あきら）めきれんくて、もう一回ダメ元で手紙出したんや。めっちゃ長文。

しつこいですね〜〜。長文って、ちょっとねぇ。で、どうなったのですか？　また無視されましたか？

それがな、返事が返ってきたんや。読んでみたらやな、「是非お会

いしましょう。私の研究室に来てください」って書いてあったんや！　ビックリやで。

😎 本当ですか！　スゴイですね。なんかロマンチックです。

😐 本当ですね。そんなことが実際にあるのですね。

🐼 そうや。遠方やったけど、京都から新幹線に乗って会いに行ったんや。会うた当日、なんちゅうか、よう笑う陽気な先生でな、純粋に学生がそのまま年をとったって感じの方やった。本で読んだだけの縁もゆかりもない若造やったワシが憧れの先生と生で話できるなんていうのはホンマにラッキーやった。

　それからというもの、先生が定期的に開かれていた勉強会に参加させてもろたり、実際の標本を見せてもろたりして、ワシはすっかり解剖学の魅力に取りつかれ、必死に勉強したんや。そうこうしてるうちに「ワシはこの先生のようになりたい」って、決心したんや。まぁそんなこんなで研究しながら教える仕事もしとって、それが長年続いたってこっちゃ。

😐 へ〜、なんか作り話みたいな話ですね。だから先生は、解剖生理学を教えることも勉強することも好きなのですね。僕もそういう憧れの先生に会いたいものです。あ！　もちろん、先生は僕の最も尊敬している先生です。

🐼 そんなとってつけたように言うてもらわんでもええわ。ただな、ワシが今になって思うんは、やっぱり人生っちゅうんはどこでどんな縁があるかわからへんってこっちゃ。でもな、そういう縁っていうんは勝手に転がってくるもんちゃう。自分で掴みにいかんとアカンもんや。どんなことでも「これ！」って自分で心に決めたもんは、それに向かって努力し腐らず諦めない、そういう忍耐の先に幸運って巡ってくるのかもしれん。それがワシの経験から唯一いえる教訓やな。

　ちゅうことで、また明日からも解剖生理学の勉強しよな。

😐 （現実に戻った…）お、お願いします！　なんか今日はいいお話が聞けたな〜。

まとめやで！

医学の歴史と解剖生理学

☑ 解剖生理学は医学の基礎である。

☑ 紀元前4〜5世紀、ヒポクラテスが『ヒポクラテスの誓い』および『4体液説』を発表。それまでの病気の原因の迷信的な考えを否定

☑ 紀元2世紀、ガレノスは、生命に関する根源的原理を「精気（生気）」（プネウマ）と考えた。

☑ 1543年、アンドレアス・ヴェサリウスが『ファブリカ』を発表

☑ 1628年、ウイリアム・ハーヴェイが『心臓と血液の運動』を発表

☑ 1838年、シュライデンとシュワンによる細胞説の確立

☑ 近年の画像診断技術は目覚ましく、医学的診断に不可欠である。

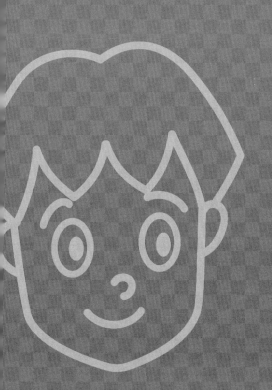

CHAPTER2

第2章
血液・免疫

1 自然免疫

免疫のトップバッター、自然免疫とは？

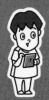 あれ？　浜田君、どないしたんや、風邪か？

そうかもしれません。最近課題に追われてあまり寝れてなくて…。

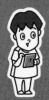 浜田君でも風邪ひくんやな。昔はよう「ア◯は風邪ひかん」って言うたもんやけどな。どうせろくに飯食うとらへんのちゃうか？　そりゃアカンで。いくら若（わこ）うても免疫が下がってまう。ちゅうか、ワシにうつさんといてや。

そういえば先生、免疫って自然免疫と獲得免疫があるって『なんでやねん！（p.57）』で習いました。そのとき「獲得免疫」については詳しく教わりましたが「自然免疫」は…。

 適当ぉ〜に流しとったかいな。

確か「またの機会に」っておっしゃってましたよ。

先生、ちょっと元気がない僕に免疫力を注入する意味で「自然免疫」について詳しく教えていただけませんか？

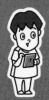 そらかまわんけど、余計にしんどなるんちゃうか？　勉強の話するわけやし、浜田君にとっては逆効果ちゃうか？

自然免疫の仕組みを理解することで、前向きな気分になりたいのです。

あら、いいこと言うじゃない。

 わかったわかった、ほな簡単な復習からいくで。

　　免疫には**自然免疫**と**獲得免疫**がある。前者は**生まれつき備わる免疫**で後者は**生まれた後に獲得していく免疫**、それから前者は**非特異**

的、後者は**特異的**に異物を攻撃する、ここまではええかな。

はい。それは覚えています。

自然免疫は2段階

ほな自然免疫を詳しくやるわな。自然免疫の仕事を大きく分けると、二段構えになっとる。

　　第1の矢！　　異物の**体内侵入を阻止せよ！**

　　第2の矢！　　体内に入った異物は**炎症反応で攻撃**せよ！

　　この2つや。残念ながら、「第3の矢！」はない。

なるほど。

侵入を防ぐ

では、最初の「侵入を防ぐ」というのは、何でしょ。

まず、**バリアー機能としての皮膚**が大切やな。

皮膚の表面は**重層扁平上皮**だし、すごく丈夫ですね。異物の侵入から身を守るってわけですね。

そうね。仮に汚染されたものが手についても簡単には**侵入できない**構造ってわけね。もちろん皮膚に傷があれば別だけど。

皮膚の機能はそれ以外もあって、皮膚表面からはいろんな分泌物が出とる。その中には<u>抗菌作用を発揮するもの</u>もあるんや。

例えばどんなものがあるのですか？

乳酸や**脂肪酸**などの**酸性物質**、それから汗に含まれる**抗菌物質**などやな。

酸（さん）が細菌の増殖を抑えるってわけですね。なるほど、皮膚ってそんな機能もあるのですね。ちょっと失礼します（自分の腕をペロッとなめる）。

何しとるんや？

酸（す）って酸っぱいでしょ。自分の皮膚をなめてみたんです。確かに酸っぱかったです（笑）。

🧑‍🦰 そんなことする子、はじめて見たわ。

🐶 ちなみに、皮膚表面ってうじゃうじゃ細菌（常在細菌）が生息しとるんやけどな。

🧑 先生！　それを最初に教えてくださいよー！　いま僕、細菌をなめてしまいました…。

🐶 そんなん知らんがな。まさか自分の皮膚をペロペロする奴がおるなんて夢にも思わんがな。

　　ま、ええわ、話の続きしよ。その常在細菌はな、外からくる常在細菌以外の細菌の増殖を抑制しとるんや。

🧑 なるほど、そういうわけですね。

🐶 ところで皮膚以外にも外界と触れる場所ってどこや？

🧑 口の中とかですか？

🧑‍🦰 口の中もそうだけど、いわゆる「粘膜」って呼ばれる部分ね。口の中は口腔粘膜で覆われているの。皮膚と違って粘膜は、物理的なバリアー機能に乏しいから、異物にとって絶好の侵入場所になるのよね。だから粘膜の表面は、**粘液や様々な分泌物によって異物や病原体の侵入を阻止もしくは破壊し、体内にそれ以上侵入するのを防いでいる**のよ。

🧑 へぇ〜、粘膜もすごくがんばってるんだ。

🧑‍🦰 それから、粘液には「リゾチーム」という**細菌の壁を分解する酵素**や「**IgA抗体**」という**免疫グロブリンの一種**を含むこと、これすごく試験に出やすいから覚えておいてね。

🐶 分泌物といえば、**胃液**もめっちゃ重要やな。

🧑 はい。確か胃の中は、**pH1〜2で強い酸性**だったと記憶しています。

🐶 せやな。まあそれだけ強烈な酸性環境やったら食べ物に付着しとった細菌は普通生きていけへん。それと消化器関連でもうちょい言うと、ヒトの小腸内で生息する菌は少ないんやけど（十二指腸・空腸で10^3〜10^5/g、回腸で10^8/g）、**大腸には膨大な数**（10^{10}〜10^{11}/g）**と種類の非病原性細菌が定着**しとって（これらの細菌群を腸内細菌

叢という）、**病原微生物の定着を妨害**する機能もあるんや（p.169
参照）。

なるほど。基本的に常在菌って、自分達の縄張りをつくって外部の
悪い細菌を寄せ付けないってわけですね。

そうね。常在菌といえば、腟の中にも数種類の**乳酸桿菌（デーデル
ライン桿菌）**が常在していて、乳酸桿菌が産生する**乳酸によって腟
内は酸性に保たれて、ほかの細菌の増殖が妨げられている**のよ。

ほな次に、呼吸器が病原体の侵入を阻止する仕組みって分かるか？

はい。**せき**、**くしゃみ**、**喀痰排泄**などの機能がありますね。

そうね。それらは物理的に気道表面に付着した異物を一気に除去す
るとてもパワフルな方法ね。それとは別に生理学的な排除機構もあ
るの。気道表面にある線毛の"ひらひら運動"は異物が肺の奥に行
くのを防いでくれる重要な機能ね。

坂本先生にしては珍しく、適当ですね。何ですかその"ひらひら運
動"というのは。

ボートのオールのような役目を持つ線毛運動のことやな（**図2.1-
1**）。気道の表面の細胞は「**線毛上皮**」といって、細胞表面からた
くさんの線毛が生えとる……、ってなんで2人ともワシの頭皮をチラっ
と見んねん！！　ワシの線毛上皮も線毛生えとるわ！　で、さらにそ
の気道表面は粘液に覆われとるから線毛はその粘液に浸ってるっ
ちゅうイメージや。

　でな、普段ワシらが行ってる呼吸って、どうしたかて空気中の塵
埃や病原体などを気道内へ吸い込んでしまうわけや。そこで、それ
らの異物は気道を通るときに気道表面の粘っこい粘液にべたっと張
り付いてトラップ（捕捉）され、それ以上異物を奥に行かせへんよ
うにしとるってわけや。

まるで"ごきぶりホイホイ"ですね！

それ、言い得て妙や。今度授業で使うわ。で、すごいのはここからや。
粘液の中に浸ってる線毛は、たくさんあるボートのオールをリズミカ

図 2.1-1 気道表面の線毛運動

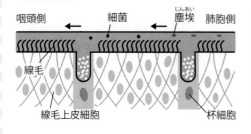

咽頭側　　細菌　　塵埃（じんあい）　肺胞側

線毛

線毛上皮細胞　　　　　　　杯細胞

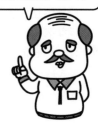

吸気中に含まれていた細菌や塵埃などの異物は気道表面を覆う粘液にトラップされる。
気道表面の線毛上皮細胞のもつ線毛が運動し、粘液に流れ（肺胞側→咽頭側）を生み出し、気道表面の異物を除去するんや。

ルに漕（こ）ぐように、規則正しく下から上へと"ひらひら運動"しよる。ほなら粘液に下（肺胞側）から上（咽頭側）への流動性ができるってわけや。するとやな、粘液にトラップされた異物は上へ上へと押しやられて、最終的には喀痰としてまとめられて排泄されておしまいや。

すごい！　ごきぶりホイホイに引っかかった獲物をちゃんと除去する機能があるなんて、ごきぶりホイホイより高性能だ！　でも先生、せっかく上にあがって喀痰になっても、それを飲み込んでは意味なくないですか？

ええところに目を付けたな。そら喀痰を飲み込むより外に出したほうがええ。でも、実際には無意識のうちに飲み込んどる。そんなしょっちゅう痰って口から出せへんやん。駅のホームでたまに見かけるおっさんの「カ〜〜〜ァ！ペッ！」やあるまいし。せやけど、気道内に異物があるより、飲み込んで胃に追いやってしまったほうが百万倍ましやと思わんか？

確かに。飲み込めば、胃の中で殺菌もされ消化もされる。そして、やがて肛門から排泄もされますものね。それに比べて呼吸器の気

道って、その奥は肺だから逃げ道がない。

🐶 そういうこっちゃ。最悪、肺胞周囲の血管から病原体が侵入しよるがな。

　その他の侵入を防ぐ機構としてはな、泌尿器の「**尿の流れ**」も大事やな。尿の出口の外尿道口って外界とつながっとるやろ？　せやから、そこからバイ菌が入ることもあるわけや。でもな、それを「シャ──!!」っと勢いのある尿を出せば、あれよあれよとバイ菌は尿とともに外に排出されるわけや。

👦 へ〜、排尿って体内の余分な老廃物や水分を出すためだけではないのですね。

👩 そうね。だから、排尿困難な患者さんは尿路感染を起こしやすくなるのね。ところで先生のは大丈夫ですか？

🐶 ワシのか？　ん〜〜〜、アカンなぁ。最近特にアカンわ。

👦 何の話ですか？

👩 浜田君も年をとれば分かるわ。ちょっとオトナの話よ。

🐶 まぁまぁ、この子は勉強しといたほうがええやろ。実はな、「前立腺肥大」ってやつや。

👦 あ！　聞いたことあります。先生もしかして……。

🐶 さ、次いこか。

攻撃する

🐶 それで、今まで言うてきた「侵入を防ぐ」仕組みやけど、それでもワシらの体内に異物が入ってくることもある。そこで自然免疫 "第2の矢"、免疫応答による**炎症反応**が起こるわけや。この反応は、異物が細菌かウイルスかによって攻撃の仕方が変わるんやけどな。

👦 どうして細菌とウイルスで攻撃の仕方を変えないといけないのですか？

👩 両者のサイズと性質の違いね。細菌はウイルスと比べてとても大きい。私たちの体の細胞より若干小さいくらい（数μm）。一方、ウイ

ルスの大きさはnm（ナノメートル：μmの千分の1）の単位だから
すごく小さい。それにウイルスは私たちの<u>細胞の中に入ってしばらく</u>
<u>潜伏する</u>ものもあるの。

🐶 説明ありがとう。まず、細菌に対する自然免疫では、主に**食細胞**に
よる**貪食**が行われるんや。

👦 食細胞というのは**マクロファージ**や**好中球**ですね。え、でもどうして
食細胞は「細菌」を識別できるのですか？

🐶 よっしゃ。その質問待っとった。食細胞はな、「**Toll様レセプター**」っ
ていう微生物を認識するアンテナみたいなんを持っとるんや。そのア
ンテナが反応したらたちまち**炎症性サイトカインを放出**して、炎症を
起こすんや。でも、異物によっては動き回りよるから捕まえるのに難
儀するものもおる。そういうとき、「**補体**」っていう血液中のタンパク
質の助けを借りて**異物を貪食しやすくする**仕組みもあるんや。

👧 このように、食細胞による貪食を促す機能を「**オプソニン効果**」とか
「**オプソニン化**」っていうのよ。

👦 なるほど。それで、貪食された異物はこのあとどうなるのですか？

🐶 うん。食細胞の中で異物は「**食胞**」っていう部屋に閉じ込められてな、
その後細胞の中のリソソームという**加水分解酵素が入った小胞と融
合**する。そうすると…、

👦 異物と加水分解酵素が混じるわけだ。加水分解、確か「なんでや
ねん！（p.70）」でやりましたね。タンパク質などの大きな分子を分
解する酵素だ。

🐶 そうや、よう覚えとったな。<u>この酵素によって異物は断片化されて殺
菌される</u>わけやな。ちなみに、炎症の具合によっては膨大な数の白
血球と病原体との戦いが繰り広げられるわけけど、「膿」はいわ
ば**好中球などの大量の白血球が死骸**として固まって肉眼で確認でき
る所見なんや。

👦 へ〜、なんか壮絶な戦いですね。ところで先生、細菌と違ってウイ
ルスが侵入してきた場合の反応はどうなるのですか？

🐶 ウイルスは**血中におるもの**の他、ワシらの**細胞の中に侵入、潜伏しよるもの**がおるってのはさっき言うたわな。実は細胞内におるやつが厄介なところなんや。

👦 白血球がその感染した細胞の中のウイルスを攻撃しに行くのですか？

🐶 いやいやいや〜、そんなマジシャンみたいなこと、できまへんがな。

👧 細胞の中のウイルスって大海に浮かぶ1枚の木の葉のようなもの、それを見つけ出してウイルスだけ攻撃するなんて不可能よ。

👦 じゃあ、感染した細胞はお手上げですか？

🐶 実はな、**NK細胞**（ナチュラルキラー細胞：Natural Killer Cell）というのが出てきてやな、感染した細胞を丸ごと、めった刺しにしよるんや。

👦 ……。えっ、そんなことしたら僕らの細胞が減っちゃうじゃないですか！

🐶 ま、そういうこっちゃ。でもな、下手に細胞の中のウイルスを選別して退治しとったんでは埒が明かん。もしウイルスが残ってしもたら元も子もない。せやから、細胞ごとやってまいよる。ま、これも全身が生きていくためには多少の犠牲は厭わんっちゅう体のルールなんやろな。

👦 そういうことなのですね。でも先生、そもそもウイルスが感染したかどうか、NK細胞はどうやって見分けているのでしょう。

🐶 そこすごくポイントや！　実はな、ほぼすべての細胞の表面には**MHCクラスI**という分子が発現しとるんやけど、ウイルスが感染した細胞はその分子を引っ込めよる（**図2.1-2**）。ほなら、外から見たらその分子は見えへんわけや。さらにな、感染とかで傷害された細胞は、通常では発現せえへん特別な分子を細胞表面にひょっこり発現しよる。NK細胞はそれらを見て、「あ！この細胞、ウイルスに感染しとる！」って見極めて、バッサリ攻撃するわけや。

👦 う〜ん……、そのMHCとかって一体……？

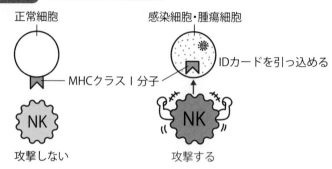

図 2.1-2 NK細胞による細胞破壊

正常細胞

感染細胞・腫瘍細胞

IDカードを引っ込める

MHCクラスⅠ分子

NK 攻撃しない

NK 攻撃する

🧑‍🦰 また臓器移植（p.33）のところで詳しく説明するけど、簡単にいうと本人確認の身分表明（ID）カードみたいなものよ。感染した細胞はIDカードを引っ込めて、自らNK細胞に切られようとするのよね。

😯 なんと潔い話だ（涙）。

🐼 ちなみにこのNK細胞、ワシらの体の中で発生する**腫瘍細胞も攻撃**するんやで。

🧑 その腫瘍細胞もIDカードが変になったからですね。ところで腫瘍細胞って癌細胞ですか？

🐼 ん、まぁここでいう腫瘍細胞っちゅうのは、細胞分裂にミスが生じた細胞とか奇形細胞のように「正常ではない異常細胞」って思っといたらええ。ただ、そういう変な細胞は将来癌細胞になるかもしれん。そんな細胞を生かしといたら危険やから、丸ごと処理すべきというのがNK細胞の考え方なんや。

🧑 スゴイ！　NK細胞ってすごく重要ですね。

🐼 せやろ。そりゃそうと、『なんでやねん！（p.58）』でやった獲得免疫に出てきたリンパ球の一種**キラーT細胞**もウイルス感染細胞を攻撃しよるっちゅうの覚えとるか？　ただ、T細胞が活性化するには時間（数日）がかかる。せやから、NK細胞は、T細胞が活性化されるまでの間、最初に"とりあえず枝豆"的なつなぎ役をするってこっちゃ。

👧 自然免疫系はとにかく**非特異的**にすばやく異物を攻撃するシステムなの。でも、その力はリンパ球による獲得免疫には及ばないわ。だから、もし自然免疫で対処できなければ、<u>抗原提示細胞</u>（マクロファージや樹状細胞）がリンパ球に抗原を提示し、活性化されたリンパ球たちが**獲得免疫を作動して強力な免疫が発揮されるわけね。**

👦 自然免疫から獲得免疫へのリレーですね。自然免疫のことよくわかりました。獲得免疫もいろいろありましたが、自然免疫も奥が深いですね。今の僕の体の中では必死に免疫細胞が頑張ってくれているのですね。体をいたわることは自分でできることなので、これからはちゃんと寝て、食べて、規則正しい生活しま〜〜す。先生もお酒はほどほどに〜。

😠 またそれ言うか……。

まとめやで！

自然免疫

☑ 自然免疫：先天性の非特異的免疫、獲得免疫：後天性の特異的免疫

☑ 自然免疫は、①異物の体内への侵入を防ぐこと、②体内に入った異物を攻撃することが主な役割である。

☑ 皮膚はバリアー機能や抗菌物質の分泌が発達している。

☑ 粘液には、リゾチームやIgA抗体など抗菌物質が含まれる。

☑ 消化器、呼吸器、泌尿器の機能の中に異物を排除する機構が備わっている。

☑ 食細胞（好中球やマクロファージ）は、体内に侵入した異物を貪食・処理する。

☑ NK細胞は、体内のウイルス感染細胞や（腫瘍などの）異常細胞を破壊する。

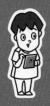

2 アレルギー

免疫細胞さん、
どうして私を攻撃するの?

あ〜〜、目がかゆい〜! 鼻がむずむずする〜! へ〜っくしょん!

昔流行ったな「風邪ひんてまんねん」ってCM。なんや浜田君、花粉症かいな。春はスギやヒノキ、夏から秋にかけてブタクサ。まぁ、本人はたまらんわ。

私も小さい頃はアトピー性皮膚炎に悩まされたわ。全身がかゆいのなんのって。

確か、花粉症もアトピーもアレルギーですよね? アレルギーってすごく複雑な分類法があったような……。

せやな。複雑いうてもたった4つ（Ⅰ型〜Ⅳ型）やけどな。

それ、テストに出ました。Ⅰ型はなんとなくわかったのですが、それ以外はさっぱりです。

よっしゃ決めた! 今回はアレルギーの勉強しよ。

アレルギーとは

そもそも**アレルギー**とはどういう状態をいうんやろか。

どうといわれると難しいですね。体がアレル（荒れる）からでしょうか。

え?（汗）

……?（冷汗）

ま、まぁええわ。

　免疫ってな、諸刃の剣的な部分もあるやろ? 例えばな、鋭く切れる包丁は食材を切るのに重宝するけど、ちょっと油断したら指を深

く切ってまうこともある。免疫も病原体や異物を排除する体の必須の防御システムやけど、なんかの間違いでワシらの体の組織に対し攻撃したり傷害をもたらしたり負の効果が現れることもある。特に、**免疫が原因でワシらの体に不利益をもたらすこと、これがアレルギー**やな。

🧑 諸刃の剣ってそういう意味なんですね。

👩 アレルギーは局所的な症状のものから死に至るものまで様々よ。

🧑 アレルギーというのは**自己免疫疾患**と同じと考えればいいのですか?

🐶 そこは誰もが疑問に思うとこやな。以前は自己免疫疾患もアレルギーに分類されとった。でもな、厳密にはこの2つはちゃう。確かに、アレルギーも自己免疫疾患も免疫反応が過剰または働きすぎて起こる病態っちゅうのは共通しとる。けどな、アレルギーは異物に対する反応であるのに対して、自己免疫疾患は自己の成分に対する反応をいうんや。

👩 だから近年は、自己免疫疾患をアレルギーと呼ばなくなっているのよ。といっても、かなり混在しているのも事実よ。

アレルギーの4つの型

🧑 へ〜〜、なるほど。では、アレルギーの4つの型、つまりI〜IV型の特徴を簡単に教えていただけますか?

🐱 よっしゃ、簡単いうてもちょっと長くなるで。

I型アレルギー

🐶 いわゆる日常的なアレルギーはほとんどこのタイプ（I型アレルギー）やな。これは「**即時型アレルギー**」やら「**アナフィラキシー型**」ともいわれる。"即時型"やからまさに数分〜30分という極めて短い時間で起こることと、反応には**IgE抗体**が関与しとるのが特徴や。

🧑 IgEは、5種類ある抗体のうちの1つですね。

🐱 そのIgE抗体は、粘膜下組織や結合組織におる**肥満細胞**の表面にあるFcレセプターっていう受け皿に結合した状態でスタンバイしと

る。もし、<u>アレルゲン（外から入ってきたアレルギーを引き起こす原因抗原）</u>とIgE抗体が結合したら肥満細胞が活性化されて、肥満細胞にため込まれた**ヒスタミン**や**ロイコトリエン**がドバーッと放出される（**図2.2-1**）。

これらは**ケミカルメディエーター**って総称される物質ね。これが肥満細胞中にたくさんためこまれているから、ちょっとおデブちゃんな細胞ってことでこのような呼び名が付いているの。別名**マスト細胞**ともいうのよ。

そのヒスタミンとやらは何をするのですか？

ふん。要するに、炎症反応（発赤・発熱・腫脹・疼痛）を引き起こす。炎症の場所・強さ・持続性などによって、**花粉症**、**アトピー性皮膚炎**、**気管支喘息**、**食物アレルギー**、**蕁麻疹**やら、症状として体に現れてくるわけやな。

アレルゲンと症状には何か関係があるのですか？

もちろんや。アレルゲンによってどこかの粘膜に留まるものもあれば、全身に流れるものもある。

図 2.2-1　**I型アレルギー：肥満細胞の活性化**

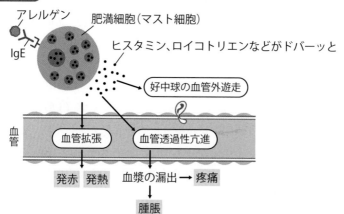

（坂井建雄ほか．"外部環境からの防御：生体の防御機構"．系統看護学講座 専門基礎分野：人体の構造と機能1：解剖生理学．第9版．東京，医学書院，2014，460．より改変引用）

　一般的には、花粉やダニの糞、動物の毛やフケを吸いこめば花粉症や気管支喘息が引き起こされ、鼻汁・くしゃみ・目のかゆみ・咳などの諸症状が出てくる。食物（卵白、そば、ピーナッツなど）による食物アレルギーやハチ毒、薬（ペニシリンなど）の場合はアレルゲンが体の広範囲を巡るわけやから、各種胃腸症状や蕁麻疹なんかが出現する。

そのヒスタミンとやらがどうしてそんないろいろ症状を引き起こすのでしょう。

ヒスタミンの生理機能として、**血管拡張**と**血管透過性亢進**っちゅうのがある（**図2.2-1**）。小難しい言葉やけど、要するに、血管が広がって壁が薄くなり、血管内の液体や血球が外に漏れやすくなるわけや。すると、外から見たら、発赤や腫脹なんかの炎症所見が現れるっちゅうわけやな。

さらにヒスタミンは、血管への影響とともに**気管支の平滑筋を収縮させる**っていう機能もあるの。

せやから、Ⅰ型アレルギー反応が気道に起こった場合、**気道収縮**や**気道の浮腫**を引き起こすこともある。

えっ！　それって、呼吸困難になるのじゃないですか！？

そうや。適切な治療を施さんと死に至ることもある恐ろしい病態や。

他にも血中からの組織の体液漏出によって**ショック症状**や**肺水腫**を引き起こすことだって考えられるわ。これらの重症例は**アナフィラキシーショック**と呼ばれるの。

ハチに一度刺されてハチ毒に対する免疫が形成される。それから再びハチに刺されると、Ⅰ型アレルギーの全身症状、つまりアナフィラキシーショックで最悪死に至ることが実際あるわけや。せやからハチ毒の知識は試験にもよく出題されとんのや。

● Ⅱ型アレルギー

次はⅡ型やな。これは自己の組織に反応する抗体（自己抗体）が体内にできてしもて、それが**自己の細胞を傷害**するというなんとも歯が

図 2.2-2 Ⅱ型アレルギー

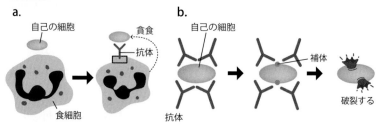

a.

自己の細胞

貪食

抗体

食細胞

b.

自己の細胞

補体

破裂する

抗体

（坂井建雄ほか．"外部環境からの防御：生体の防御機構"．系統看護学講座 専門基礎分野：人体の構造と機能１：解剖生理学．第９版．東京，医学書院，2014，464．より改変引用）

ゆい反応やな。別名「**細胞傷害型アレルギー**」とも呼ばれとる。

どうして自己抗体というやっかいな物ができるのでしょうか？

それがわかったら苦労せんがな。悲しいかな、原因はようわかってへんのや。考えられることとしては、薬物などが細胞膜に付着したり、細胞膜が微妙に変化したことで自身の細胞が"異物"と認識されて、それに対する抗体が作られるとか。抗体がくっつけば好中球などの食細胞が貪食したり（**図2.2-2a**）傷害性化学物質を外に向けて放出したり、**補体**も出てきよる（**図2.2-2b**）。

「補体」というのは、血漿中に存在するタンパク質の一種で、主に細菌の細胞膜にくっついて膜に穴をあけるのよ。

へえ〜、ってことは、自分の細胞が**抗体と補体による攻撃を受ける**わけですね。で、その抗体のタイプは、IgEですか？

ちゃう。Ⅱ型アレルギーでは**IgG**または**IgM**や。肥満細胞もここでは出てこん。

そこはⅠ型アレルギーとは決定的に異なりますね。自己抗体がどの組織に対するものなのかによって症状が異なってきますよね。たくさんありそうですが、例えばどんなものがあるのですか？

さすが3年生！　浜田君の言うとおりむちゃくちゃある。例を挙げたらきりないんやけど、例えば**自己免疫性溶血性貧血**、**顆粒球減少症**、**自己免疫性血小板減少症**とかやな。

これらは、それぞれ自己（自身）の赤血球、白血球、血小板に対する抗体の出現が原因よ。

　それと血球関連でいえば、**血液型不適合輸血**による反応もⅡ型アレルギーの一つとしてとても重要よ。血液型不適合輸血は、『なんでやねん！（p.53）』でも紹介したのだけど、受血者と供血者との間で、あってはならないことだけど、適合しない血液を輸血してしまうことによるアレルギー反応ね。これはいわば輸血という治療上のことで起こるわけだから、一種の医療事故ね。

うぅっ……、悲しすぎる。

もちろん、今言うた血球以外の組織も攻撃対象になりうる。例えば、腎臓の糸球体や肺胞周囲血管（どちらも毛細血管）の基底膜が傷害を受ける**グッドパスチャー（Goodpasture）症候群**、男性の精子が傷害を受ける**男性不妊症**なんかがあるな。

どんどん出てきそうですね。精子が損傷を受けるって男性にとっては悲しすぎる。

　先生、次（Ⅲ型アレルギー）に進んでもいいですか？

も、もうちょっとⅡ型の続きをしゃべらせてーな。今まで話してきた自己抗体っちゅうのは、結合対象が細胞の本体やった。けど、厳密に見ていくと、<u>抗体の中には結合対象が細胞表面に発現する"受容体"の抗体（抗受容体抗体）の場合もあってな</u>、それが**その受容体をもつ細胞の機能に影響をもたらすこともあるんや**。せやから抗受容体抗体によるアレルギーは、Ⅱ型とは別の区分においた方がええんちゃう？っていう見方もあるわけなんや。

なんか嫌な予感が……。

あたりや。新たにⅡ型の亜型「**Ⅴ型アレルギー**」というのを設置しよういうわけやな。

また増えた……。最初からⅠ型～Ⅴ型って言ってくれればいいのに……。

V型アレルギー

V型アレルギーの代表は、**重症筋無力症とバセドウ病（グレーブス病）**が有名ね。

なんか重症そうですね。

まず、重症筋無力症というのは筋細胞表面にあるアセチルコリン受容体に結合する抗体（**抗アセチルコリン抗体**）が原因や。

アセチルコリンって、筋細胞に収縮を引き起こす神経伝達物質でしたね。

せや。ほんで、この抗体が受容体に結合するとアセチルコリンがブロックされて、筋収縮がうまく働かへんようになってまうんや。

だから、筋が"無力"って語が含まれるのですね。もう一つのバセドウ病というのは…。

甲状腺の細胞表面に発現する**甲状腺刺激ホルモン受容体（TSH受容体）**っていうのがある。

はい。下垂体から分泌されるホルモン（TSH）を受ける受容体ですね。

せや。これに対する抗体（**抗甲状腺刺激ホルモン受容体抗体：抗TSHR抗体**）ができるんや。

ということは、甲状腺の機能がダメージを受けますね。甲状腺ホルモンを分泌する器官だから、ホルモン量が減少するのですか？

それがちゃうんや。この場合の抗体は、受容体をむしろ"刺激"する、つまりスイッチオンの状態にするように働きかけるんや。

あたかも甲状腺刺激ホルモンが、甲状腺の受容体に結合したままの状態に維持されるかのようになるのね。

ということは、ずっと甲状腺ホルモンが出っぱなしに？

そういうこっちゃ。甲状腺ホルモンは基礎代謝を上げる働きがあるやろ？　せやから、バセドウ病いうのはずっと**基礎代謝が亢進し続ける**病態なんや。

だから、それに伴ういろんな症状が出るのよね。**発汗、下痢、食欲**

亢進、頻脈、動悸、眼球突出、びまん性甲状腺腫、体重減少、精神的高揚など……

まとめると、V型アレルギーというのは、細胞の特に受容体が標的の抗体ができて、その受容体の本来の機能を減少させるか、亢進させるかどちらかの結果を招く傷害ってわけね。

● III型アレルギー

👿 III型アレルギーのキーワードはズバリ！ 「免疫複合体」の形成や。

😊 ？？？

🐼 これは、異物を攻撃するために体内で作られた抗体と、その異物が結合して大きな塊（免疫複合体）を作って、それが全身または局所に傷害をもたらす反応をいうんや。III型アレルギーは「免疫複合体型アレルギー」とか「血清病型アレルギー」とも呼ばれとる。

😊 関連する抗体類は、これもIgGまたはIgMでしょうか？

🐼 そのとおりよ。免疫複合体は毛細血管が集まってる場所に沈着して、そこで活性化された補体によって沈着した組織が攻撃されたり貪食細胞の攻撃も受けるの（図2.2-3）。

😊 また補体が出てくるのですね。で、代表的な疾患は何ですか？

👿 急性糸球体腎炎や全身性エリテマトーデス（SLE）、過敏性肺炎、

図 2.2-3 III型アレルギー

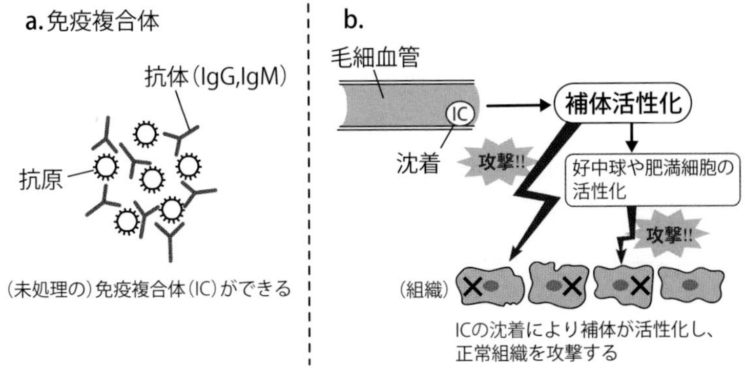

a.免疫複合体

抗体（IgG,IgM）
抗原
（未処理の）免疫複合体（IC）ができる

b.
毛細血管
補体活性化
IC
沈着
攻撃!!
好中球や肥満細胞の活性化
攻撃!!
（組織）
ICの沈着により補体が活性化し、正常組織を攻撃する

関節リウマチ、**血清病**などがある。

う〜〜、でもどうしてそんな複合体なんかができるのでしょうか。そこが不可解です。

そう思うわな。そこも難しい問題やけど、現在では免疫複合体の原因として、感染性の病原体、自己抗原、薬物なんかが考えられとる。例えば、β溶血性レンサ球菌の感染後に、血中にその菌に対する抗体が高いままの状態で再度感染したら、抗原抗体複合体ができて極細血管が密集してる腎臓の糸球体に沈着しよる、するとそこに炎症が起こるわけや。

小児に多い疾患ね。溶連菌感染後、1〜2週間後に血尿が現れたら、この疾患の可能性を考えるわけね。

そういえば、III型アレルギーの別名は「血清病型アレルギー」でしたね。これとさっき先生が挙げられた「血清病」というのは関係あるのですか？

ある。**血清療法**といって、例えば毒をもつマムシに咬まれた患者への治療目的として抗血清を注射することがあってな。その抗血清っちゅうのはウマなどの**異種の血清**が使われるんや。ウマの血清（抗体）は当然ワシらの体にとっては異物以外のなにもんでもない。せやからワシらの体の中で**ウマの抗体に対する抗体**ができるんや。

抗体に対する抗体…、ややこしい。

せやな。結局、注射されたウマの抗体と新たにワシらの体内でできた抗体が結合し合って大きな複合体を作るんや。

それが、組織のあちこちに沈着するのですね。なんとなく理解できました。ありがとうございます。III型アレルギーについてはまだ聞きたいことがありますが、次のIV型をお願いします。

● **IV型アレルギー**

今まで話してきたI型〜III型とV型は、すべて何らかの"抗体"がアレルギー反応のキーになっとった。けど、IV型はそこがちゃう。結論からいうと、IV型は、**細胞性免疫（T細胞）による免疫応答**や。

それと、反応が現れるのに約48〜72時間とそれなりの時間を要するってことや。せやから「T細胞依存型アレルギー」、または「遅延型アレルギー」とも呼ばれとる。

なるほど。T細胞が主役なのですね。

そうね。あと、T細胞によって活性化刺激を受けた食細胞（マクロファージ）も組織傷害に関与するのよ。

では、Ⅳ型アレルギーの代表的な疾患は何でしょうか。

疾患とは言えんけど、まずはツベルクリン反応（ツ反）を紹介せないかんな。抗原を皮内注射してから24〜48時間後に反応が現れる。

ツベルクリンは1日たってから反応が出ますし、判定は2日後にしますね。ところで、あの注射している物質は何ですか？

PPD（Purified Protein Derivative）という結核菌由来の代謝産物や。

そうか、確かツベルクリン反応は結核に対する免疫の有無を見るのでしたね。では、BCGというのは結核菌そのものですか？

そのとおりや。弱毒生ワクチンやな、『なんでやねん！（p.59）』でも紹介したな。

他のⅣ型アレルギーとしては接触（性）皮膚炎なんかも重要ね。化粧品、ネックレスやイヤリングあるいは歯科治療の詰め物の原料となる金属、ウルシなどの接触によって発赤やかぶれなどが現れるわ。

なるほどなるほど。それらも症状が出るのに時間がかかりますもんね。

そのほかにも、ウイルス感染した細胞が攻撃を受ける肝炎や脳炎、移植組織に対する拒絶反応もⅣ型アレルギーに分類されとる。

最後に、自己免疫疾患の例を表にまとめとくわね。大まかに全身に症状が及ぶもの（全身性自己免疫疾患）と限局した症状のもの（臓器特異的自己免疫疾患）とに分かれるのよ。

全身性自己免疫疾患	臓器特異的自己免疫疾患
関節リウマチ	多発性硬化症
SLE（全身性エリテマトーデス）	重症筋無力症
多発性筋炎	バセドウ病（グレーブス病）
皮膚筋炎	橋本病（慢性甲状腺炎）
強皮症	自己免疫性肝炎
結節性多発動脈炎	Ⅰ型糖尿病
混合性結合組織病	アジソン病
膠原病	自己免疫性溶血性貧血

まとめやで！

アレルギー

- ☑ 免疫が原因で、宿主（生体）にとって不利益をもたらす反応をアレルギーという。
- ☑ アレルギーは、メカニズムによってⅠ〜Ⅳ型、またはⅠ〜Ⅴ型に大別される。
- ☑ Ⅰ型アレルギーは即時型アレルギーともいわれ、ヒスタミン放出による血管拡張・血管透過性亢進を主症状とする。
- ☑ Ⅱ型アレルギーは細胞傷害型アレルギーともいわれ、自己の生体成分に対する抗体の出現およびそれによる生体への傷害反応である。
- ☑ Ⅲ型アレルギーは免疫複合体型アレルギーともいわれ、抗原とその抗原に対する抗体の複合体によって炎症が生じる反応である。
- ☑ Ⅳ型アレルギーは遅延型アレルギーまたはT細胞依存型アレルギーともいわれ、T細胞または食細胞による組織傷害が生じる反応である。
- ☑ Ⅴ型アレルギーはⅡ型アレルギーのうちの特に細胞表面受容体に対する抗体の出現に起因する細胞の機能低下または機能亢進をもたらす反応である。

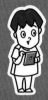

3　個体の識別と移植

免疫細胞の敵・味方を見分ける方法とは？

ここまで免疫の勉強をして思うことは、どうして僕の体の中にいる免疫細胞は、僕と僕以外の細胞を認識できるのか、そこが不思議で仕方ありません。

僕（自己）と僕以外（非自己）の識別ってこっちゃな。そこは免疫の中でもめちゃくちゃ重要な部分や。後から話す臓器移植にも関係してくるさかいな。坂本さん、それではMHCの話をお願いできるかな。

はい。かしこまりました。

MHC抗原

体内にある細胞のほとんどはMHC（Major Histocompatibility Complex：主要組織適合遺伝子複合体）クラスIという、その人特有の「しるし」をもつの。

p.20で出てきたIDカードのことですね。

そうね。

　　MHCはもともと、移植された同種臓器を拒絶するT細胞の標的となる抗原（MHC抗原）として発見されたのね。MHC抗原はクラスI以外にクラスIIの合計2種類の抗原があって、ヒトではHLA（Human Leukocyte Antigen：ヒト白血球抗原）って呼ばれるの。

MHCというのはヒトではHLAなのですね、統一すればいいのに、ややこしい！

👧 そうね。

　でね、もし自分のMHC（HLA）と異なる異物が体内に入ってきたら、もれなく免疫系が働くわけね。

👦 それは2章-2でも勉強しましたし、理解できます。細菌やウイルスなどの病原体を"非自己"として排除するのに使われます。

👧 そうだったわね。でもこのクラスⅠとクラスⅡ抗原ってね、個体間での多型（遺伝子配列の違い）がすごく多いの。

🐼 ここはちょっとややこしい話やから、よう聞いときや。

👧 ヒトの場合、クラスⅠは**HLA-A**、**-B**、**-C**の3つの抗原、**クラスⅡ**は**DP**、**DQ**、**DR**の3つの抗原からできていて、この抗原をコードする（規定する）各遺伝子には数種〜数百種の**多型**があるから、この合計6つの抗原の組み合わせによって、膨大な数のバリエーション（多様性）が生み出されるのよ。

👦 ややこしいですね。つまりですよ、同じ人類同士であっても、ヒトとヒトの間でクラスⅠとかⅡとかの抗原は微妙に異なるということですか？

🐼 そういうこっちゃ。せやから、例えば浜田君の体内にワシの心臓を移植した場合、当然ワシと浜田君のMHC（HLA）抗原は異なるわけやから、浜田君の免疫細胞がワシの心臓を異物とみなしてせっせと拒絶反応を起こすわけや。

👦 なるほど。でも、先生の臓器じゃなく、すごくキレイな女性からのだったらきっと拒絶は起こらないだろうな〜。

🐼 アホ！　いくら可愛かろうがキレイかろうが拒絶起こるわ。

👦 クーッ！　でも、それだから臓器移植のときの拒絶反応の問題が出てくるわけですね。

🐼 せやな。だから、MHC抗原の一致率が高いほど移植された臓器の生着率は高くなるってわけや。けどな、抗原の種類ってさっき坂本さんが言うてくれたようにめ ―― ちゃ多いから、MHC抗原を完全に一致させるっちゅうことは現実的には難しいわけや。

でも、一つだけMHCが完全一致する例があるわ。何だか分かる？

あっ、わかった！！　クローン人間を作ればいいんだ！！

ほんまかいな！　倫理的にそんなことできるかいな。

違いますよ〜、理論上の話をしただけですよー。それ以外の可能性、う〜〜ん、何だろう。

一卵性双生児よ。

一卵性双生児の双子って、確か、同じ受精卵由来だから**全く同じ遺伝子を持つもの同士**というわけですね！

そういうこっちゃ。けど、臓器を希望する患者さん全員が一卵性双生児やないし、仮にそうやったとしても臓器を提供するのってそんな簡単なことやない。

そうですね。うまくいきませんね。

それでも医学の力でなんとかしたいわけや。ここからが移植の大事な話やな。

移植

まず、移植には**自家移植、同系移植、同種移植、異種移植**の4つがあるんやけど、それぞれどういう意味か説明できるか？

自家移植というのは、自分自身ということでしょうか。例えば、火傷で損傷した部位の皮膚を補うために**同じ人**の別の部位の皮膚を患部に移植するみたいな…。

すばらしい！　自分から自分への移植やな。他の例に心臓バイパス手術に用いる血管も自家移植やな。ほんなら**同系移植**は？

う〜〜、さっき出てきた**一卵性双生児**でしょうか。

正解！　ええ勘しとるな。ほな、**同種移植**は？

同種というのは種が同じ、つまり**ヒトからヒト**。でも他人への移植ですね。

お〜〜！　やるやんか。ほな最後の**異種移植**は？

これは簡単ですね。種が異なるから、例えば、**ブタからヒト**みたいな。

🐶 そういうこっちゃな。

　ほなら、4つのうち、拒絶が起こらんのはどれや？

🧑 自家移植と同系移植でしょうね。まったく同じ遺伝子ですし。

🐶 よっしゃ、理解できとるな。ほなら次のステップ。

同種移植

🐶 同種の臓器移植について説明していくわな。

　臓器移植は1954年に初めて腎臓移植が成功して、それ以来、肝、心、肺、膵、小腸などの移植が臨床で行われるようになった。そこで重要なんはMHCの近いドナー（供与者：臓器を提供する側）の選択やな。移植した臓器の生着に影響するからな。

👧 ちょっと専門的な話になるのだけど、現時点では、さっきの6つのMHC抗原のうち移植に重要な抗原は、HLA-A、HLA-B、DRの3つで、判定には「血清タイピング」や「リンパ球の共培養」、さらに最近では「遺伝子レベルのタイピング」も可能になって、**より詳しい情報**が得られるようになったのよ。この3種の抗原が受容者と一致している場合、HLAが"マッチしている"とか"適合している"などといわれ、有望な供与者になりうるわけね。

🐶 ほんでも、MHCって、もともと外来異物を攻撃するために多様性を広げてきたわけやから、同じMHCを持つヒトを見つけることはそんな簡単な話やないんや。

🧑 では、どうするのですか？

🐶 兄弟がたくさんいればマッチする可能性は一番高い。それが無理やったら親子間、さらに今では特に骨髄移植用の"バンク化"が進められていて非血縁者から供与者を見つけだすこともなされてる。ほんでも、非血縁者間でマッチする確率は1万分の1以下と、むちゃくちゃ低いんや。

👧 う〜〜ん、心境複雑です。多くのドナー登録者の存在がヒトを救うのがわかります。

拒絶反応

では先生、拒絶反応って、体の中でどのような仕組みで起こるのですか？

まず重要なんはT細胞が拒絶反応を引き起こすこと、それから、どうも移植して即引き起こされるタイプの拒絶反応なんかを見ると、抗体も拒絶反応を引き起こしとるらしいわ。

ほならここからは骨髄移植を例に、臓器移植と拒絶反応について簡単に触れとこかな。坂本さん、基本情報をお願いできるかな。

わかりました。

骨髄移植

まず基本的なことだけど、すべての血球細胞に分化できるおおもとの幹細胞って何だったかな？

はい。確か、**造血幹細胞**です。

そうね。で、造血幹細胞は主にどこに存在するのかしら？

骨髄です。

そう。でも、骨髄以外にも臍帯血、そして若干ながら末梢血にも存在するのよ。

さっき先生がおっしゃった**骨髄移植**というのはつまり骨髄に存在する造血幹細胞を移植することね。だから、臍帯血と末梢血に存在する造血幹細胞の場合、それぞれ**臍帯血移植**、**末梢血幹細胞移植**となるわけね。いずれにしても、何らかの原因で造血機能に異常をきたして正常な血球（血液細胞）を作ることができなくなった患者さんに造血幹細胞を移植することをいうの。

何らかの原因というのは…？

例えば、**白血病**などの腫瘍性の疾患、それから**再生不良性貧血**などの非腫瘍性疾患があるわ。

どちらも正常血球が作れない疾患なので、ドナーから提供していた

だくわけですよね？　ちゃんと造血幹細胞は定着するのでしょうか。

それはさっき出てきたHLAの適合度合いが重要になってくるわな。

なるほど。そしたら、例えば腫瘍性疾患の場合の造血幹細胞移植はどのような流れになるのですか？

まずは**移植前処置**っていうのが行われる。患者の中に存在する腫瘍細胞、そして拒絶反応を誘発させるかもしれんリンパ球を死滅させるんや。大量の抗癌剤の投与と放射線照射やな。

でも、高齢者や臓器障害がある患者にとっては、この処置の副作用によって危険を伴うため、軽減した「ミニ移植」っていうのが行われるの。

その後、『なんでやねん！（p.338）』でも紹介したように骨髄移植は点滴によって患者の血液中に送り込まれる。そして、ドナー由来の造血が3系統（赤血球、白血球、血小板）ともに認められるようになったら、その状態を「**生着**」っていうわけや。でも、そううまくいかん場合もある。移植された細胞が“非自己”と認識されて、**患者由来の免疫担当細胞に排除されることもある**。つまり「拒絶」やな。せやから、移植する前に患者とドナー側のHLAの適合、それから移植前処置によって完全に患者由来の免疫細胞が根絶されていることが重要になってくるわけや。

うまく生着してくれればいいのに……。そういえば、水泳日本女子代表の池江璃花子選手のニュースは衝撃でした。僕は彼女ならきっと元気になって、またあの感動を僕たちに見せてくれると信じてます。

せやな。それはワシも同感や。
　それでな、現実的な話ですまんが続きを言うと、大量の抗癌剤投与や他人の細胞を移植したわけやから、移植後っていうのは様々な合併症の管理が必要なんや。

確かに、そうでしょうね。

感染症に対しては抗菌薬や無菌室管理、GVHDに対しては免疫抑制剤や副腎皮質ステロイドの投与とかが重要やな。

そのGV…なんとかっていうのは？

GVHDね。これ、**移植片対宿主病**といってね、つまり、ドナー由来のリンパ球が、患者（宿主）の体内組織を異物（非自己）とみなして攻撃する病態なの。好ましいことではないわね。GVHDは大体移植後100日以内に起こりやすいのだけど、その後も起こりうるのよ。

すごく気の遠くなる話ですね。なかなか安心できませんね。で、そのGVHDっていうのはどんな症状が出るのでしょうか。

そうね、もちろん個人差があるのだけど、例えば100日以内の**急性GVHD**だと肝臓、消化管が障害されたり、皮膚症状が出たりするわ。100日以降の**慢性GVHD**だと、全身の腺・粘膜・皮膚の障害の他、急性GVHDよりも多くの臓器が障害されたりするのよ。いずれにしても免疫系の活発化による症状だから、ステロイドや免疫抑制剤で免疫機能を抑える治療が必要よ。

しかし、今日も深い話ですね。勉強になります。

そりゃよかった。ほな最後に、ちょっと有望な話をして終わろうかな。iPS細胞って知っとるか？

もちろんです。京都大学の山中伸弥先生の研究成果ですよね。ノーベル賞も受賞されました。

せや。iPS細胞は、様々な臓器の細胞を作ることができる。せやから、移植医療への応用が期待されとるんや。自己抗原やHLAが同じヒトに由来する細胞からiPS細胞を作って、その細胞で臓器や血液細胞を作製して移植すれば、理論上GVHDが発症せえへんやろ？　今そういった研究が懸命に行われとって、現実味を帯びつつあるところまできてるんや。

ぜひ進展してほしいです。今なお病気に悩む患者さんのために。

個体の識別と移植

☑ MHC（主要組織適合遺伝子複合体）とは、細胞表面に発現する各人に特有の構造体であり、いわばその人だけが保持するIDカードのような抗原である。

☑ MHCは、ヒトではHLAと呼ばれる。

☑ MHCには、クラスⅠおよびクラスⅡの2種類がある。

☑ MHC抗原が異なるヒト間での臓器移植は、免疫細胞による拒絶反応が起こる。

☑ 現在では、臓器移植の適合性を調べるため、血清タイピング、リンパ球の共培養、遺伝子タイピングなどが行われる。

☑ 臓器移植の後、その臓器を宿主に定着（生着）させるために免疫抑制剤が用いられる。

☑ 骨髄移植後の移植片対宿主病（拒絶反応）をGVHDという。

第3章

呼吸器系

1 上気道（鼻腔〜喉頭）

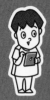

食べ物と空気が交錯したら大変！

 浜田君、今日はえらい鼻声やな。どうしたんや？

ボク、昔から蓄膿って言われていて、時々耳鼻科に通っているんです。

そうなんか〜。近頃は「昔から蓄膿」っていう子はだいぶん少なくなってきたと思っとったけどな。……、決めた！

何がですか？

え？　浜田君のその美声を聞いて今日の学習テーマを決めたんや。今回の話は呼吸器の上方、つまり「上気道」を中心に学生がよくつまずくところを勉強していこかな。

副鼻腔

ところで、「蓄膿」って何か知ってるか？

それくらいは…、「副鼻腔炎」のことでしょ？

おっ！　さすが看護学生！　ほな続いて質問や。**副鼻腔**とは何や？

副鼻腔は、鼻腔の横にある副リーダー的な空洞のことですよ。

なんか理解が怪しいな。ほんなら、人間はその空洞を何個持ってる？

（なんかひっかけ問題っぽいな…）鼻腔も副鼻腔も左右1対の空洞です！

まぁ、無難に言うたつもりやろけど、間違いや。

前頭洞、篩骨洞、上顎洞、蝶形骨洞の4つよ。鼻腔と同様、副鼻腔の内面の鼻粘膜は、血管に富み、**多くの鼻腺をもつ多列線毛上**

皮よ。

いくら優秀な僕でもそこまでは覚えてないですよ〜。

なんやそれ。**図3.1-1**をよう見てみ。骨内に納められとる鼻腔に隣接した空洞があるやろ？　名前は一見覚えにくいけど、要は骨名に洞を付けただけやから、洞（どう）ってことないやろ？

出た！　先生お得意のおやじギャグ！　それ聞いて鼻腔っ（ビクッ）としました。

二人とも朝から何言ってるの？　実は今先生がおっしゃった"隣接"がポイントよ。**副鼻腔と鼻腔はどちらも骨の中の空洞**で、お互いつながっているのよ。

すると、鼻腔に炎症が起こることで副鼻腔炎へと発展する可能性があるわけですね。

そういうこっちゃ。

炎症の原因は、風邪の原因ウイルス、成人だったらライノウイルス、小児だったらRSウイルスなんかが多いの。そして浜田君の言うように**鼻腔から副鼻腔へと波及する**場合があるわけね。

そうなると、今度は細菌が入り込みやすくなって、「膿」がたまるんや。膿といえば、**細菌や白血球の死骸が塊を形成したもの**やったな。

なんか、風邪をこじらせて肺炎になるのと似たパターンですね。

図 3.1-1 副鼻腔

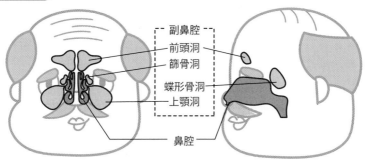

🐶 確かにな。で、その膿がたまった状態が「蓄膿」や。副鼻腔は鼻腔と違うて奥の入（い）り組んだところにあるから、1回膿がたまったら取るのに難儀（なんぎ）するんや。

🧑 よく分かりました。では先生、鼻腔は空気の通り道ということで役割は分かるのですが、副鼻腔はそもそも何のために存在するのですか？

🐶 確かに、生理的な役割は分かりにくいな。現在考えられとる副鼻腔の役割は、①頭蓋骨の重量を軽くする（軽量化）、②声帯で発生した音波の共鳴腔となる（共鳴効果）、の2つやな。

👩 発声や歌声を作るのに共鳴はとても大切よ。

🧑 へ〜、そんな隠れ機能があるんですね。

🐶 ところでさっき出てきた「風邪」は医学用語で「上気道炎」と呼ぶんは知っとるか？

🧑 上気道炎？

🐶 そうや。というか、まず、上気道を知っとるか？

🧑 気道の中でも上の方ですよね…（首を触りながら…）このへん、気管のことですかね？

🐶 わからんなりに推測したんはえらいけど、気管は下気道に分類されるんや！

👩 ここの解剖は大切よ。上気道＝鼻腔・咽頭・喉頭、下気道＝気管・気管支よ。

🧑 了解です。では、上気道と下気道どっちが重要ですか？

🐶 どっちって、両方とも「気道」やからどっちも大事や。「閉塞」したら呼吸できひんようになるから救急行きやで。心臓マッサージ（胸骨圧迫）とともに人工呼吸しても、気道が「閉塞」しとると口から空気を入れようとしても肺に到達できへん。

👩 1分1秒を争いますね。

🧑 想像しただけで恐ろしいです。他に絶対に知っておかないといけない上気道の救急疾患は何ですか？

🐶 急性喉頭蓋炎やな。

喉頭蓋の炎症ですね。喉頭蓋は喉頭にあるのですよね…ちょっと待ってください。喉頭っていわれても、咽頭とどう違うんですか？どちらも「のど」ですよね。

喉頭

実は、咽頭と喉頭を混乱する学生がすごく多いのよ。ここはしっかり理解しておいてね。

　まず咽頭は、**鼻腔や口腔の奥**にある管状の構造で食道の入り口までの約12cmの部位なの（**図3.1-2**）。上・中・下咽頭（咽頭鼻部・咽頭口部・咽頭喉頭部）の3つに分けられるの。**咽頭は食塊と空気の両方が通る**ため、消化器でもあり呼吸器でもあるのね。

なるほど。咽頭は一人二役だ。

そうね。そして喉頭は、**咽頭と気管の間**の部分（咽頭喉頭部の前）で、甲状軟骨・喉頭蓋軟骨など数個の軟骨で囲まれている気道の一部なの。中央部には発声に関する声帯があるわ。**喉頭は咽頭と違って空気のみの通り道**だから呼吸器の一部分ね。

実は、この咽頭の3つの分け方がクセモンなんや。「咽頭喉頭部」

図 3.1-2　咽頭と喉頭

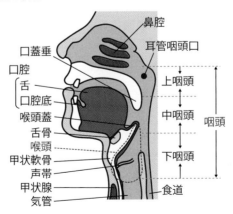

の中に「喉頭」の文字が入っとるやろ？ それで学生は混乱するんや。あくまで「咽頭喉頭部」は咽頭の一部であって喉頭とは別もんなんや。

はい。気をつけます！

つまり、前後関係的には喉頭は咽頭よりも「腹側（前面）」にくる。ええな！

では先生、急性喉頭蓋炎の「喉頭蓋」というのは…

喉頭蓋はその名の通り、「喉頭」の「蓋」や。

あっ！「のどチンコ」だ！！

なんでやねん！ それに"のどチンコ"って解剖学では「口蓋垂」っていう専門用語がついとる！ これは口腔と咽頭の境界の上方にある小さなチンコのことや！

すみません！ つい勢いで言っちゃいました！ ちなみに…、口蓋垂って何をしているのですか？

嚥下のときに咽頭鼻部と咽頭口部を閉鎖する。

すると、食べ物が鼻の方に行かないのよね。実験してみる？ 唾をゴックンしたときって、鼻から息が抜けないでしょ？

……。ほんとだ！！ 一瞬だけど息ができない。鼻への気道が閉鎖されていれば当然鼻から息が抜けないってことですね。おもしろい！では、喉頭蓋っていうのは何をしているのですか？

喉頭蓋はその名の通り、喉頭に蓋をする役割を持っとるんや。ゴックンしたときに蓋をする。

ゴックン…？ ちょっと待ってください。喉頭に蓋をしてしまうとヤバくないですか？ 気管が塞がってしまって、それこそ口で吸った空気が肺の方に行かなくなりますよ。

まぁ、待ちぃいや。いつも蓋をするわけやない。食べ物を飲むほんの一瞬（嚥下時）だけや。もちろんその時は一瞬空気の出入りは止まる。大事なんは、確実に食べ物を食道側に行かせなあかんことや。図3.1-2のとおり、気管と食道は前後で隣り合わせの関係やから、

飲み物を飲んだり食べ物を食べたりするときは、それらが気管に入らんような工夫が必要で、その重責を喉頭蓋（にの）が担うとるんや。

食べ物や飲み物が、気管に入ってしまったらヤバイですしね。

それを誤嚥というとる。高齢者はたいてい誤嚥で肺炎になってまう。高齢者は喉頭蓋をうまく動かせんことがあるから、誤嚥する可能性が高くなるんや。

逆はいいのですか？

えっ？

息を吸い込むとき、食道に蓋をしなくても…。

まぁ蓋というか、食道は普段ぺちゃんこなんや。食べ物が通るときだけ食塊分広がって胃への輸送が行われる。

食道の蠕動運動っていうものね。

話を戻すわな。で、その**喉頭蓋が急に腫れる**こと、それが「**急性喉頭蓋炎**」や。ウイルスや細菌（バクテリア）が上気道に入ってくることが契機になると言われとる。ま、たいていは細菌や。

ということは抗生剤を投与したらいいんですね。

せやけど、注意せんとあかんのは、急に腫（は）れが進むことがあって、<u>腫れ上がった結果、気管を塞いでしまって息ができなくなること</u>があるんや。

それは恐ろしいですね。いわゆる気管挿管が必要っていう状況ですか？

救命病棟24時系のテレビドラマで勉強したんやな。でも、気管挿管できん可能性もある。口の中からチューブを気管内に入れようとしても、喉頭蓋が腫れ上がっとって、チューブの入るスペースがない場合があるんや。

えっ、じゃあどうしたらいいのですか？

緊急気管切開しかない。のどのところを皮膚から切開して、気管との交通を作る処置のことやな。言うのは簡単やけど、緊急でするのは非常に難しい。テレビドラマなんかでは、太い針を皮膚から気管

に何本も突き刺して空気の通り道を作ろうとする処置をしとるけど、これもなかなか難しい。

じゃあまだ閉塞まではいってない状態であれば、どのような治療になるのですか？

急性喉頭蓋炎を疑うたら、エピネフリンやステロイドを投与して、できるだけその「腫れ」が引くようにする。少しでも気道が閉塞しそうに感じたら、迷わず気管切開するか針を複数刺して気道を維持することやな。

気道の病気は、ほんと恐ろしいですね。上気道炎、つまり風邪もこじらせたら肺炎になるっていうし…。

上気道炎と言うても甘くみたらアカンってこっちゃ。しっかり休んで治すことや。ウイルス感染の場合は抗生物質が効かんしな。

耳管

最後にもう一つ、子どもが風邪（上気道炎）ひいてから「耳痛い」と言い出したらどないする？

僕まだ子どももいないし…。実感ないですね。

そういう問題やないがな。どんな病気を想像するんや？

上気道にウイルスが入った後、耳が痛い？　たまたまじゃないですか？　上気道と耳は解剖学的にはつながっていない（別空間）でしょ？

あまいな！　浜田君！　**耳管**（じかん）があるやんか。

僕、そろそろバイトの耳管（時間）です。

違うわよ。時間じゃなく耳管よ。耳管は**中耳**（鼓室）**と咽頭をつなぐ管状の通路**よ。**図3.1-2**を見たら「**耳管咽頭口**」ってあるでしょ？ここが通路の咽頭側の開口部なのよ。

えっ！　耳と咽頭はつながっているのですか？　だから耳鼻科の医者はのども耳も診てくれるってわけか。

ちなみに、目と鼻も鼻涙管でつながっているのよ。大泣きしたら鼻水

出るでしょ、あれは涙よ。

坂本さんを泣かせるなんてヒドイ男だ！

まっ、浜田君、そこはあんまし突っ込んだらアカンところやな。

時間がないから耳管に話を戻すわな（笑）。

上気道炎になると、その感染や腫れが、耳管を伝って耳（特に中耳）に及んでしまうんや。つまり耳を痛がってる子どもは、まあたいてい**中耳炎**や。

特に小児では**耳管の長さが短い**のと、**成人よりも傾斜が緩やか**だから咽頭から中耳に波及しやすいの。

そうなんだ！！　僕の甥っ子がよく中耳炎になるので、風邪ひいたらこれから注意させますね。ちなみに耳管は普段どんな役割をしているのですか？　むしろなくてもいいのでは？と思ってしまいますが。

ええ質問や！　**耳管**は、鼓室内の空気圧をその場所の大気圧（鼓室外）と等しくする役割、それから鼓室内に出る**分泌物を咽頭に排出**する役割がある。これらは、空気中を伝わってくる**音の聞こえをよく**することにもつながるんや。

耳管は普段は閉じているの。でも嚥下（ゴックン）をすると一瞬開くのよ。

あっ、わかった。エレベーターで高い所に上がったとき、耳に変な感じがするけど、ゴックンしたら元に戻るのはそういうことなのですね。

そう。高い所に上ると、鼓室の中の圧力と鼓室の外（大気圧）に差ができてしまい、鼓膜がうまく振動せず耳の閉塞感が生じるの。そこで、唾液を飲み込むことで、閉じていた耳管が開いて、鼓室の中と外の圧力が等しくなって、耳の閉塞感が消えるってわけね。

なんせ咽頭は、食べ物と外気が最初に通る部分やからどうしても感染しやすい部位なんや。せやから、咽頭には**扁桃**というリンパ組織が集まっとる。これは外敵と戦うバリアーシステムやな。

その扁桃というのは、**咽頭扁桃**、**舌扁桃**、**耳管扁桃**、**口蓋扁桃**の

4つで、これらが咽頭領域に輪状に配置している形態から、発見者の名前を付けて「ワルダイエルの咽頭輪」って呼ばれているのよ。

ワルダイエルの咽頭輪ですか……。

よっしゃ。今回は上気道についての構造と機能、そしていくつかの重要な疾患について学べたな。

まとめやで！

上気道（鼻腔〜喉頭）

☑ 鼻腔の近傍に副鼻腔があり、互いにつながる。副鼻腔は、前頭洞・篩骨洞・上顎洞・蝶形骨洞より構成される。

☑ 副鼻腔炎によって蓄膿が起こる場合がある。

☑ 上気道＝{鼻腔＋咽頭＋喉頭}

☑ 咽頭＝{上（咽頭鼻部）＋中（咽頭口部）＋下（咽頭喉頭部）}

☑ 喉頭蓋は喉頭の上部にあり、嚥下時に食塊が気管側へ誤送されることを防ぐ。

☑ 小児では特に、上気道炎（風邪）が波及して中耳炎を併発することがある。

☑ 中耳と咽頭の間は、「耳管」によって交通する。

☑ 咽頭にはいくつかの扁桃が輪状に配置され、鼻及び口から侵入する異物に対する防御反応を起こす。

2 下気道（気管と気管支）

吸った空気を確実に肺胞に届けよう！

🐼 ほな、この前は気道の中でも上気道を勉強したわけやけど、今度は下気道をやっていかなアカンな。

🧑 どうして「やっていかなアカン」のですか？

🐼 やっぱりな、誤嚥の理解に絶対いる知識やからや。国試でも臨床でも必須や。

念のため「下気道とは」

🐼 ほなさっそく聞いていこか。まず、**下気道**って解剖学的にどこの部位を指すか分かるか？

🧑 はい。確か、上気道が鼻腔・咽頭・喉頭だから、それより下にある、**「気管と気管支」**です。

🐼 正解。まっ、こんな初歩的な質問はあえて聞かん（気管）でも分かるはずやな。

🧑 先生、それが言いたかったのですね…。

🐼 せや。この年になるとな、1日1回はおやじギャグ飛ばさな気がすまんのや。

👧 ちなみに、気道の勉強は誤嚥以外にも、感染症、喘息、慢性閉塞性肺疾患、それから、がん（癌）など多くの疾患の理解にもつながってくるわね。

🧑 確かにそうですね。今のうちにもう一度、下気道の勉強をしておきたいです。

🐶 よっしゃ。<u>下気道ってのは気管から末梢の肺胞までの空気の通り道</u>のことやったな？

👦 ちょ、ちょっと待ってくださいよ。下気道は、気管と気管支でしょ？肺胞までの通り道ってどういうことですか？　えらくサバ読みすぎじゃないですか？

🐶 やっぱり聞いといてよかったな。

👩 浜田君の言ってる気管支は、主気管支のことね。**主気管支は肺門から肺に入ってそこからさらに分岐するまでの通り道。気管支ってい**うと、主気管支を含めここから分岐する通り道もすべて含まれる用語なのよ。

🐶 主気管支だけはX線で外から見えるけど、そこから分岐する気道は（外から）見えへん。せやから、何でも見た目だけで判断したらアカンってこっちゃ。彼女を選ぶときもそうやな。

👦 はい。気を付けます（汗）。

気 管

🐶 ほな次の質問な。気管のおよその太さと長さは？

👦 太さは…うーん…大体3〜4cmで長さは20cmくらいかな？

🐶 一部正解。せやけどほとんど間違いや。まあわからんなりに推定して答えたんやな、エライ！

👩 気管の<u>長さは10〜12cmで直径（太さ）は2.0〜2.5cm、でも内径は1.6cm</u>くらいよ。ちなみに喉頭から気管にうつりかわる付近の腹側（前面）には**甲状腺**があることも覚えておいてね。

🐶 まっ、内径の細かい数字まではええかもしれんけど、2cmより小さいというのは覚えといてほしいな。

👦 そっか。気管の壁にも厚みがあるから、直径（外径）イコール気道の幅ではないのですね。内径が正味の空気の通り幅ってわけですね。でも意外と短くて細い。もっと長くて太いものだと思っていました。

🐶 意外やろ。

　気管はこのあと胸骨角のあたり（胸骨上部で皮膚の上から隆起が触れる部位）で**右主気管支**と**左主気管支**に分かれる。右の主気管支の長さは2〜3cm位、左主気管支は4〜5cm位や。長さそのものは多分試験に出んけど、**左の方が長い**ということは試験に出る。それから、それぞれの**太さ**、右主気管支と左主気管支の**傾斜角度**、これは"超"重要や！　学校の試験にも、国試にも、臨床にも必須中の必須や。

😟 そんな大げさな。

👩‍🦰 いいえ、浜田君、この知識はとても重要よ。

🐶 ええか、ここはきっちり整理しとくで。

　主気管支に注目したとき、**右主気管支のほう**が左に比べて、「**太く、短く、傾斜が急**」なんや。

👩‍🦰 "傾斜が急"って意味分かる？　枝分かれの図をよく見てね。<u>気管と右主気管支のなす角は155°</u>、<u>気管と左主気管支のなす角は135°</u>くらいね（**図3.2-1**）。

😟 先生、僕の頭ではちょっと…。

🐶 ほな、言い方を変えるわな。<u>気管の延長線上と右主気管支のなす角は25°</u>、同じく<u>気管の延長線上と左主気管支のなす角は45°</u>、これ

図 3.2-1 **右主気管支と左主気管支の傾斜角度**

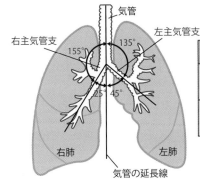

	右	左
傾斜角度	155°	135°
分岐角度	25°	45°

でどや？

この角度のことを「**分岐角度**」というのよ。国家試験では、"傾斜"なのか"分岐角度"なのかを区別して言葉の使い方に注意ね。まとめると、「**右主気管支は左に比べ、傾斜が急かつ分岐角度が小さい**」の。

少しわかった気がします。急傾斜というのはスキーの傾斜を思い出せばいい。急斜面の方が険しいコースですしね。

そうや。で、もし、気管の中に何かを落としたら、右主気管支と左主気管支のどっちにそれが落ち込みやすい？

それがパチンコ玉だとすると、パチプロの僕の経験では右です。これは経験上自信があります。太さと角度から明らかです。

それは今までで一番の自信みたいやな。喜んでええのかわからんけど…。

誤嚥

それから、ここで「**誤嚥性肺炎**」の話が出てくるわけやな。

高齢者や免疫が低下している方が肺炎になる原因のことですよね。

せや。まず「**誤嚥性肺炎**」ちゅうんは、読んで字のごとく、「誤った飲み込み」のことで、食べ物や唾液は、本来は食道に飲み込まれるはずやけど、気管内に飲み込んでしまう（入り込んでしまう）ことを指すんやな。

　その飲み込んでしもうたものは往々にして**右主気管支に落ち込みやすく**、さらにずっと奥の方に落ち込んで肺に到着して、それに対する炎症つまり「肺炎」を起こすってわけやな。

あと、"食べ物"に対する炎症だけでなく口腔内の汚れや細菌が気道を介して肺炎を起こすこともあると言われているわ。

なるほど。だから、いつも**口腔内を清潔に保つ必要がある**わけですね。

気管は筒？

ほな次は、気管や気管支の断面を見てみよう。

😀 断面って…単なる土管みたいな筒じゃないんですか？　空気が通っていくだけだし…。

🐶 よりによって「土管」はないやろ！　伸びたり縮んだりする生体の雰囲気が全く感じられへんやないか！　伸び縮みせんかったら、どないして咳したり痰（たん）出したりするんや！

😀 そりゃそうですよね。やっぱり筋肉とかがあるのですね…。

🐶 せや。筋肉だけやなく軟骨もある。ちなみに筋肉の種類は分かるか？　横紋筋 or 平滑筋？

😀 少なくとも横紋筋ではないですね。だから平滑筋です。そして自律神経支配。

🐶 しっかり理解してくれてて涙出るわ。

　　ほなら、次は断面や。気管と気管支では微妙にちゃうから、とりあえず、気管の断面を覚えてほしい。おおまかに気管壁は「**軟骨部**」と「**膜様部**」に分かれとる（**図3.2-2**）。軟骨部にはその名のとおり、気管軟骨があるんやけど、**軟骨は前面と側面**にしかなく、後面にはないんや。せやから、いわゆる「筒」のように断面が円でないことに注意してな。

👧 気管軟骨は「**馬蹄形**（ばていけい）」様の形といわれているのよ。軟骨がない後方の膜様部は食道と接しているの。

😀 「膜様部」と聞くといかにも破れそうな感じがしますね。

図 3.2-2　**気管の断面図**

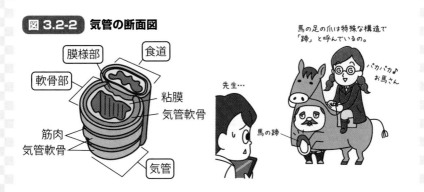

膜様部　食道
軟骨部
粘膜
気管軟骨
筋肉
気管軟骨
気管

馬の足の爪は特殊な構造で「蹄」と呼んでいるの。

先生…
馬の蹄
パカパカ♪お馬さん

🐼 まぁな。せやけど実際に膜様部にあるのは、立派な平滑筋や。それと軟骨部いうても、どの断面にも軟骨があるわけではないのは分かるか？

🧑 どういう意味ですか？

🐼 **図3.2-2**を見てくれたら分かるけど、軟骨の帯と、筋肉の帯が交互になって並んどるやろ？　この構造のおかげで気管は縦方向に縮んだり伸びたりできるんや。

👧 16〜20個ある気管軟骨の外見をよく「蛇腹」、つまり洗濯機から排水口を結ぶホースのような形ってたとえられるのよ。

🧑 でも、どうしてそんな「軟骨」が必要なんですか？　気管が伸び縮みするのに何の役にも立っていませんよね？

🐼 なるほどな。それはな、気管や気管支は口や鼻で吸い込んだ空気を確実に肺に送り込んでいく仕事があるからや。もし気管や気管支に軟骨がなかったら、食道みたいに内腔がぺっちゃんこになってまうで！

🧑 それはヤバイ！　息ができなくなる！

🐼 そういうこっちゃ。やっぱり空気の通り道、つまり「内腔」の形状がしっかり維持されんとアカンわけや。それで人間の気管は「**内腔を保つ**」ということと「**伸び縮みの動き**」の両方の機能を保とうとして、今の形になったわけや。

🧑 納得です。
　ところで、風邪ひいたとき、のどのずっと奥の方から痰が出てくることがありますよね。あれって肺から気管支を通って気管まできて、そして口の中に来るんですか？

🐼 それもあるけれど、気管支や気管の中でも痰はできる。気管の軟骨部や膜様部の内側には、**粘膜**が張っとってな、その粘膜の中に**粘液腺**があって粘液を分泌しとるんや。その分泌物が粘膜表面の線毛の働きによってある程度の量まとまって「痰」になることもあるんや（p.15〜16参照）。

🧑 風邪をひいていないときもですか？

そのとおり。気道表面を潤すという重要な作用がある。

ローションみたいなもんですよね？

ローション？　ま、そんな感じかな。

主気管支から呼吸細気管支

先生、では主気管支はこの後どうなるのですか？

気管支はどんどん枝分かれして、20回以上かな、ほんでやっと肺胞に到達する。

えっ…そんなにも…。ということは、主気管支は気管支の「メインストリート」のようなものですよね。では、分岐すると名前も変わっていくわけですか？

せや。まず主気管支が分岐すると「葉気管支」になる。これは、肺がいくつかの「葉」からなることに基づく名前や。例えば右上葉気管支いうたら右肺の上葉につながっとるわけや。

肺は、確か、**右が上葉・中葉・下葉、左が上葉・下葉**に分かれてましたね。葉気管支はそこへ向かうのですね。

せや、しっかり覚えとるな。で、その葉気管支が分岐したら次は「**区域気管支**」になる。これは**各肺葉が2〜5の区域からなる**ことに基づく名前や。

了解いたしました！　で、左右の肺はそれぞれいくつの区域になるのですか？

それもできたら覚えておいてね。**右肺が10の区域、左肺が9の区域**よ。

右は葉の数と区域の数の両方が多いのですね。ではもう今日はこの辺で終わりですか？

まだや、まだ続きがある！　区域気管支はさらにいくつか枝分かれして「**細気管支**」になる。

はい、ここでポイント！　細気管支から先（末梢）は、気管軟骨は認められないの。つまり、気管から細気管支の手前までが気管軟骨

が認められる気道なの。

🐶 この後さらに枝分かれが進んで「**終末細気管支**」となる。

😧 (終末、というからには枝分かれも今日の講義もこれで終わりだな、よかったよかった…。)

🐶 浜田君、聞いとるか！？　終末細気管支はさらに枝分れして「**呼吸細気管支**」となる。ここは時々試験に出るから要注意や。この呼吸細気管支は「呼吸」という名前が付いとるだけあって、「呼吸」してる肺胞に直接接しとる。呼吸細気管支から先は平均3回枝分かれして、ついに肺胞に至るんや。

👧 念のために呼吸細気管支から分岐する気管名をいっておくと、呼吸細気管支→肺胞管→肺胞嚢→**肺胞**ね。

😧 もしかして、これ、全部覚えないとダメですか？

🐶 回数はええけど、赤字のところは必要や。それと「肺胞を構成する細胞」はもっと重要やけど、それは『**なんでやねん！（p.146）**』で勉強したから、ちゃんと復習しといてな。

気道狭窄とその薬

🐶 ところで、気道におる筋肉は平滑筋でそれを動かす神経いうたら自律神経やったな？

😐 はい。自律神経、つまり**交感神経系と副交感神経系の両方の支配を受け**ますね。

🐶 そや。で、後々習う薬理学に関係してくるんやけど、気道の平滑筋には交感神経の末端（交感神経節後線維）から分泌される**アドレナリンの受容体**、中でも「**β受容体**」があって、その受容体にアドレナリンがひっつくと平滑筋は弛緩する。

👧 これは「**気管支拡張**」って現象ね。

😐 すると、逆に副交感神経が作用すると「**気管支収縮**」ってわけですか？

🐶 そのとおりや。気道の平滑筋には副交感神経の末端（副交感神経

節後線維）から分泌される**アセチルコリンの受容体**、中でも「**ムスカリン性受容体**」があって、その受容体にアセチルコリンがひっつくと平滑筋の収縮が起こる。この仕組みは、喘息や肺気腫の薬がなぜ効くのかを理解するうえでめっちゃ重要なんや。

解剖生理学と薬理、つまり《構造と機能》と治療とをつなぐ、とても大切な知識ね。

　気道の狭窄（喘息など）を起こしている患者さんにはβ刺激薬（β受容体活性化）が有効ね。間違ってβ遮断薬（β受容体不活性化）を投与すると大変なことになるわね。

確かに。狭窄がもっとひどくなりますね。

死腔

では僕も最後に質問です。教科書に、“気道には「死腔」がある”っていう一文が出てきたのですが、簡単に解説していただけますか？インターネットで調べても「**鼻腔から肺胞までの呼吸器系のうち、酸素の取り込みと二酸化炭素の排出（ガス交換）が行われない領域**」としか書いてなくて。

最後の質問と来たか。よっしゃ、たとえ話をしたろかな。

　ストローでジュースを飲むとき、ストローを吸いだしてからすぐにはジュースが口に入ってこん。ストローの中にもともと入っとった空気を全部吸い込んで、その後にジュースがやっと入ってきよる。

そうですね。

逆に、これは人前でやったら完全に引かれるから気を付けなあかんけど、ジュースを一旦口まで吸いこんだ後、ストローを通して空気を吐き出す。ほなら、吐いた空気がストローの中のジュースが完全に出てからブクブク出てきよる。

たまにそうやって遊んでいる子いますね。

この2つの行為に共通してるポイントはストローの中の空間（容積）の存在で、ストローを気道と思ってほしいんや。

図 3.2-3 死 腔

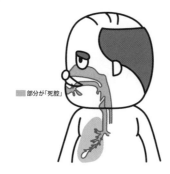

■部分が「死腔」

🧑‍🦰 絶妙のたとえのような気がします。

🐶 そのイメージで**図3.2-3**を見てな。 色の部位は息を吸うときも吐くときも、体外（口や鼻の外）にも出ていかず、かといって肺胞の中にも入りよらん。 つまり、この図の色の部位のように「空気の移動は起こっとるものの、体外にも出てもいかんし肺胞の中にも入っていかん」そういった部位を**死腔**っていうんや。 <u>死腔の中の空気は当然ガス交換には関与せん</u>から、酸素はあんまり多くないわけや。

👩 **死腔の容積は約150mL（cm³）**よ。 忍者は"水遁の術"で水の中にしばらく身を隠すことができるのだけど、あの呼吸用の筒があまりにも長いと必要量の酸素が入ってこないから窒息してしまうわけね。

🧑 なるほど！ 死腔の意味と大きさが理解できました。 今回もすごくたくさんのことを学べました。 ありがとうございました。

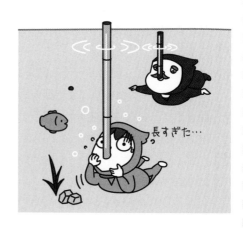

長すぎた…

下気道（気管と気管支）

☑ 下気道＝{気管＋気管支}

☑ 気管の内径は約1.6cm、長さは10〜12cmである。

☑ 右の気管支は左のそれより、「太く、短く、傾斜が急（分岐角度が小）」である。

☑ 誤嚥の際の異物は、右の気管支に入りやすい。したがって、誤嚥時の肺炎は右側に多い。

☑ 気管（および気管支の途中まで）には気管軟骨があり、気道の内腔を確立させ空気の交通を保証する。

☑ 気管軟骨は馬蹄形をしている。

☑ 気管が分岐すると、主気管支→葉気管支→区域気管支→→→細気管支→→終末細気管支→呼吸細気管支→肺胞管→肺胞嚢、そして最後は肺胞に達する。

☑ 細気管支から先（末梢）では、気管軟骨が認められない。

☑ 気管支には平滑筋があり、その「収縮」および「弛緩（拡張）」は自律神経の支配を受ける。

☑ 鼻腔から肺胞までの気道で、ガス交換には関与しない腔所のことを「死腔」という。

☑ 死腔の容積は約150mLである。

3 胸腔と肺胞腔の圧力変化

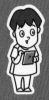

どうして胸腔内は吸息時も呼息時も陰圧なの？

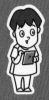 先生、この前の実習で痛感したのですが、生理学の中でも呼吸生理っていうのですか？　あれがめちゃくちゃ難しくて、どうしようかと悩んでいるんです。

悩んでる暇あったらこつこつ勉強したらええのとちゃうか？

とはいうものの、確かに呼吸生理は難しいわな。解剖生理学の教科書にもあんまし詳しく載っとらんさかいな。

呼吸生理学は看護師のみならず臨床工学技士や理学療法士などの医療職種にも必要な知識だからとても大切よ。

ありがとうございます。で、特に苦手な用語が「圧」です。

圧

「圧」かー。まぁなんとなくその気持ちは分かる気がする。圧っちゅうのは呼吸が起こるメカニズムや人工呼吸の原理なんかに通じるからな。まっ、今日はできるだけシンプルに解説するわ。

「圧」って聞くと圧迫感で押しつぶされそうです。

そんな屁理屈言わんと…。とりあえず、ここでいう「圧」は「気圧」って思ってほしい。つまりその空間に存在している**気体**（地球上では通常ほとんど空気）**の圧力**のことやな。

生理学では、圧力のことを「**濃度**」、つまり、「**濃さ**」と考えてもいいのよ。これだとイメージしやすいわね。

濃さですね。では、呼吸生理で出てくる「**陽圧**」と「**陰圧**」ってど

ういう意味ですか？

 陽圧と陰圧は私たち解剖生理学教員が気を付けないといけない用語なの。なんでもこの用語は、今の中学・高校の理科学習指導要領では出てこないのよ。そのことをほとんどの解剖生理学の教員は知らないから普通に用いているの。

だから混乱するのですね。

　天気予報では「高気圧」とか「低気圧」という言葉は聞きますが、「陽圧」「陰圧」は聞きませんね。同じような意味ですかね？

　そういえば、先週の病院実習では呼吸器内科の病棟に行ったんですけど、その病棟には「陰圧室」と呼ばれる謎の部屋がありました。幸い僕の担当の患者さんではなかったのですが、「近づいたら吸い込まれるのかな」と思って怖くて近づけませんでした。

なるほど、ブラックホールみたいに吸い込まれて出てこれへんかったらえらいこっちゃって…、んなわけないやろ！！

ですよね〜、安心しました。確か結核の患者さんが中におられて、結核菌が外に出ないように…という目的だと聞きました。

そうね。さっき浜田君が言ってくれた「吸い込まれる」というイメージが大事よ。

掃除機みたいですね。

ほな、一応学問的に陽圧と陰圧を勉強しよかな。まず、この陰と陽というのは「0」を基準にしとるわけではないことに注意やな。

えっそうなんですか？　数学のようにプラス（＋）やマイナス（−）の扱いと同じだと思っていました。

それがちゃうんや。基準となってるんは「**大気圧**」や。

確か760mmHgのあの大気圧ですか？

そうね。圧力の単位は、今はPa（パスカル）が使われることが一般的だからそれに倣（なら）って**大気圧を1013hPa（ヘクトパスカル）**という場合が多いの。でも、医療の世界では今もmmHgを使っているわ。血圧がその例ね。あと、mmHgのことをTorr（トール）と呼ぶこと

もあるの。特に呼吸生理ではね。

つまり、大気圧というのは大気の圧力であり空気の濃度（濃さ）である。そしてその値と単位は、

「**大気圧（1atm）＝1013hPa＝760mmHg＝760Torr**」となるわけですね。

ええ感じにまとめてくれた。もし1013や760がどっからくるんか知りたかったら、ワシの知り合いが書きよった『人体の中の自然科学』（東京教学社）っていう本に詳しく載っとるさかい、参考にしたらええわ。

図書館に行ってみます。

話を戻すわな。結局、陽圧や陰圧っちゅうのは、基準となる大気圧と比較して圧力の強さが大きいか小さいか、あくまで相対的な圧力の状態を表す用語なんや。

ちなみに、天気図で出てくる高気圧と低気圧は大気圧と比較して高いか低いかを表す用語ではないから注意してね。

了解です。つまり、陽圧≠高気圧、陰圧≠低気圧ということですね。

さて、超ウルトラめちゃ重要ポイントを今から言うな。

　　隣り合う2つの容器（間には仕切りがある）があり、その中の気体の圧力には高低差があるとする。仕切りを外すと、気体は「**圧力の高い方から低い方へ移動する**」、OK？

気体中の分子（空気中の粒子）の熱運動による拡散現象ね。気体に限らず液体も固体も、圧力（濃度）の高い方から低い方へ移動する、これ真理だわ。

ワシが屁ぇこいたらその香り成分が部屋中拡散する。すなわち、バレる。これ真理なり。

なんか仰々しいですね。ということは、さっきの陰圧室で考えると、仮に陰圧室のドアが開いても、空気は陰圧室の外から中に流れることはあっても陰圧室の中の空気が病棟に（内から外へ）漏れることがないわけだ。

よっしゃ。ほないよいよ呼吸生理の本チャンの話をしよう。ここで大事なんは、**胸腔（胸膜腔）**と**肺胞腔**の内圧の変化や。胸腔と肺胞腔はどっちも空間やけど、解剖学的なそれぞれの定義は『なんでやねん！（p.115）』でやった。

は、はい（汗）。

ほな、大気（外気）と直接つながっとるのは胸腔と肺胞腔、どっちや？

う〜ん、上から上気道→下気道→末梢気道→細気管支→呼吸細気管支→肺胞とつながってくるので、「肺胞腔」ですね。ということは、肺胞腔の内圧は、およそ大気圧と一緒ですか？

確かに肺胞腔は〝直接〟大気とつながっとる。ただ、両者の圧力は微妙に違う。考えてみ。息を吸ったり吐いたり、つまり空気の出入りが起こるいうことはそれなりの圧の変化（圧差）が生じるはずや。

それぞれ「**吸気相（吸息相）**」と「**呼気相（呼息相）**」と呼んでいるのね。

確かに、大気圧は一定だから、息を吸っているときも吐いているときも肺胞内圧側に変化がなければ空気の流れが起きないですもんね。

せや。ほな、「吸気相」をまず考えてみよな。横隔膜と肋間筋の力で、肺全体が引き延ばされ（拡大され）、それに伴って肺胞が大きくなる。このとき、肺胞の体積が大きくなる。ほなそのときの肺胞内圧は？上がる？　下がる？　どっちや？

下がる…

そうね。気体の体積と圧力の関係は、〝**ボイルの法則**〟を思い出してね。温度が一定のとき、「一定量の気体の体積 V は圧力 P に反比例する」もしくは、「体積 V と圧力 P の積は常に一定」、式で表せば

$$P \times V = k \quad (k：定数)$$

つまり、P が大きくなれば V が小さくなり、V が大きくなれば P が小さくなるってことですね。

せやな。空気の入った容器がそのまま広がれば、中の空気中の分子の濃度が小さくなる（圧低下）ってことやし、狭くなれば濃度が大きくなる（圧上昇）、まっ、これは感覚的にも分かると思う。

すると、肺胞が大きくなれば肺胞腔内の圧力が「下がる」。「下がる」のは大気圧と比べてということですね。空気は圧のより高い方から低い方へ流れるという（拡散現象の）鉄則に従えば、空気は、大気（外気）から肺胞へ流れてきますね。

ご名答！

浜田君いい？　このとき、つまり「吸気相」のとき、肺胞腔内圧は大気圧よりも低い状態だから「陰圧」になっているのね。

なるほど。吸気相のときの肺胞腔内圧は陰圧なのですね。

ほな「呼気相」のことを説明してみ。

吸気とは逆のことが起こっていますよね。

　横隔膜や肋間筋の弛緩で肺が縮み、その結果、肺胞も小さくなる。"ボイルの法則"に従うと肺胞内の体積の低下によって肺胞腔内圧はより大きくなる。つまり、**呼気相のときの肺胞内圧は陽圧**となるから空気の流れは、肺胞→気道→体外へと流れる。

よっしゃ、ええ感じや。ほなここで、具体的な数字を確認しとこな。

肺胞腔内圧の変化は、《吸気相が－1cmH$_2$O》、《呼気相が＋1cmH$_2$O》よ。もちろんこれは連続して起こる変化であることに注意ね。cmH$_2$Oは圧力の単位よ。mmHgよりも非常に緩やかな変化を表すときに用いられるの。

これで、肺胞腔内圧の変化はバッチグーやな。

胸腔の圧の変化

ほな次！　胸腔の内圧（胸腔内圧または胸膜腔内圧ともいう）はどうなっとるんやろか？

「胸腔」は、『なんでやねん！（p.115）』で胸壁と肺の間にある空間で、正常では非常に小さな体積しかないということを学びました。

でも、圧力については皆目見当がつきません。

そっか。まあ、胸腔内圧については完全に理屈で説明するのは実は難しい。ただ、絶対に知っといてほしいこと、それは、「胸腔内圧は**常に陰圧である**」ってこっちゃ。<u>吸気相も呼気相もずぅ～～っと陰圧</u>や。

肺が大きくなったり小さくなったりするのにずっと陰圧というのは不思議ですね。

うん。ワシが今まで教えてきた学生全員がそう言うとった。

　ええか、考えてみいや。胸腔の「外側」を構成しとるのは胸壁（肋骨や胸骨など）と横隔膜や。**吸気の時**、<u>胸壁と横隔膜は胸の中心から外方に広がって、その体積が一瞬大きくなる。</u>

先ほどのボイルの法則ですね。体積が大きくなるとその中の<u>圧力は"小さく"なる</u>。つまり「陰圧」の方向により進むことになりますね。

理論立てて考えてくれてありがとう。"「陰圧」の方向により進む"っていう表現、ナイスや。つまり圧がより下がるわけやな。<u>掃除機の吸うパワーを「強」にした感じ</u>や。その結果、「肺」も一緒に胸腔側または胸壁側（外側）へと引っ張られる形となって<u>肺は「膨らむ」</u>わけやな。

　ほな次は**呼気相**や。このとき吸気相と逆のことが起きる。<u>胸壁と横隔膜は胸の中心に向かって胸腔をより縮める（より狭くなる）</u>ように動く。すると胸腔内の体積が一瞬小さくなる方向になり、ボイルの法則で、**胸腔内の圧は"増加する"**方向に働く。

ほら、圧が増加ということは陽圧になるじゃないですか！

ちゃう！！　圧は少し上がるものの、陰か陽かでいえば、それでも「陰圧」であることに変わりはないんや。<u>掃除機の吸うパワーを「**弱**」にした感じ</u>や。ただ、肺を外側に引っ張る「陰圧力」は吸気時と比べて小さくなるから**肺の弾性収縮力**によって動きとしては<u>肺は「縮む」</u>んや。

具体的な数字で表してみましょう。**胸腔内圧の変化**について、

《吸気相＝－7～－6cmH₂O》、《呼気相＝－4～－2cmH₂O》ね。

もちろんこれも断続的ではなく連続的な変化ね。

🐶 ほんとだ。どちらもマイナスだからずっと陰圧なのですね。でも、その**陰の度合いが変わる**。これによって肺が膨らんだり縮んだりできるということですね。いや〜、長いプロセスがあるのですね。

🐶 呼吸器疾患には気道が狭窄するなどの異常が起こることがある。でもその狭窄の場所によって吸息時と呼息時のどちらに呼吸困難感が出るかが変わってくる。そういう病態生理の理解にも今回の知識は必要や。

🐶 集中治療室の中には人工呼吸器につながれている方がいますよね。そういう患者さんは自分で呼吸をしていないと思うのですが、その場合、**肺胞内圧**とか**胸腔内圧**とかが変わってくるのですか？

🐶 むちゃくちゃええ質問や！　それを今からやろう思うてたんや！　これ、試験にも出やすいさかいな。

🐶 応用編ですね。頑張ります！

🐶 人工呼吸中の患者さんは**自発呼吸がない**。つまり、胸壁や横隔膜を「自分で動かす」という行為がない。普通に呼吸してる人は胸腔を変化させることで肺を膨らましたり萎ませたりしてるんやけど、それがないんやな。

🐶 だから、機械の力で強制的に肺を膨らませたりするしかないのですね。

🐶 せやな。気管の中に直径7～8 mmのチューブを入れることでそのチューブを通して空気や酸素を送り込んでるんや。

🐶 ずっと空気や酸素を送り込んでいるということは、気管の中は常に「圧」がかかっていることになるのですね。人工呼吸中は気管の中の圧力、つまり気道内圧は常に「陽圧」になりそうですね。

🐶 いい線いっとる。そのあたりが通常呼吸と人工呼吸の違いでもある

んや。

　肺を膨らませるとき（吸気相）と縮ませるとき（呼気相）で少し違う。**吸気相**では、機械からだんだん沢山の空気（酸素）が、肺に送り込まれて**陽圧度が高くなる**わけやけど、ずっと入れ続けたら風船みたいに肺が破裂してまう。

😰 それは危ないですね。

🐼 だからほどほどのところで、空気を送り込むのを止めなあかん。

😰 やめたらどうなるのですか？

🐼 大きく膨らませた風船を想像してみ。吹き込む口を開けたらどうなる？

😰 空気が出ていって風船が飛んでいきますね。

🐼 せや。甲子園球場のラッキー7状態やな。同じことが人工呼吸中の肺でも起こる。それが「**呼気相**」や。それで人工呼吸器から肺に入れた空気がほとんど出尽くすと、気道内圧は「陽圧」でもより低い陽圧となり**大気圧に近くなる**わけや（**図3.3-1**）。

😰 ここまでは、なんとかOKです。

🐼 次はちょっと難しいけど、人工呼吸中の胸腔内圧や。

😰 これは、ややこしそうですね。

図 3.3-1 **人工呼吸中の気道内圧・胸腔内圧**

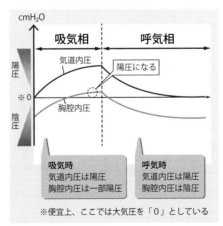

※便宜上、ここでは大気圧を「0」としている

🐶 そもそも胸腔と気道の交通は、普通はない。つまり分離された空間や。

🐶 そりゃそうですね。ということは、通常呼吸と同様、常に「陰圧」なのでしょうか。

🐶 そのとおり、でも「基本は陰圧」と思っといてほしい。

🧑 "基本"、っていう言い方が微妙ですね。

🐶 せや、ビミョーなんや。まず「**吸気相**」から考えよう。人工呼吸器から気道を経由して肺に空気が送られて肺が膨らもうとする。

🧑 はい。自発呼吸がないわけですから。

🐶 結果からいうと、<u>胸腔は「狭くなる」</u>。なぜかいうと、外側（胸壁と横隔膜）は（自発呼吸がないため）<u>自主的に動かん状態で機械的に内側（気道側）から力がかけられる</u>からやな。つまり、胸腔の体積は半ば無理やり小さくなっていくっちゅうわけや。

🧑 ここが通常呼吸と大きく違うところね。

🐶 するとボイルの法則で胸腔内の圧（気圧）が上がる。<u>一番上がった時は「陽圧」になる</u>って言われているんや（**図3.3-1**）。

🧑 胸壁と横隔膜が、自主的に動かないことがミソですね。胸腔は、内側である肺から押される形となって、狭くなるんですね。

🐶 「**呼気相**」はそれほどややこしくない。<u>「気道内圧」が下がるにつれて、「呼気相」の圧も下がっていく。</u>

🧑 あれ？　よくグラフを見ると、人工呼吸中は、「気道内圧」と「胸腔内圧」が同じように変化していますね。平行移動ってやつですね。これで試験はバッチリですね。

🐶 そのようにグラフをよく見ようとする姿勢は感心や。でもその「平行移動」だけの丸暗記だけではアカン。なんでかというとな、通常呼吸、つまり自然呼吸の時のグラフも見てみ（**図3.3-2**）！

🧑 うっ。こちらも肺胞内圧と胸腔内圧が大体平行の関係ですね。

🐶 要は、通常呼吸も人工呼吸も「気道内圧（肺胞内圧）」と「胸腔内圧」はいつも連動して変化してるってこっちゃな。

図 3.3-2 自然呼吸の気道内圧・胸腔内圧

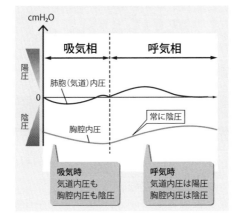

「気道」と「胸腔」は交通はないけれど、隣り合っている、という感じですね。今日もスッキリして帰れそうです。ありがとうございました！

まとめやで！

胸腔と肺胞腔の圧力変化

☑ 大気圧（1atm）＝1013hPa＝760mmHg＝760Torr

☑ 大気圧＜圧力のときを陽圧、大気圧＞圧力のときを陰圧という。

☑ 空気は、圧力の高い方から低い方へ濃度勾配に従って移動する（拡散現象）。

☑ 肺胞内の圧力変化＝《吸気相−1cmH₂O》《呼気相＋1cmH₂O》

☑ 胸腔内の圧力変化＝《吸気相−7〜−6cmH₂O》《呼気相−4〜−2cmH₂O》

☑ 自然呼吸と人工呼吸の時の胸壁・横隔膜の動きは異なるため、互いの吸息相・呼息相の圧力の値は異なる。

☑ 自然呼吸でも、人工呼吸でも気道（肺胞）内圧と胸腔内圧は、連動して変化する。

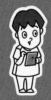

4 スパイログラム

ワシの肺年齢が80歳！ ほんまかいな！

🧑 先生、今年も健康診断の季節がやってきましたね！

🐶 なんや、えらいうれしそうやな！

🧑 去年の臨床検査技師さん、すごく可愛かったからなぁ…。ボク、心電図とるときにドキドキしちゃって脈が速くなってしまいました。おかげで「頻脈ですねっ」って可愛く言われちゃいました。あれは反則ですよ。

🐶 そろそろアホな話はやめてくれんか、ワシはあまりうれしゅうない。

🧑 先生、何か悪い結果でもあったのですか？

🐶 浜田君はさすがにないと思うけど、ワシは昔タバコ吸うとったこともあって、人間ドックで肺活量の検査やったんやけど、あまり結果が良くなくてな…。「肺年齢が80歳」と言われてもうたんや…。見かけはこんなに艶々で若々しいのに…。

🧑 （どうフォローしていいかわからないけど…） そんな暗い顔しないでくださいよ。僕も今日一生懸命、肺活量の勉強をしますから。

🐶 せやな、まあ年齢には勝てん。ワシも気を取り直すわな。

肺活量

🐶 さて、「**肺活量検査**」は呼吸機能をみる検査のうちの一部、これを「**肺機能検査**」という人もいるけど、人間は肺だけで呼吸してるわけやないから「**呼吸機能検査**」という名前の方がええと思う。今日はスパイログラムを扱った呼吸機能検査を紹介するわな。

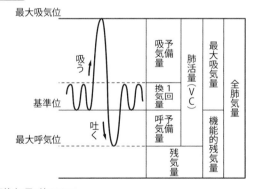 スパイログラム。あのぐにゃぐにゃしたグラフですね（図3.4-1）。

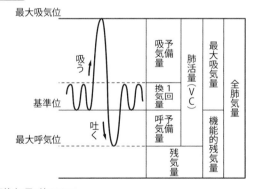 ここは国家試験にも頻出よ。しっかり覚えておいてね。《残気量と機能的残気量》の違い、《予備呼気量と予備吸気量》の違いなどのポイントがあるからね。

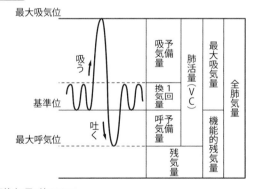 このスパイログラムやけど、通常検査として用いるのは大きく分けて2つの基本項目や。1つ目がvital capacity（VC）と呼ばれる「肺活量」。要はどれだけたくさんの空気を吸い込み吐き出せるか、って検査やな。でもそれだけで評価するのは早計や。

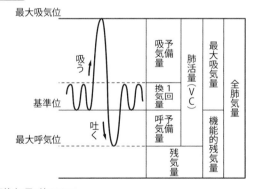 どうしてですか？　肺活量が大きい者の勝ちじゃないですか？

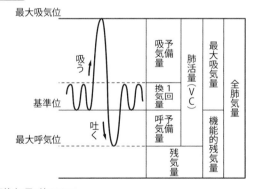 勝ち負けやないやろ…。これは一般論的に年齢が若く、背が高く、女性よりも男性の方が肺が大きいから肺活量も高い。

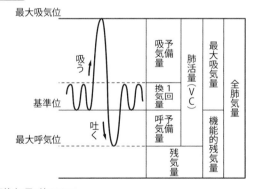 先生、体重は……？

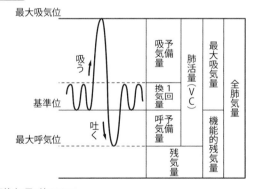 体重は関係ないのよ。太っていても腹部が大きいだけで、胸部内の空間は関係ないからね。

図 3.4-1　スパイログラム

1回換気量：約500mL
予備吸気量：約2,000mL（最大吸気量−1回換気量）
予備呼気量：約1,000mL（機能的残気量−残気量）
肺活量：成人男性3,000〜4,000mL、成人女性2,000〜3,000mL
※残気量、機能的残気量、全肺気量の体積は、スパイロメータでは測定できない。
※各量は成人における標準値の例であり、体格や性別、年齢によって異なる。

なにワシの腹を見とんねん！　でも、これは結構大事なポイントやな。そうやって、年齢・性別・身長から割り出された、つまり「これくらいの肺活量であるべき」という基準値が個人個人計算できて、これを「予測肺活量」って呼んどる。

それが肺年齢を計算するときに役立ちそうですね。体重じゃなくて身長が基準になるのは知りませんでした。確かに太っている人よりも背の高い人の方が肺そのものは大きそう…。

そのとおり。それから個人の実測、つまり被検者さんの本当の肺活量をその予測肺活量で割ったものを％肺活量（パーセント肺活量、％VC）って呼んどる。

簡単に言うと、本来あるべき肺活量と比較しているのですね。で、先生はどれくらいだったのですか？

90％くらいやった。

えっ！　悪くなさそうですが。予想された肺活量の90％ということですよね。それで肺年齢80歳とはひどい…。

そう思うやろ？　実はな、肺年齢は肺活量と関係がないんや。それを今から説明するわな。肺活量に関して言えば、とにかく％VCの正常値が「80％以上」であることは覚えといてな。

％VCが80未満の状態を「拘束性換気障害」というのよ。肺が固くなってしっかり膨らめなくなっている状態のことね。例となる疾患として覚えておいてほしいのは、「間質性肺炎」とか「肺線維症」が代表格ね。

あんまり耳慣れん病名やろ？　これらは普通の細菌による感染症としての肺炎やなく、免疫や炎症による少し特殊な肺炎やったり、原因不明で肺全体が固くなる病気と思っといてほしい。

非常によくわかりました。じゃあ今日はこれで終わりでよいですか？

なんでやねん！　まだ志半ばや！　息を吸うたら、今度は吐くという動作が残っとるやろ！　しかもワシが落ち込んどる原因もまだ説明してへん！

まっ、そりゃそうですが、息を吐くなんて大した仕事じゃないですよね。

呼吸機能検査

それが間違いの元やな。**実は吐くほうが障害される人が多いんや**。吸った息はきちんと吐けんと次の息が吸えへん。こういうことで息苦しく感じるパターンの方が多いんや。具体的には**慢性気管支炎、肺気腫、喘息**といった人たちは、「吐く」方に障害を受けているんや。

そのポイントは知りませんでした。言われてみれば確かにそのとおりですね。

呼吸機能検査ではどうするかいうと、思い切り息を吸い込んだ後、思いっ切り息を吐き出してもらう。

この、「思いっ切り」というのが重要よ。

で、1秒間にどれだけ吐き出せるかを測定して、それを「1秒量」と呼んどる。英語ではforced expiratory volume in one secondといって、通常は略してFEV1と書くんや。

吸い込んだ息を1秒間で吐き切るのは、かなりきついですね、っていうか無理ですよね。

そういうこっちゃ。もちろん1秒では無理や。大体吸った分の90%吐けたら御の字や。

何となく、先生の次の言葉がわかってきましたよ。分母に肺活量のVC、分子に1秒量のFEV1を持ってきて、その割合を取るんでしょ！

ん〜〜、気持ちは分かるんやけど、不正解や。ここはちょっとややこしいで。

何が違うのですか？　分子？　分母？

分母の方や。確かに肺活量であるVCでええような気もするけど、定義の上では**FVC**（forced vital capacity）という「**努力性肺活量**」を使用するんや。

努力性肺活量は、"努力"が付くくらいだから、できるだけたくさん

吸い込んでから、「できるだけ速く」吐き出して、「もうこれ以上無理」というところまで吐き出した空気の量を測定するの。

せや。通常の肺活量であるVCが楽な呼吸で吸ったり吐いたりしているのとは違うやろ?

わかったような、わからないような…。とにかく「努力性」というから、最大限の吐く力が試されているわけですね。肺に障害のある人と健常人との差がすごく出そうな気がします。

せや。例えば浜田君とワシみたいにな。ほんでもって、分母にFVC、分子にFEV1とした分数を「1秒率」と呼び、$FEV_{1.0}$%と記載する(**図 3.4-2**)。これが呼吸機能検査の2つ目の項目や。

それで、この値が70%未満の状態を「**閉塞性換気障害**」と呼ぶの。

では先生は、それが悪かったのですね。

　ところで、この値は自分自身の呼吸機能で出した割合ですよね。呼吸機能の障害を判定するうえで、対象となる数字、つまり基準値はないのですか?

ない。それが%肺活量(%VC)と違うところやな。

%肺活量(%VC)は、(基準となる)他人の肺活量と比較して拘束性障害と診断するのだけど、いかにきちんと吐き出せるかに関して

図 3.4-2 ｜ **呼吸機能検査:1秒率**

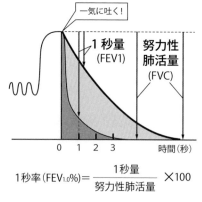

一気に吐く!

1秒量 (FEV1)

努力性肺活量 (FVC)

細線は健常人
太線は閉塞性換気障害のある人

0 1 2 3　時間(秒)

$$1秒率(FEV_{1.0}\%) = \frac{1秒量}{努力性肺活量} \times 100$$

は、自分の努力性肺活量と比較してどれくらいの割合吐き出せるかで閉塞性換気障害の有無を判断するってわけね。

一応、年齢・身長・性別から算出した標準的な「予測1秒量」を分母として、自分の「実測1秒量」を分子とした数値（%FEV1）というのがある。あっ、「%」の位置が前に来るか後ろに来るか注意してや。つまり、他人の1秒量（FEV1）と比較して自分のFEV1がどんなもんかで「肺年齢」を算出している。悲しいことに、ワシは%FEV1も惨憺たる数値やった…。

僕も散々な試験の結果は聞いてほしくないから、先生の結果はあえて聞きませんよ…。

やっぱり若い頃にタバコを吸っとったせいやろな。人間ドックの結果では「**慢性閉塞性肺疾患**」の疑いと言われた。COPDってやつや。

よく聞きますね、COPD。

呼吸機能障害の中では「閉塞性換気障害」の一つであり、閉塞性換気障害の中には喘息も含まれるのよ。試験対策としては、呼吸機能検査で「閉塞性換気障害」を示す疾患は何かというと、喘息と慢性閉塞性肺疾患の二つは超重要ね。

1秒率の正常値は80％以上ですか？

ちゃう！　80％やなくて70％や。間違うたらあかんで。

了解です。慢性閉塞性肺疾患の原因はタバコがほとんどですか？

もちろんタバコ以外の原因もある。けど、ほぼ90％の人はタバコが原因で「肺胞」や「呼吸細気管支」の構造が破壊されて、吸い込んだ空気をうまく吐き出せなくなるわけや。

う〜ん、ピンときませんね。構造が破壊されたら、息を吸うことも難しくなりそうな気がしますけど…。

確かにそう思うかもしれん。でも、古くなった風船を想像してみ。

ゴムが伸び切った状態ですねよ。

ふくらますのは難しくないけど膨らました後、勢いよく空気が出てこうへんし、風船も飛ばん。たまにあるやろ、7回裏ジェット風船飛ばし

て応援を一気に盛り上げよういうときに、めっちゃ早く風船膨らまし
すぎたからゴムが伸びきってもうて、いざ飛ばそういうときに勢いな
く、むなしく飛ぶ哀れな風船を。たとえは悪いけど、慢性閉塞性肺
疾患の肺組織もそんな感じや。

🧑 非常にわかりやすいたとえ話ですね、といっていいのかどうか……。

👧 それと、肺胞組織が破壊されて肥大し、それが他の気道を圧迫狭
窄することも閉塞の原因になるのよ。

🐶 さて、ワシもちゃんと治療せなあかんな。禁煙で予防ができるし進
行速度も下げられる。浜田君は将来も絶対タバコ吸ったらあかんで！

まとめやで！

スパイログラム

☑ 肺活量は、年齢が若く、背が高く、女性より男性の方が高い傾向
がある。

☑ 予測肺活量と自身の肺活量を比較することで、％肺活量が算出で
きる。

☑ ％肺活量（％VC）の正常値は80％以上である。

☑ 大きく吸い込んだ息を、できるだけ速く、長く呼出したときの呼
気量を「努力性肺活量（FVC）」といい、そのうち最初の1秒間で
呼出した呼気量を特に「1秒量（FEV1）」という。

☑ 1秒量を努力性肺活量で割った割合を「1秒率（$FEV_{1.0}$％）」といい、
70％以上が正常である。

☑ ％肺活量が80％未満の状態を拘束性換気障害、1秒率が70％
未満の状態を閉塞性換気障害という。

☑ 慢性閉塞性肺疾患（COPD）は閉塞性換気障害の一つであり、
その具体的な疾患は喘息、慢性気管支炎や肺気腫などがある。

第 4 章
循環器系

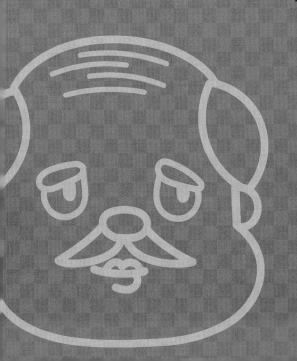

1　血圧の原理と高血圧

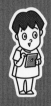

誤って動脈を切ってしまったら大変！
血が吹き飛ぶ？

先生、僕のおじいちゃん、すっごく血圧が高いのですが、特に自覚症状もなくケロッとしてます。本人は「年取ったらしゃあない」って言ってますが、そもそもどうして血圧って高くなるのでしょ。学校の授業でも高血圧は習いましたが、ほとんどが原因不明だとか。これだけ医学が進歩したのに分からないなんてことあるんでしょうか。

血圧はバイタルチェックの一つ。医療者にとってめちゃくちゃ重要や。で、浜田君のおじいちゃんの血圧はなんぼなん？

160くらいあるって言ってました。

ほんまかー、確かにそれは高いな〜。

僕も可愛い看護師さんに血圧計ってもらったら、いつもより大体15くらい上がります。

（無視して）日本高血圧学会で出されているガイドライン（2014年）によれば、140/90mmHg以上が高血圧とされているわ。次の表を参照にしてね。

ということは…、おじいちゃんは「Ⅱ度高血圧」ってことですね。それでもまだ上には上がありますね。

せやからいうて油断したらアカン。上がるのはあっちゅうまや。

	分類	収縮期血圧　拡張期血圧
正常域血圧	至適血圧	<120　かつ　<80
	正常血圧	120-129 または 80-84
	正常高血圧	130-139 かつ/または 85-89
高血圧	Ⅰ度高血圧	140-159 かつ/または 90-99
	Ⅱ度高血圧	160-179 かつ/または 100-109
	Ⅲ度高血圧	≧180 かつ/または ≧110
	(孤立性)収縮期高血圧	≧140　かつ　<90

(単位：mmHg)

血圧とは

ほな、今日はワシがずっと前からやりたかった血圧の勉強しよか。これは看護学生のみならず、すべての医療職、いやすべての人に関係するからな。

ぜひぜひ！

ほな最初。血圧は**BP**（Blood Pressure）とも表記する。血圧は特に断りがなかったら**動脈の血圧**のことを指すんや。そこで、血圧はある計算式、もっというと、かけ算で決まるんやけど、その式は言えるか？

それは楽勝です。「**血圧 = 心拍出量×総末梢血管抵抗**」です。

よっしゃ。要は、心臓が1分当たりに拍出する血液量（**心拍出量**）と、血管の持つ抵抗の合算（**総末梢血管抵抗**）をかけ算したもんやな。『なんでやねん！（p.213）』でも勉強したように、血圧は高すぎても

アカンし、低すぎてもアカン。それも再確認しとかなあかんな。

　ほな次、なんで血圧には上（**収縮期血圧**）と下（**拡張期血圧**）があるんや？

う〜〜ん、心臓が動いてるからです。

説明になってへんな。もうちょい医学的に、論理的に言えへんか？

……

心臓は血液を拍出するときと拡張するときの2期があるわね。拍出するときっていうのは当然「心拍出量」が上がるわけじゃない？　すると、この時期の血圧は？

最高になるはずですね。だから、**収縮期血圧＝最高血圧**というわけですね。逆に、**拡張期血圧は最低血圧**のことだ。

そういうこっちゃ。せやから、おじいちゃんの血圧が160mmHgってのは言うまでもなく収縮期血圧を指しとる。血圧っていうのは「血管内の血液が示す圧力」、言い換えたら**血管内から血管外へと押し出す力、つまり血管内圧**」のことや。ほなら、この160mmHgっちゅうのがいかほどのもんなんか、ちょっとイメージしてもらおうか。

イメージってどうやってするのでしょう？

ちょっと端折って説明するけど、mmHgというのは「mm水銀柱」、つまり水銀（Hg）を基準から何ミリメートルの高さまで上げれる圧力かの単位や。水銀って実際重たい。どんだけ重たいかいうと水の13.6倍や！

水銀（Hg）は重金属の仲間ですからね。

せやから、160mmHgっちゅうのを言いかえると、水銀を160mm持ち上げる（圧）力というこっちゃ。

はぁ〜。

水銀を持ち上げるいうてもそのイメージ湧かんやろ？　せやから、「水銀」を「水」に置き換えてみようやないか。

　さっき言うたように、水と水銀の重さの違いは13.6倍や。せやから160mmに13.6を掛ける、ほなら2,176mmやな。つまり、水が

2,176mmの高さまで上がるってこっちゃ。ここでもっと分かりやすくするため、「mm」を「m」に変換するで。ほなら2.176mや。つまり、おじいちゃんの動脈にかかってる血圧の血管に思わず傷つけて孔が開いてしもた場合、血が2m以上も吹き飛ぶ！それくらいの力がかかってるってことや。

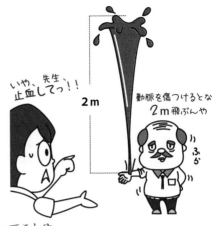

いや、先生止血してっ！！

2m

動脈を傷つけるとな2m飛ぶんや

ふら

えぇ！！！　そんな強い力がかかっているのですか。ソッコーで下げないといけませんね！

まあまあ慌てない。まだ話は終わってへん。実は、さっき言うように高血圧の約9割が「**本態性高血圧**」いうて**原因不明**や。残り1割は「**二次性高血圧**」いうて**ある原因疾患が背景にあって二次的に高血圧になる**パターンやな。せやから、本態性高血圧の場合、ひとまずは生活習慣の見直しとかになるんや。

おじいちゃんはきっと本態性高血圧だと思います。

それはいろいろ検査せなすぐに結論は出えへん。でもまあ9割がそうやから、おじいさんもその可能性は高いわな。

では先生、そもそもどうして血圧って高くなったり、場合によっては低くなったりするのでしょ。

せや、その質問が大事なんや。ええか、さっきの式を思い出してや。「A：心拍出量×B：総末梢血管抵抗」、このAとBの2つの因子の片方でも上がれば当然かけ算の値は上がってまう。Aは**心拍数・心筋収縮力・血液量**、Bは**血管の収縮具合**とか**弾力性・循環血液量（体液量）・血液粘度**などによって決まるんや。

すると、例えば、循環血液量が上がればBの値が増え、結果的にか

け算した血圧の値が上昇するってことですね。

🐶 そういうこっちゃ。

👧 これらがなぜ変動するのかは、**自律神経の働き**、**レニン-アンジオテンシン-アルドステロン**、**腎臓の働き**、**食事**、などなど、多くの要因が絡んでいるのね。もちろん、一過性には変動しても、ホメオスタシス維持のために心臓や血管にある圧受容器、それと延髄にある中枢などが働きかけて正常に保つ調節系が何重にも整備されているわ。

👦 昔、玉ねぎを食べると血液がサラサラになるとかテレビで言ってました。

🐶 う〜〜ん、その真偽のほどはワシャー知らんけど、サラサラした血液はBの値を下げるから、ドロドロ（粘性が高い）よりサラサラ（粘性が低い）のほうが血圧を下げる観点からはええやろな。

👦 そうですね。でも安易な健康にまつわる情報には注意したほうがいいですね。

👧 高血圧ってね、やっぱり軽視してはダメよ。若いうちはいいのだけど、年を取ってからでは遅いの。<u>慢性的に血管壁に負荷がかかると、動脈硬化や血管の脆弱化が進む</u>の。さらに、高い血圧というのは、結局心臓もその負荷に逆らって頑張らないといけない（後負荷）わね？だから左室肥大、さらに心不全へと進行することもあるの。その他、<u>脳出血、脳梗塞、心筋梗塞、大動脈解離、慢性腎不全</u>など、いろいろな合併症への原因にもなるのよ。

👦 そ、そんなにたくさん…。では、どうやって治療するのですか？

🐶 まずは生活習慣の見直しやな。塩分制限（6g未満/日）、油（飽和脂肪酸）の摂取を控える、減量（BMI 25未満）、運動、禁酒、禁煙などやな。

👦 先生が苦手なものばかりですね。

🐶 やかましいわ。ワシは今のところ血圧は正常や！ ただ、浜田君が言うてくれたように、やっぱりこういう生活習慣の見直しは辛いんや。厄介なことに、高血圧っていうのは本人の自覚症状が乏しいから、

その必要性が感じられへんしな。そうなると、薬物治療も視野に入れなあかん。

高血圧の治療

僕のおじいちゃんも血圧の薬飲んでいます。

患者さんの病態や合併症などを考慮して、いくつかのタイプの薬剤を併用するのが一般的な治療よ。

それはどんな薬ですか？

利尿薬（ループ利尿薬など）、交感神経抑制薬（α遮断薬・β遮断薬など）、血管拡張薬（Ca拮抗薬など）、RAAS抑制薬（ARB・ACE阻害薬など）ね。

これらの薬剤は実は複雑そうに見えるけど、全部解剖生理学で説明がつくで。

そ、そうなんですか…（汗）。

例えば、**利尿薬**っていうのは、まさに尿を出す作用をもつ薬剤ね。尿って血液から作られるから、尿を多く出せば結果的に血液量が減るでしょ？

そっか！　すると、さっきの式のAが減るわけだ！

そう、Aも減って、二次的にBも減るわね。

　　ただ、利尿薬に限った話ではないのだけど、「クスリはリスク」と心得て副作用が伴うことを知ることも医療者として大切な知識ね。例えば、ループ利尿薬は**低カリウム血症**を引き起こすリスク、Ca拮抗薬とグレープフルーツジュースの組み合わせは効果が出過ぎてしまうことがあるのは有名な話ね。だから、患者さんの病態をしっかり知っておくことが重要ね。

せやな。念のため、さっき出てきた薬の作用点を少し言うとくわな。**ARB**ってのは**アンジオテンシンⅡ受容体拮抗薬**でアンジオテンシンⅡの働きを抑える。**ACE**はアンジオテンシン変換酵素やから、その阻害薬（ACE阻害剤）はそれを抑える働きをもつ。**Ca拮抗薬**は血管

拡張作用、α遮断薬も血管拡張作用、β遮断薬は心筋収縮力低下や心拍数減少作用がある。つまり、<u>どの薬も血圧の式の因子Aまたは</u><u>Bの減少に働きかける</u>ってこっちゃな。

よくわかりました。おじいちゃん、長生きしてもらいたいし、僕が定期的に血圧はかってあげます。タバコを吸うので、それもこの際やめるように話してみます。

おじいちゃん思いなんやな〜。ええこっちゃ。やみくもに「これアカン、あれアカン」言うだけでは患者は何も動かん。そうやって自分の病態の現状とか予想できる合併症なんかも話してあげることが生活習慣を見直す動機づけになるもんや。今日はええ勉強したな。

まとめやで！

血圧の原理と高血圧

- ☑ 血圧＝心拍出量×総末梢血管抵抗
- ☑ 収縮期血圧＝最高血圧、拡張期血圧＝最低血圧
- ☑ 現在の日本高血圧学会の見解によると、血圧が140/90mmHg以上が高血圧とされる。
- ☑ 我が国の高血圧の9割が「本態性高血圧」とされ、多くは原因不明である。
- ☑ 血圧は、心拍数、心筋収縮力、血液量、血液の粘性、血管収縮、血管の弾力性など種々の要因によって変動する。
- ☑ 自律神経、腎機能、ホルモン（レニン - アンジオテンシン - アルドステロン）の働きによって血圧は変動する。
- ☑ 高血圧の治療は、生活習慣の見直しを基本に、必要に応じて薬物治療が行われる。
- ☑ 降圧薬は種々のものが開発されているが、患者の病態に応じて治療薬を選択する。

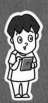

2　虚血性心疾患

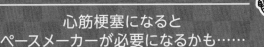
心筋梗塞になると
ペースメーカーが必要になるかも……

はぁ〜。

どないしたんや？　今日は珍しくやけに疲れとるやんか。

実は……、昨日僕のおばあちゃんが、急に胸が痛い重いと言って救急車で運ばれたんです。

どないしはったんや？

心筋梗塞です。僕も主治医の先生の説明を一緒に聞いたんですけど、心臓に血液を送るなんとか動脈というところが血の塊で詰まっていて、カテーテルの治療が必要と言われました。幸い治療はうまくいったようです。

そうか、それはほんまに大変やったな。心筋梗塞は命に関わるからな。何にしても治療がうまくいって、よかったよかった。

でも主治医の説明でよくわからなかったのは、今おばあちゃんは**不整脈**が出ているようで、少なくとも落ち着くまでは**ペースメーカー**が必要と言われました。心筋梗塞でどうしてペースメーカーが必要なのでしょう。とにかく昨日は混乱していて、考える余裕がありませんでした。

そうか、大好きなおばあちゃんのことやから、今日はしっかり心臓の解剖と心筋梗塞の病態を勉強しよな。

心臓への栄養血管

まずは、心臓を構成する組織、つまり心筋に血液を送っている血管

を○○動脈っていうけど、この○○は何や？

う〜ん、先生、そもそもなぜ心臓の筋肉に血液を送る必要があるんですか？　心臓の中にはたっぷり血液があるじゃないですか。

こりゃアカン。そこのイメージができてへんようやな。

　　坂本さん、ここは大切やさかい丁寧に説明したってくれるか？

そうですね。了解いたしました。

　　人間の体の中のすべての細胞は、生きていくために酸素とグルコース（ブドウ糖）を必要とするの。もちろん、厳密にはもっといろんな物質を必要とするのだけどね。細胞は酸素とグルコースを材料にして、ATP（アデノシン三リン酸）というエネルギー通貨を作るのは以前勉強したわよね（『なんでやねん！（p.23）』）。それは心臓の筋肉の細胞とて例外ではないのよ。むしろ24時間休まず動き続けているわけだから、他の細胞よりもたくさんのエネルギーが必要で、そのためには、絶え間ない酸素とグルコースが必要よね。

そこは納得です。

ほんでな、原則、その酸素やグルコースをもらうためには「血流」が必要なんや。ヒトの心臓の場合、心臓の中（心房・心室）を流れる血流ではそれができん。ちゅうことは、きちんとしたそれ専用の血管がいるし、その血管にきちんと血液の流れがあることが大事なわけや。

「血流が必要」の例外もあるわよ。軟骨や角膜・水晶体などは周りの組織液から栄養をもらっているの。

確か、脳に行く血管に血液がきちんと流れないと、脳細胞が壊死してしまう「脳梗塞」になりましたよね。

せやったな。心筋梗塞も脳梗塞と同様や。血流が悪くなる原因は「血栓症」や「塞栓症」が多い。動脈硬化があって、血管の内腔に狭いところがあるというバックグラウンドの中で、血の塊ができて血管が詰まってまうパターンが多いんやったな。

血栓症と塞栓症の違いも『なんでやねん！（p.181）』で勉強したわね。

前置きが長くなってしもうたけど、今日はその心臓の筋肉自体に血流を送ってる血管の話がメインで、その血管名を聞いとったんやった。浜田君、どや、思い出したか？

確か、肝動脈って言ってたような気がします…。肝臓の動脈が心臓にもつながっているのかな？

アカン、それは肝違い（勘違い）や。カン動脈っていう発音はおうとる。でも漢字が違うんや。肝臓の「肝」やなくて、かんむりの「冠」で、正式には**冠状動脈（冠動脈）**や。図を見てくれたら分かるんやけど心臓の表面に冠のように乗っとる血管（動脈）で、心臓を取り囲むようにして走行しとるんや（**図4.2-1**）。

冠状動脈はどこから湧いてくるのですか？　この図だけだと分かりづらいですね。

それ、ワシが今から聞こうと思とった質問や。

でもやっぱり一番近い上行大動脈ですよね。それとも心房か心室からとか。

最初に言うてくれた上行大動脈が正解や。大動脈が左心室から出て**上行大動脈になってからすぐに枝分れ**しよる。つまり上行大動脈から最初に分岐する血管が冠状動脈ってわけやな。

以前、それは看護の国家試験に出たわ。厳密には"大動脈弁の直

図 4.2-1 **冠状動脈**

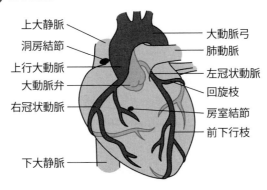

上大静脈
洞房結節
上行大動脈
大動脈弁
右冠状動脈
下大静脈

大動脈弓
肺動脈
左冠状動脈
回旋枝
房室結節
前下行枝

上"から分岐するの。それと、<u>左心室から拍出される血液（心拍出量）の約5％が冠動脈に送られる</u>ってことも重要よ。

教科書では右冠状動脈と左冠状動脈が別々に上行大動脈から枝分かれすると書かれています。その「右」とか「左」はどういう意味ですか？　心臓を前から見た**図4.2-1**では、右冠状動脈は上行大動脈の前面から、左冠状動脈は上行大動脈の後面から出ているように見えますよね。

せやけど、大切なことはそれぞれの冠状動脈が心臓のどの部位に血液を送るかや。まず、**右冠状動脈は右心房や右心室**に主に血液を送っとる。

それじゃあ、左冠状動脈は左心房や左心室に主に血液を送る、でいいのですね？

なかなか阿吽（あうん）の呼吸になってきたな。そのとおり！　でももうちょっと具体的にどういう通り道になっているか確認しとこな。右冠状動脈は、右心房と右心室の間を通ってる。そしてその右心房と右心室の両方に向かって細かい枝が出とる。

と、くれば！

と、くれば？

と、くれば、左冠状動脈はまず左心房と左心室の間を通っていく！

ハハハッ。そんなに人生甘ないわ！　左冠状動脈は右冠状動脈とはちょっと違うんや。

左冠状動脈は、最初は主幹部と呼ばれる太い部分があって、そこから「**前下行枝（前室間枝）**」と「**回旋枝**」の2本に分かれるのよ（**図4.2-1**）。

なんか左冠状動脈の方が右冠状動脈よりも大事そうですね。

その勘は素晴らしい！　概ねそのとおりで、左冠状動脈の病気（動脈硬化）の方が重篤になりやすい。「前下行枝」はその名のとおり、まっすぐの道を通る。どこかというと**右心室と左心室の間**や。「回旋枝」は、浜田君が答えてくれた**左心房と左心室の間**を通って、やが

て**左心室の後面**に分布してその領域の心筋に血液を送っとる。

一応はわかりますけど、ちょっと細かいですね…。

まぁ、せやな。でも大まかな流れもわかっておくとイメージがつかみやすいからな。もう一つ注目してほしいことは、**すべての冠状動脈は「心基部」から「心尖部」に向かっとる**ってこっちゃ。

心基部？　心尖部？　心基部って心臓の根元のことですか？

まぁ、せやな。原則として心基部っていうのは、心臓から大血管つまり大動脈や肺動脈が出ていく付近をそのように呼んどる。

心尖部は「尖っているところ」でいいですか？

せや。針みたいにとんがっているわけやないけど、およそ心基部と反対のところ、さっき言うた前下行枝（前室間枝）の先の先の付近やな。その付近の心臓の壁は、なんとなくとんがっとるように見えんこともないやろ？

先生は、前下行枝の先の先、とおっしゃいましたが、右冠状動脈や回旋枝の先の先もその辺、つまり心尖部に向かっていますね。

大事なことに気づいたな。要するに、**すべての冠状動脈は「心基部」から「心尖部」へと向かう**んや。その流れを知っとくと、めちゃくちゃイメージがつかみやすい。

　用語の丸暗記やなくて、このように全体的な流れをつかんどくことが解剖の知識を定着させるコツや。

それから、冠状動脈は「**終動脈**」の仲間ってことも忘れないでね。筋肉や皮膚のように組織中にたくさん**吻合**（血管と血管をつなぐための血管）がある場所と違って、**心臓や脳は吻合が少ない**から、ある1か所が詰まってしまうと、そこから先へは血流が途絶えてしまうのよね。

それ、『なんでやねん！（p.192）』で習いました。

心筋梗塞でなぜ胸が痛くなる？

しかし、どうして心筋梗塞が起きると胸が痛くなるのですか？

🐶 ええ質問や。ワシも以前同じ質問を心臓内科の先生に聞いたことがある。けど、実はまだよくわかっとらんらしい。推定されてるメカニズムとしては、血流が不足して心筋が酸素不足になると、「乳酸・キニン・ヒスタミン・蛋白分解酵素」といった痛み成分が生産されて、その物質が心臓に分布する知覚神経終末を刺激するんちゃうかって考えられとる。

🧒 なるほど、心筋にも神経があるのですね。

🐶 当たり前や！ **自律神経の求心路**（感覚路）が通っとる！

👩 その他にも症状が出ることもあるのよ。心臓のどの部分が心筋梗塞になったかによって特有の症状や徴候が出るの。特に**左側の肩やわき腹辺り**、そして**顎や奥歯**にも痛みが出るのが特徴よ。これを「関連痛」っていうの。

右冠状動脈

🐶 よっしゃ。ほな、もう一度右冠状動脈の走行および分岐血管をよ〜く見てみよか。

🧒 上行大動脈から枝分かれしてから、**右心房と右心室の間**を通っていますね。その間に、枝をいくつか出しています。

🐶 せやな。その過程で「**房室結節**」という部位にも血液を送っとる。

🧒 あっ！ それは確か「**刺激伝導系**」の中の一つでしたよね。

🐶 「刺激伝導系」については4章-4（p.110〜）で改めて紹介するけど、今は簡単に、「刺激伝導系とは、心筋の中でも特殊な心筋で、**洞房結節**（キース・フラック結節）で発生した心拍のリズム（電気的興奮）を心臓全体の心筋に伝え、**心拍を実際に起こさせる心臓のシステム**」って思っといてくれたらええわ。

🧒 確か、房室結節は心房と心室の間にありました。

🐶 せや。つまり房室結節は、右冠状動脈の枝から血流をもらって生きとるわけや。

🧒 あっ、そうか。刺激伝導系といえども生きた細胞たちだから、血流

が必要なんですね。

🐶 せや。せやから、もし、右冠状動脈が血栓で詰まったりしたら？

👨 あ〜、なるほど。房室結節にも血流が行かなくなって、その部位が（心筋）梗塞になってしまうってわけですね。

👧 そうね。房室結節という刺激伝導系の中継点が機能しなくなると、心房から心室へのリズミカルな興奮刺激が伝わらなくなってしまう。すると心房と心室がバラバラに収縮してしまい、心臓の収縮運動に悪い影響を与えてしまうわけね。

🐶 これが不整脈の一つ、「房室ブロック」やな。

👨 おーー！！　すごい！　そこが根拠ですね。これでこそ『ほんまかいな！根拠がわかる解剖学・生理学』ですね。僕のおばあちゃん、なんとかよくなって（涙）。

🐶 ホンマやな。浜田君の気持ちも分かるけど、ここは医療従事者としてしっかり知っといてほしいわけや。それで、こういう不整脈いうのは心臓が全身に血流を送り出すうえですごく効率の悪いことになってしまう。その結果、血圧が非常に低くなったり、心拍出量がものすごく下がったりする。いわゆる「心不全」になりやすいんや。

👧 心不全は心臓の拍出機能の低下を表す病態用語ね。

👨 だからペースメーカーを入れることで、心房と心室をリズムよく収縮させるようにするってわけですね。

🐶 しっかり理解してくれたみたいやな。
　　まとめると、「右冠状動脈」は、洞房結節、房室結節、右心室、心臓の後壁および下壁に栄養分を供給してる。
　　ついでに「左冠状動脈前下行枝」は、心室中隔、心臓の前壁、心尖部に栄養分を供給してる。
　　「左冠状動脈回旋枝」は、心臓の左側壁、左後壁に栄養分を供給してる。
　　ま、こんな感じや。

心筋梗塞の治療

心筋梗塞は恐ろしいですね。なってしまったら、心臓の筋肉は死んでしまって復活はしないのでしょうか?

そんなことはない。一時的に心臓の筋肉に血流が行かなくても、短時間で血流が再開すれば心臓の筋肉が死んでしまうことはないと言われとる。

だから、緊急の治療が必要なのよ。カテーテルを冠状動脈の中に入れて、**風船（バルーン）療法**をしたり薬で血栓を溶かしたり（**血栓溶解療法**）するのよね。

せやな。よくテレビのスーパードクター系の番組でやっとるやろ。で、浜田君のおばあちゃんの具合はどうや?

先生の言われるとおり、不整脈は落ち着いてペースメーカーは抜きました。でもなかなか安心できないですね。担当医師からは、また起こるかもしれないから注意しなければならないって言われました。予防のため抗血小板薬を飲み続けないといけないって…。

抗血小板薬という**血をサラサラにして固まりにくくする薬**を使うことで血栓をできにくくしているわけね。

さて、今日の勉強はこれくらいでしょうか?

冠状動脈＋α

冠状動脈について1点追加!　試験に出るからな!

あと一つだけですよ!

冠状動脈は、他の動脈と違い、「心臓の収縮期にその血流は減少し、拡張期に血流が増加する」という性質を持つ。

え?　どうして?　逆のような気がしますが、どういうことですか?

通常の動脈は心臓が収縮するときにより多くの血流が流れ、心臓が拡張するときには血流が少なくなる。

そりゃそうですよね。でも冠状動脈は…?

冠状動脈の所在をイメージしてね。

冠状動脈は心筋に埋もれとるから、心臓が収縮するとき（**収縮期**）には周りから圧迫されて冠状動脈中の**血流は流れにくくなる**んや。

なるほど！　心臓全体としても小さくなるから、心筋に埋もれている冠状動脈も外から圧迫されるということですね。ということは、心臓が拡張するとき（**拡張期**）は逆に**血流はよく流れる**ことになりますね。

そのとおり！　するとな、激しい運動中に拡張期が短くなったら、心筋にとって一番酸素がいるっちゅうときに、酸素を運ぶ血流が少なくなってまう。せやから、冠状動脈の血流を減らす何らかの素因を抱えている人はどないなる？

運動時に発作を起こしやすいって訳ですね！

そうね。ここは、冠状動脈の非常に特徴的および特殊性から試験に出やすいところよ。

なるほど！　ここまでずっと動脈のことを勉強しましたけど、動脈があれば静脈もありますよね！

冠状静脈

せや！　それを**冠状静脈**という。ちなみに冠状静脈のポイントは2つや。
　　冠状静脈の病気は非常に少ないのが特徴で、動脈と並走しとる（並んでいる）こと、それと戻る先がポイントや。どこに戻ると思う？

（余計なこと言って、余計な質問が降りかかってきたな…）どこって言われても、静脈は静脈ですよ。

答えになってないわよ（笑）。難しく考えなくてもいいのよ。例えば、脳からの血液は上大静脈を通って最終的に心臓のどの部屋に戻ってくるの？

それくらいは僕でも…右心房ですよ。ていうかすべての血液は静脈を通って右心房に帰ります。

その考え方が大事なんや。したがって冠状静脈も最終的には右心房に戻る。ただ、その前に、**冠静脈洞**という部屋に流入する。まあ、

右心房の前室ってとこやな。

　よっしゃ。今日はここまで。はよおばあちゃんとこお見舞いに行ってあげや。

（早く行きたかったけど今日はやたら話が長引いたよな…）

なんか言うたか！？

まとめやで！

虚血性心疾患

☑ 心臓の栄養血管は冠状動脈である。

☑ 冠状動脈は上行大動脈から最初に分岐する血管である。

☑ 冠状動脈→左冠状動脈・右冠状動脈

☑ 左冠状動脈→回旋枝（左心房と左心室の間（左側壁・後壁））・前下行枝（右心室と左心室の間（心室中隔・前壁・心尖部））に灌流

☑ 右冠状動脈→右心房と右心室の間（洞房結節、房室結節、右心室、後壁、下壁）に灌流

☑ 冠状動脈の末梢枝は吻合が少なく、終動脈の構造をとる。

☑ 心筋梗塞を起こす領域によっては刺激伝導系に関わる部位に影響が及ぶため、不整脈が生じることもある。

☑ 心筋梗塞が生じると、左肩やわき腹、顎や奥歯に関連痛を生じることがある。

3　先天性心疾患

もし心臓に孔が開いてると
言われたら……

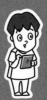

先月の講義で**先天性心疾患**は約1％の新生児にみられるということを習いました。これって結構多いですよね。

せや、意外に多いやろ。確率的には100人に1人やさかいな。

この前実習で担当した患者さんは70代の男性でしたが、昔子どもの頃心臓に孔が開いていたから、手術で直してもらったとおっしゃっていました。僕はそれまで先天性心疾患は治すのが難しいと思っていたので驚きでした。手術で治したら長生きできるのですね。ただ、そもそも心臓に孔って大丈夫なのかなと思いますね。心臓に孔が開いていたら大出血しますもんね！

せやな。でも、先天性心疾患の治療はめちゃくちゃ進歩しとる。もちろん治療が難しいものもあるけど、かなりのものが手術で治すことができるし、そうなれば成人しても長く通常の生活が送れるんや。

赤ちゃんとか小児の心臓ってものすごく小さいですよね。そんなのどうやって手術するんでしょうね。

それはワシも想像できんわ。

先天性心疾患って、どれが一番大事なんですかね？

医療の世界でどれが大事っていうのは難しい質問になるな。強いていうたら全部大事や。でも疾患の発生"頻度"を知っておくことに損はないな。先天性心疾患の中の頻度を疾患別でいうと、一番多いのは**心室中隔欠損症**（約15％）、ついで**心房中隔欠損症**（約7％）、**ファロー四徴症**（約7％）、**肺動脈狭窄症**（約7％）、**大動脈狭窄**

症（約6％）、動脈管開存症（約5％）、大血管転位症（約5％）、心内膜床欠損症（約5％）…

ちょちょちょちょっと待ってくださいよ。もう少し絞れませんか？

絞れへん！って、言いたいとこやけど、まぁしゃあないな。最低限、心室中隔欠損症、心房中隔欠損症、ファロー四徴症、動脈管開存症にしとこか。今日はこれを勉強しよ。

（ホッ）合点です。

心室中隔欠損症

まず、心室中隔欠損症と心房中隔欠損症や。

えっ！　いっぺんに2つも！？

この2つは病態が類似しとるから、一緒に勉強するほうが頭に残りやすいんや。

なるほど。

まず「中隔」の意味からいくけど、中隔いうのは部屋と部屋の間の壁のことやな。

『なんでやねん！（p.161）』で勉強したわね。心臓の構造としては、「4」がキーポイントになっていたのを覚えてる？

もちろんですとも。4という数字が鍵でした。**4つの部屋、4つの弁、4種類の大血管**ですよね。あの図から考えると、心室中隔は右心室と左心室の間の壁、心房中隔は右心房と左心房の間の壁、ということになりますね。

そのとおり。要するに、左心と右心の間を隔てるパーティション（壁）のことやな。

その壁がないと大変ですね。まるで魚類とか両生類の心臓みたいになってしまう。

そうね。ヒト（哺乳類）の心臓のつくりは「2心房2心室」だけど、魚類は「1心房1心室」、両生類や爬虫類は「2心房1心室」だったわね。

まっ、イカ（軟体動物　頭足類）のように心臓が3つ別個にある生物もおるけどな。

　さて、ヒトの中隔欠損やけど、欠損いうても壁が全くないわけやなくて、壁に「穴（孔）が開いてる」と思ってくれたらええと思うわ。

孔が開いていても生きていけるのでしょうか？

大丈夫や。症状に出ないことの方が多いんや。

えっ！　ということは僕も…ひょっとしたら先天性心疾患を抱えているかもしれないですよね。

きっと大丈夫よ。今は生まれる前にお母さんのお腹からあてる超音波（エコー）検査で、ほとんどは先天性心疾患があるかどうかが分かるようになってきているわ。それと、毎年学校検診があるでしょ。

そうですけど、もし…もし…気づかれずに放っておかれたらどうなるんですか？

それをこれから勉強しようやないか。

わかりました。

心室中隔欠損症は、浜田君の言うように<u>右心室と左心室の間の壁に孔が開いてる結果、右心室と左心室の血液が混じり合う。</u>

　ほなここで問題。「混じり合う」というのは、どちらの部屋からどちらの部屋に血液が流れるか分かるか？

う〜〜ん、収縮期と拡張期で異なるような…。

ほな収縮期はどっちからどっちに流れるんや？

わかりません。きっと左心室から右心室かと…。

うん、まぁやっぱり生理学的に説明できんとあかんな。今、血がどっちに流れるかっていう話やから、血の流れる強さを表す「圧力」が重要になってくるわけや。

左心室の中の「圧」は収縮期が100〜140mmHgで、拡張期が2〜12mmHg位よ。それに対して右心室の中の「圧」は収縮期が17〜35mmHgで拡張期が1〜7mmHgよ。

左心室の収縮期の圧は、大体「血圧」と同じですね。この数字を

比較すると、いずれも左心室の方が右心室よりも高い。

せやな。で、いま心臓の各部屋の中の「圧差」があるのがわかった。数字を見たら血液は「左心室から右心室」に流れる、しかも収縮期であろうと拡張期であろうと関係なくや。

これを「**左→右シャント**」というの。「シャント」というのは、「**正常では見られないような血液の流れ**」を意味しているのよ。腎不全の患者さんに行う血液透析の時に針を刺す「シャント」もそうね。あれは手術をして動脈と静脈をつなぐことでできた人工的な血液の流れのことね。

では、心室内で「左→右シャント」ができるとどうなるのですか？

どうなる思う？

（禅問答みたいだけど…）本来よりも多くの血液が、右心室に流れるようになります。

OK。ちなみに、左心室が収縮する「収縮期」に血液は心室中隔の孔を通じてたくさん右心室に流れるから「シュー」って音がする。これが心雑音のうち「**収縮期雑音**」や。『なんでやねん！（p.170）』で勉強したわな？

はい。**弁膜症**の時に教えてもらいました。**大動脈弁狭窄症**や**僧帽弁閉鎖不全症**のときにも収縮期雑音が聞こえると習いましたが、心室中隔欠損症でも心雑音が聞こえるのですね。

も一つ大事なことは、左心室の中の血液と右心室の中の血液の違いを考えてほしいんや。これらの血液はどこからきとるかな？

（ますます禅問答だ…）左心室の血液は肺からきていて、右心室の血液は全身から帰って（戻って）きたものが流れてきます。

せや。ほな、それぞれの血液の性状つまり**動脈血・静脈血**の区別を言えるか？

もちろんです！　左心室の中には動脈血が流れ、右心室の中には静脈血が流れる。動脈血は血液中に溶解している酸素が多く、静脈血は少ない血液です。

そこは看護師国家試験の「必修問題」で頻出ね。

せやな。ほんで心室中隔欠損症は、なんと、左心室内の動脈血が、右心室内の静脈血に混じってまう。

なんか、右心室は得したような気もします。

ハハハッ！　浜田君らしいわ。でも考えてみて、右心室に動脈血が流れても、それが次に向かうのは肺なので、全身の観点からはあまりお得な感じじゃなくない？

そのとおりや！　全然お得やない。むしろ負荷かけられる分、損や！浜田君もワシから過剰な負荷かけられたら嫌やろ？　それと一緒や。つまり、<u>左心室から本来全身に流れるべき血液の一部が右心室に行き、それがまた肺を通って左心房、そして左心室に帰ってくる。その「肺循環」だけをする血液が一定の割合で存在する</u>、心臓にとっては無駄な仕事をずっとやらされとると言えるわけや。

そんな事態、あまり良くはなさそうですね。

せや、だから早く孔は閉じたほうがええんや。でも、見つかってもすぐ手術する必要がないことが多いのも重要な知識や。

どうしてですか？

まず、孔いうても簡単に閉じることはできひんのや。胸を開いて、人工心肺という装置を取り付けて、心臓を止めて、右心房の壁を切開してから欠損孔を縫わんといかん。

それは一大事ですね。新生児みたいに体が小さければ手術はさらに難しそうですね。薬で何とかならないのでしょうか？

ならへん。でも自然に孔が閉じることがある。だから2歳くらいまでは待ってみてもええ、と言われとる。

小〜中欠損だと経過観察で、小欠損の多くは2歳までに閉鎖すると言われているのよ。

では、仮に、その欠損孔が閉鎖せず、手術もせずにそれがずっと続けばどうなるのですか？

肺に流れていく血液が、全身を循環する血液と比較して多い状態が

続く。1.5倍くらいはざらで、2倍以上流れることもある。そうすると<u>肺の血管に正常だったら負うことがなかった過剰な負担</u>が続いて、肺の血管が傷んでしまう。挙句の果てに肺血管中の特に肺動脈の血圧が高くなるいわゆる「**肺高血圧**」という状態になる。

😊 それが根本問題なのですか？

🐶 いやいや、まだ続きがあるんや。肺動脈の血圧が上がると今度は肺動脈に血液を送り出す「**右心室」に負担**がかかってくる。ドミノ倒し式やな。

👓 通常の高血圧は動脈内の血圧が高いことで、それが続くと大動脈に血液を送っている「左心室」に負担がかかるのと同じことね。

🧑 なるほどなるほど。すると、右心室に負担がかかって、右心室の力がしだいに弱まってきそうですね。その後、<u>右心室が充分血液を送り出せずに、右心室の中に血液が充満</u>しそうです。

🐶 そのイメージ、バッチリや！　右心室に血液が充満しがちになって内圧が上がる。そうなるとやな、次に何が起こるか分かるか？　ここ、めっちゃポイントやで？

🧑 ……。もしかして！

👓 そう。そのもしかしてよ。

😮 今度は、<u>**右心室から左心室へ**心室中隔欠損孔を通って血液が流れていく</u>！

👓 そう！　当初とは逆の流れね。これが「**右→左シャント**」ね。

🐶 素晴らしい！　そのとおりなんや！　そうなると大変や。静脈血が左心室に入り込んで、動脈を経由して<u>全身に静脈血が流れて行ってまう</u>。ええか？　酸素の少ない血液が全身に循環してええことなんてあらへん。

👓 この状態を「**アイゼンメンジャー（Eisenmenger）症候群**」と呼ぶのよ。

🧑 ここまでいくと、孔を閉じるだけでは解決になりそうにないですね。しかし、かなり話が長くなりましたね。次いきませんか？

よっしゃ、でも心配せんでええ。病態と経過は似とるから、まず心室中隔欠損症のことをきっちりと理解しといたら絶対他の理解にも役立つ。次は心房中隔欠損症にいこう。

心房中隔欠損症

心室中隔ではなくて心房中隔なのだから、右心房と左心房の間の壁に孔が開いていると思ったらいいのですよね。

せやな。例によって血液が混じり合う。

やはり左心房の中の「圧」の方が右心房の中の「圧」よりも高いのでしょうね。

そのとおりや。したがって、**左心房から右心房へ**血液が流れる「**左→右シャント**」の出現やな。

やはり症状は出ないですよね。徴候についても、収縮期雑音もなさそうな…。

せやな、ほとんど聞こえん。左心房から右心房に血液が流れて、結果的に肺動脈を流れる血液が増えて、肺動脈弁由来の収縮期雑音が聞こえることもあるけど、ほとんどないかな。

なので、しばしば見落とされるの。幼児期や学童期に労作時の呼吸困難や易疲労感などの症状で発見されることが多く、30〜40歳代以降に心不全症状が出現するの。女性に多い傾向があるわ。

そうなんですね。とにかく「左→右シャント」が続くと、肺循環する血液が増加して、その結果、肺高血圧という状態になり、右心室に負担がかかりそうですね。

せや。慣れてきた感じやな。それで右心室が持ちこたえれんようになって、次に右心房に負担がかかり、やがて右心房内の「圧」が高くなる。

すると、やはり今度も、右心房から左心房へ、心房中隔欠損孔を通って流れることになりますね。

そう。その「**右→左シャント**」の結果、静脈血が全身に流れるよう

になって「アイゼンメンジャー症候群」に至る。

その結果、その人はすぐに疲労感や息切れを感じるようになる。日常生活に支障をきたすようになるんや。

おお──!!　なんかすごくイメージできます。先生の言われるように、心室中隔欠損症の状況とほとんど同じですね。

わかってくれてよかったわ。実は次の「動脈管開存症」の状況も非常によく似とるんや。

動脈管開存症

さて、動脈管って覚えてるか？

ヒント、動脈管の別名は「ボタロー管」ね。

なんかその特徴的な名前覚えています。『なんでやねん！（p.317）』の胎児循環のところで出てきましたね。本来、胎児の時は血液が流れているけれども、出生後は閉じてしまう血管でしたね？

せや。部位はどこにあったか覚えとるか？

……。

肺動脈と弓部大動脈（大動脈弓）をつないでいる血管でしょ。

本来なら出生したら閉じるもんやけど、何らかの理由で閉じずに「開存」したままの人がいる。これが「動脈管開存症」やな。ほな、開存しとった場合、血液の流れはどないなる？

血が流れてしまう。

ここは丁寧にいきましょう。孔があるということは、血液の流れる方向は2パターン考えられるわね。「大動脈弓→肺動脈」もしくは「肺動脈→大動脈弓」ね。

ほな、胎児循環、つまり赤ちゃんがお母さんのお腹にいるときは、動脈管の中の血液の流れはどうなっとった？

確か、お母さんからの血液をいち早く動脈に流すための血管だから、「肺動脈→大動脈弓」です。

せやな。ほな、出生後やったら？

（きっとこの雰囲気は、成人のパターンとは逆に考えればいいのだろう）「大動脈弓→肺動脈」へ血液は流れる、つまり「左→右シャント」のパターンですね。

正解や。ほな、その理由は？

理由ですか……。

理由は大事やな。もう1回、胎児循環の特徴を思い出してみ。『なんでやねん！（p.317）』でも胎児循環のポイントは言うたで。

胎児の「肺」は出生後のようには機能してないわね。呼吸しているわけではないし、必要な酸素はお母さんの血液からもらっている。だから、肺動脈から肺に流れても仕方ないし、実際にあまり流れていない。つまり肺動脈まで行った血液は、動脈管を通って大動脈に達して、大動脈から全身に流れていくの。いわば「右→左シャント」ね。

ということは、またここでも圧差を考えればいいわけですね。**出生後は大動脈の方が肺動脈よりも血圧が高い**から「大動脈→肺動脈」の流れつまり「**左→右シャント**」というわけですね。

OK！　そのとおりや。ほな、この状態が続くと？

肺循環する血液が増加して、その結果、肺高血圧という状態になり、右心室に負担がかかりますね。

よっしゃ。その後の流れはもう浜田君のお手の物やろ。

右心室と肺動脈の「圧」が高くなると、今後は逆の「**右→左シャント**」になって静脈血が全身に流れるようになって、「アイゼンメンジャー症候群」に至ります。

いい調子だわ。ちなみに、この疾患も最初の頃は症状がないの。でも徴候としての心雑音は重要よ。どのような心雑音が聞こえると思う？

心雑音の分類は、収縮期と拡張期でしたよね。収縮期は大動脈の血圧が100〜120 mmHgくらいで、肺動脈の血圧は15〜25 mmHgくらいなので、明らかに圧較差がありますので、どんどん血

液が流れますね。したがって<u>収縮期雑音は聞こえます</u>。

🐶 拡張期はどうなっとるやろ？

🐶 拡張期に関しては…、あっ、教科書確認しますね。えっと、大動脈の血圧が50～80mmHgくらいで、肺動脈の血圧は5～10mmHgくらいなので…。あっ、やっぱり圧較差があり、血液は勢いよく流れそうですね。ということは…<u>拡張期雑音も聞こえる</u>ことになりますね。

🐶 そのとおり！　つまり**連続性雑音**となるんや。これは国家試験にもよく出る。

ファロー四徴症

🐶 最後は「ファロー四徴症」ですね。ふ～～、これ、一番やりたくないし…覚えられないんですよ、4つも…。

🐶 丸暗記しようとするからアカンのや。『なんでやねん！』『ほんまかいな！』のモットーは「脱・丸暗記」や！

🐶 それはわかっているのですけど、どこから攻めていけばいいのですか？

🐶 ほな、まず、「ファロー四徴症」の四の特徴としては、**大動脈騎乗**、**肺動脈狭窄**、**心室中隔欠損**、**右心室肥大**というポイントがあるけど、「大動脈騎乗」から考えていけばええ。

👩 騎乗というのは、いわゆる馬乗りになるイメージね。

🐶 **図4.3-1**を見てな。正常やったら、左心室から大動脈が出て、右心室から肺動脈が出る。ところがや、大動脈が左心室と右心室間の壁よりも、**右心室側に乗り出し**とるんが大動脈騎乗や。

🐶 そんなことされたら、肺動脈としては押されて困りますよね。

🐶 そうなんや。たまにおるやろ、新幹線の二人用シートの間にある肘置きを超えてこっち側に寄ってくるおっさんが。そのイメージや。

👩 あれ困るのよね～～。私に気があるのかしら。

🐶 ……。で、相対的に肺動脈は外から押されて、狭くなってしまう。それで「**肺動脈狭窄**」や。

図 4.3-1　ファロー四徴症

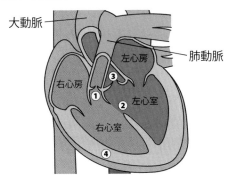

①右心室出口から肺動脈の間が狭い
②心室の壁に大きな穴
③大動脈が左右心室にまたがる
④右心室に負担がかかり壁が厚くなる

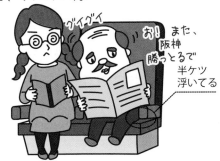

わかりました。では先生、他の徴候、心室中隔欠損もありますね。これはどうやって説明すればいいのですか？

まあ、焦らんと…。さっきの新幹線のおっさんを思い出してほしい。肘置きを超えてこっちに寄ってくるおっさんの体の下部は捻じれとる。だから半ケツ浮きよる。せやから、おっさんの体と座席の間には空間（孔）があるってこっちゃ。

それが心室中隔欠損ってわけですね。ちょっと無理があるけど、まぁ

なんとなく気持ちはわかります。

つまり、大動脈が右心室側に乗り出すためには、心室中隔欠損がないと無理があるってこっちゃ。まっ、鶏と卵の話やないけど、乗り出す過程で欠けてしまった結果かもしれんな。

ちょっと苦しい説明ですね。珍しく……。

実際の過程は細かくはわかってないのよ。

ほんでな、大動脈が騎乗しとると右心室に大動脈が一部つながっとることになる。せやから、右心室には、肺動脈の血圧に加えて大動脈の血圧がかかることになるから、結構大変や。

その血圧に対抗して血液を送り出すために余分な筋肉をつけないといけませんね。その結果、「右心室肥大」になるのでしょうか？

そうよ。右室のマッチョ化ね。私、骨格筋のマッチョは好きだけど心臓のマッチョは病的だからあまり好きではないわ。

……（汗）。っちゅうことで、「大動脈騎乗」さえ押さえといたら、あとの3つの徴候はみな「導き出せる」ってわけや。どや！？　見事な脱丸暗記やろ！　ほな、症状はどやろか。

肺動脈が狭くなっているんだから、そこを血液が通る時に音がしそうですね。したがって、「収縮期雑音」！！

OKや。他は？

動脈血と静脈血の問題でしょうか？　大動脈が右心室まで乗り出していると、右心室内の静脈血が大動脈に流れていくので、その問題がありそうですね。

ちなみに、酸素の少ない血液が全身に流れていくことで生じる症状を「チ○ノーゼ」といったけど、覚えとるか？

ノイローゼ！

違うわよ！　チアノーゼよ。皮膚や粘膜が青紫色になる状態をいうの。アイゼンメンジャー症候群では、当然この徴候が見られるのよ。

せやな、ファロー四徴症ではチアノーゼが見られる傾向がある。でも軽症のこともある。はじめは寝た後などに症状が見られることが多

く、重症化すると一日中無酸素発作が起こるようになるんや。

2歳以降に起こる蹲踞姿勢（運動時にしゃがみこんでしまう）というのも低酸素による労作困難から出る症状ね。

僕…そろそろ限界です。

せやな。今日はよう頑張った、おつかれさん。

まとめやで！

先天性心疾患

☑ 先天性心疾患の発生頻度は約1%である。

☑ 心室中隔欠損では、初期では「左→右シャント」、しだいに「右→左シャント」へと切り替わり、アイゼンメンジャー症候群をきたす。

☑ 心房中隔欠損と動脈管開存症においてもその病態は心室中隔欠損に類似する。

☑ ファロー四徴症は、大動脈騎乗、肺動脈狭窄、右心室肥大、心室中隔欠損の4徴候を特徴とする。

☑ ファロー四徴症は、低酸素による蹲踞姿勢が2歳以降に認められることがある。

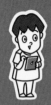

CHAPTER 4

4　刺激伝導路と
ペースメーカー

純国産
天然のペースメーカー、洞房結節！

🐶 実習が終わったらいよいよ夏休みやな。実習はいつまであるんや？

😓 なんと、なんと、今日で終わりでした！　明日から待ちに待った夏休みですよ！！

🐶 えらいテンション高いな〜。で、夏休み中の予定はどうなってるんや？当然この勉強会の予定も立てとるんやろな。

😐 えっ…。先生のこの課外授業も今日までかと思っていました。

🐶 そんなわけないやろ。浜田君みてたら心配だらけや。まっ、えっか。その件は後でじっくり相談しよう。

😶 （かなりテンション下がる…）は、はい……。

🐶 で、今日の実習は何やったん？

😊 珍しく外来実習で、循環器科の外来を見学してきました。外来に来られた患者さんのうちで、何人かは心臓ペースメーカーのチェックに来られていました。

🐶 お〜〜、奇遇やなぁ。ちょうど今日はその話をしよう思っとったんや。ちょうどええわ、今日のテーマは、刺激伝導系と心臓ペースメーカーや。

ペースメーカーがなぜ必要か

😶 （ほんとに奇遇かな〜）あっ、ありがとうございます（涙）。

　　ただ先生、ペースメーカーが入っているといっても、見かけはごく普通の人でしたよ。

110

😺 そらそやろ。機械も小さく外見ではわからんし、普通の生活が可能やさかいな。ほなまず、どういう人にペースメーカーが必要なんか、そこを確認しよか。

😊 僕なりに素直に考えると、刺激伝導系に異常がある人ってことですよね。確かそのように習ったと思います！

😺 せやな。うまいこと包括的な表現をしてくれたな。

👓 ちょっといい？　「刺激伝導系」は心臓以外の臓器にはない非常にユニークな機能だから、基本の確認を今からするわね。

　心臓の「洞房結節（キース・フラック結節）」で発生した電気的興奮は、**房室結節**（田原結節）→**ヒス束**（房室束）→**左脚・右脚**→**プルキンエ線維**と伝わって、1回の心臓の拍動（心臓の収縮と拡張）が行われるのよね（**図4.4-1**）。これはたとえば、会社（組織）の指示命令系統に似ているのね。体内でのこのシステムは、神経やホルモンなど心臓外からの因子の影響はもちろん受けるのだけど、仮に神経がなくても心臓が独自に周期的なリズムで拍動を行うことができるので、この心臓の性質を「**自動性**」というの。死の三徴候の中の一つに「心停止」があるのは、とりもなおさず、この機能の停止を条件としているためね。

😊 それだけ重要度が高いってことですね。しっかり覚えておきます。

図 4.4-1　刺激伝導系

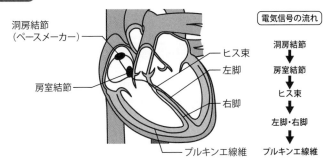

🐶 話を戻すと、この**刺激伝導系の異常は不整脈の原因になり得る**。その場合、心臓が規則正しく拍動することができひんようになる。

🧑 不整脈…、そういえば、僕もときどきドキドキすることがあります。

🐶 それ、どんな時や？　少なくともワシと勉強しとる時やなさそうやな。めちゃくちゃリラックスしとるもんな。すでに勝手に冷蔵庫開けて茶ぁ飲んどるし。

🧑 あ──！！！　今！　今不整脈出ました！！！

🐶 えらい都合のええ心臓やな～。ま、ヘタな芝居はええとして、まず前提としておさえといてほしいんは、不整脈が全くない人間っておらんってこっちゃ。要は、不整脈の程度やな。日常生活に支障をきたすかどうか、つまり症状（気を失う、フラフラする、頻繁にドキドキする、息苦しくなるなど）があるか、もしくは症状が乏しくても命に関わる可能性があるかどうか。

👩 やっぱり心臓は生命維持の根幹に関わる臓器だから、学問的にも生理学的にも決して軽視できないわね。

🧑 わかりました。一応、Googleで調べると、不整脈とは「心拍が不規則であったり、速すぎたり（頻脈）、遅すぎたり（徐脈）、心臓を伝わる電気刺激が異常な伝導経路をとることで生じるなど、心拍リズム異常のことをいう」ということなので、これに沿って、ペースメーカーが必要な不整脈を教えていただけませんか？

🐶 なんでワシがGoogleに沿って説明せなアカンのかわからんけどな。とにかく大事な不整脈からいきたいところやけど、念のため、心電図にちょっと触れとこかな。

まずは心電図

🧑 心電図、僕大好きです！　この前の健康診断のときの技師さん可愛かったな～。あのタコみたいな吸盤を張り付けるとき、なんかゾクゾクしました。

👩 ちょっと…、そんなこと考えてるの？　これを読んでる検査技師さん、

これからやりにくくなるじゃない。

いい？　心電図（ECG）とは、今勉強した<u>心臓の電気的活動が「心房→心室」へ伝わる様子を体表面（皮膚）に電極を当てて記録したもの</u>なの。

それはなんとなくわかります。でもどうしてあんなにたくさん電極を付ける必要があるのでしょ。まっ、僕はもっと張り付けてほしい性質ですが。

（黙殺）簡単にいうと、心臓は立体構造をもつ臓器だから、少なからず三次元での電気活動の記録ができるように多方面から調べる必要があるわけ。**双極肢導出（3方向）**、**単極肢導出（3方向）**、**胸部導出（6方向）の合計12導出**というのが用いられているのだけど、一般に利用される心電図の波形は双極肢導出の「**第Ⅱ誘導**」といって、心臓を斜め右下方向から眺めたものが<u>最も波形が明瞭に現れる</u>のよ。不整脈の発見には心電図が最大の武器なのよ。

おおきに、坂本さん。

不整脈

ほな不整脈の病態の話に進もう。まずは「**徐脈性不整脈**」や。これは伝導経路そのものは正常なんや。

心拍数って確か通常50〜100回くらいですから、徐脈というと、例えば1分間に30回とかが徐脈性不整脈になるのでしょうか？

一応、医学的に徐脈とは「**心拍が毎分60未満の状態**」をいうの。

それで、徐脈性不整脈の代表疾患が洞不全症候群や。「洞」が不全となる症候群やな。さて、ここでの「洞」とは解剖学的にどこや？

洞窟の「洞」なので、心臓の中の洞窟なのでしょうか？

なに言うとるんや。さっき出てきた洞房結節のことや（**図4.4-1**）。場所は孔にあるわけやなく上大静脈と右心房の境界付近にあって、刺激伝導系のスタート地点やったな。

そんなところの機能が悪くなるのはなぜですか？

🐶 実際のところようわかってへんのやけど、強いていえば加齢やな。他の心臓疾患から二次的に発生することもある（p.87参照）。

👧 でも刺激伝導系のスタート地点が障害されていたらヤバそうですね。心拍数が低下したら全身に送る血流量（拍出量）も減りますよね。

🐶 せやから、息切れや意識消失発作が出ることがある。脳に行く血流が減るからな。

👩 そこで、ペースメーカーで洞房結節を刺激して、少なくとも1分間に50回くらいは心拍が出るようにしたいわけね。

👧 合点です。そのほかに、ペースメーカーで治療可能な不整脈はありますか？

🐶 代表格としては「**房室ブロック**」やな。この疾患は、解剖学的に刺激伝導系のどの部位が障害されとるか分かるか？

👩 「房室」というのがヒントよ。

👧 刺激伝導系は、洞房結節→房室結節→ヒス束→左脚・右脚→プルキンエ線維という流れなので、房室結節ですか？

🐶 大当たりや！　房室結節はその名のとおり、心房と心室の間にある領域や。房室ブロックっていうのは、**刺激（電気活動）が心房から心室に向かう途中でブロック**される。せやから心房までは伝わるけど心室には伝わらん。

👧 ということは、心房だけが健気（けなげ）にパクパク動くだけですか？

🐶 いいや、心室も動きよる。電気刺激が「全然こうへんなぁ〜、おかしいなぁ〜」と思うとる心室は、「ま、えっか」って**独自のリズムで勝手に収縮**しよるんや。

👩 収縮するといっても、心房の収縮とはリズムが異なるから全身への十分な血流量は保証されないのよ。

👧 う〜ん、心臓はある意味わがままな部分もあるのですね。まさに指示命令系統が破綻している。

🐶 そういうこっちゃ。とにかく房室ブロックっていうのは病態によって3段階あって、I度、II度、III度と分けられる。II度はさらに**ウェンケバッ**

ハ型とモービッツ型という2つに細分されとるんや（**図4.4-2**）。

この中で特にペースメーカーが必要となるのはⅡ度のうちの<u>重症型</u>（**モービッツ型**）と**Ⅲ度**よ。Ⅲ度の房室ブロックは、**完全房室ブロック**ともいわれているの。

ブロックも段階があって最初から全部通せんぼされるわけではないんですね。モービックリ（モービッツ）と覚えておきませう。

……（汗）。な、なるほど、腕上げたな〜って言うとくわ。

とりあえず、房室ブロックが起きた場合は、心房と心室がてんでバラバラに収縮するから、非常に効率が悪いんや。その結果心拍出量がガタッと落ちる。だから症状は、洞不全症候群とあまり変わらへんってわけや。

ということは、ペースメーカーは心房と心室のコーディネートをするような仕事をしないといけませんね。そういう点では、洞不全症候群とは状況が違いますね。

ようわかっとるやんか！

図 4.4-2　主な房室ブロック波形

Ⅱ度房室ブロック（ウェンケバッハ型）

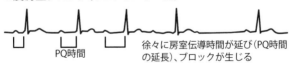

PQ時間

徐々に房室伝導時間が延び（PQ時間の延長）、ブロックが生じる

Ⅱ度房室ブロック（モービッツⅡ型）

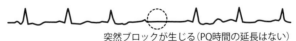

突然ブロックが生じる（PQ時間の延長はない）

Ⅲ度房室ブロック

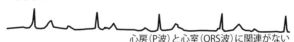

心房（P波）と心室（QRS波）に関連がない

ペースメーカーの構造

🐶 ほな、次にペースメーカーそのものの構造にいこか。外来見学した時に、ペースメーカーチェックはどういう風にしてたか覚えとるか？

👤 そうですね…。患者さんの左胸部に何か輪っか状の機器が入っていて少し膨らんでいました。

🐶 おっ、よう見とったな。それがペースメーカーの本体や。電池も含まれとる。

👤 電池があるってことは、永久にもつわけではないのですか？　確か「**恒久的ペースメーカー**」と呼ぶことが多いようですが。

🐶 恒久的ペースメーカーいうても電池はなくなるわけやから交換が必要や。あともう一種類のペースメーカー、緊急用の「**一時的ペースメーカー**」といって、いずれは抜いてしまうタイプのものもある。見かけは首から入ってるカテーテルみたいなもんやから、あんまりペースメーカーとわからんのや。

👤 胸部のレントゲンも実習で見せてもらったのですが、ペースメーカー本体から心臓の方に向かって長い髭のようなものが伸びていました。あの髭のようなものは何ですか？

🐶 髭やのうて「**ペースメーカーリード**」っていうもんや。まあいうたら電線やな。電気刺激を伝えるための線や。

👤 電気刺激は、心臓に直接伝えなければなりませんね。ということは、「ペースメーカーリード」は心臓の組織にくっついているのですか？

🐶 そうや、接しとる。せやないと刺激が効果的に伝わらへんからな。

👤 そしたらその「ペースメーカーリード」はどうやって心臓まで入れるのですか？　胸をあけたり、胸から刺したりしているのでしょうか？

🐶 そないなったらかなり大変な手術やな…そんなわけないわ。基本的には局所麻酔の手術で1〜2時間でできるんや。多くは鎖骨下静脈からリードを入れて心臓の内腔まで届かせる。ちなみに、鎖骨下静脈から右心房に至るまでの経路は？

鎖骨下静脈、上大静脈、右心房です。

何か抜けてない？　腕頭静脈が抜けているわよ。鎖骨下静脈は内頸静脈と合流して腕頭静脈になる。これは左右とも同じ（左腕頭静脈・右腕頭静脈）ね。動脈と静脈で大きく異なるところの一つだったわね。

それでその左右の腕頭静脈が合流して一本の上大静脈になるってことですね。完全に頭から抜けていました。

いい復習になったな、家に帰ったらもう1回アトラスを見といてな。

　ほんで、ペースメーカーリードには1か所か2か所刺激電極が付いとって、その電極に接した心臓の組織に刺激が伝わるっていう構造になっとるんや。

今の先生の話だと、ペースメーカーリードは静脈から入れるから右心房と右心室には入れることができますよね。では、左心房と左心室は刺激できないんですか？

ええ質問や。そのとおりで、もちろん左心室や左心房も刺激できたらええんやけど、刺激伝導系の特性上、右心房と右心室が刺激できたらその刺激は左心房や左心室にも伝わる。せやから、おおまかには大丈夫なんや。

安心しました。

右心房に電極が接しているリードを「**心房リード**」、右心室に電極が接しているリードを「**心室リード**」と通常呼んでいるのよ。

だから、リードが1本入っている人もいれば、2本入っている人もいるんですね。

せや。どちらかというと2本入っている人の方が多いかな。

刺激伝導系と心電図、そして不整脈やペースメーカーの謎がだいぶん解決しました。ありがとうございました。

まとめやで！

刺激伝導路とペースメーカー

- ☑ 洞房結節は右心房と上大静脈の境界付近に存在するペースメーカーである。
- ☑ 洞房結節が電気的興奮を発生させ、心臓内に電気が流れることで心筋が収縮する。
- ☑ 刺激伝導系ルート：洞房結節→房室結節→ヒス束→左脚・右脚→プルキンエ線維
- ☑ 心電図は心臓の電気的活動を体表から電極を当てて記録したものである。
- ☑ 不整脈は、刺激伝導系の異常によって生じるものがある。
- ☑ 重篤な不整脈は、ペースメーカーの治療対象となる場合がある。
- ☑ ペースメーカーは、電池を含む本体とリード（線）で成り立つ。リードは、心臓内腔から心筋に接して、心筋を刺激することで収縮を誘発させる。

5 ショックと心不全の管理

ショックとショッキング、
医学では意味が違うの？

昨日病院実習に行ったら、受け持ちの患者さんが大変だったらしく
て、病棟がバタバタしていました。ショックとか何とかだって…。

そうか〜、そういう場に居合わせて大変やったな！　でもそうやって
勉強できることが臨床実習の醍醐味や。真摯に取り組まなあかん。

受け持ちの患者さんが悪くなったらショックですもんね。

ん……？　なんか話が通じてへん気がするけど、気のせいか？

気のせいですよ。ショックはショックですもん。

こっちが混乱してきたわ。とにかく今日の講義を始めるで。ショック
の話や。

え！　ショック…。冗談です。ぜひ、お願いします！

ショック

ちょっと不安やから聞くけど、医学用語の「**ショック**」いうのはどうい
う意味や？

ん〜〜、まともに言うと泥沼にはまりそうなので…、例を挙げてもら
えますか？

せやな。例えば「**敗血症性ショック**」とか「**心原性ショック**」とか言っ
たりするかな。

なんか、只事ならない感じですね。深刻感がありますね。

その感覚は大事やな。ショックは医学の中でも「救急」の範疇に入る。
日本救急医学会のホームページでは、「生体に対する侵襲あるいは

侵襲に対する生体反応の結果，重要臓器の血流が維持できなくなり，細胞の代謝障害や臓器障害が起こり，生命の危機にいたる急性の症候群。収縮期血圧90mmHg以下の低下を指標とすることが多い。典型的には交感神経系の緊張により，頻脈，顔面蒼白，冷汗などの症状をともなう。」と書いてある。

……もう少しわかりやすい説明ないですか？

そう言う思とったわ。「血圧が低くなり、全身に血液が循環しておらず、複数の臓器が血流不足による障害が起こる、命の危ない状態」、これでどや？

そのように翻訳していただけると助かります。でもこれは早く発見しなくてはいけませんよね。患者さんの症状はどうなりますか？

これまた難しい質問やな。まず、「普段と比べて顔色が悪い」「血圧が低い」これは最低条件やな。

あと、皮膚が温かくなるか（Warm Shock）、冷たく・湿潤になるか（Cold Shock）っていう症状もあるわね。

なんか、生々しいですね……。で、血圧が低いというのは具体的にどれくらいなんですか？

なんか、ワシが試験受けているような…役割が逆やないか！！　血圧って正常・異常というのはわかっとるんか？

（拡張期は忘れたけど）収縮期で言うと異常なのは90mmHg以下ですかね。

せや。実際のところはもっと低くなることが多い。60とか70とかやな。

60！！！　それはさすがにヤバそうですね。

そうね。ショックはその原因によっていろいろな種類があるのよ。

4つのショック

せや。まあいろいろあるいうても、今は次の4つに分類されることが多いな。

①循環血液量減少性ショック（hypovolemic shock）

②血液分布異常性ショック（distributive shock）

③心原性ショック（cardiogenic shock）

④心外閉塞・拘束性ショック（obstructive shock）

これは難しい用語ですね。圧倒されます…。

そんな勢いなくさんと…、一つひとつ確認していこうやないか。

● 循環血液量減少性ショック

まずは、①循環血液量減少性ショックや。これは何らかの原因で、血管内の血液が急激に少なくなったり、あるいは血液の中の液体成分（血漿等）が失われることによるもんや。

代表的なのは、出血よ。例えば、（交通）外傷、消化管出血、産科出血、大動脈破裂あるいは手術中の出血などね。

結構ドラマとかで出てきそうな感じのシナリオですね。

それかシンプルやけど脱水。体のどこかの部分で急激に水分が失われると、それを補うために血管内からその組織に水分が移動する結果、血管内の液体成分が失われる。その結果、重要臓器に血流がうまく循環せんようになる。

下痢、嘔吐、熱中症、火傷などが原因ね。ちなみに、ショック①はCold Shockといって皮膚が冷たくなるのよ。

ということは、このタイプのショックに対しての治療は、失われたものを補うということですね。

せや、ある意味シンプルや。出血に対しては輸血、脱水に対しては点滴による水分補給（輸液）ということになるな。

ここまでは大丈夫です。

● 血液分布異常性ショック

次は、②血液分布異常性ショックや。なんか英語を無理無理日本語に直したような医学用語やけど、これは病態をうまく表現しとるんや。

血液の分布が異常になるということね。例えば体重70kgの人の循環血液量はおよそ5〜6Lになるけれど、そのうちの一部が普段は行かないところに行ってしまうことによって、循環する血液量が非常に

少なくなってしまうっていう病態ね。

🐶 代表的な疾患として、**アナフィラキシーと敗血症**を覚えとってな。

🐶 アナフィラキシーは聞いたことあります。アレルギーの一番重症の形ですよね。敗血症は…、

👧 感染症の一番重症の形よね。血液中に感染症の原因菌が入り循環するという危険な状態ね。

🐶 今日は病理学の講義とちゃうから、循環器の視点で話をしていくけど、アナフィラキシーも敗血症も**末梢血管が異常に拡張**してしまうんや。

👧 その原因物質は分かる？　アナフィラキシーは肥満細胞から放出される「**ヒスタミン**」、敗血症は「**エンドトキシン（内毒素）**」というグラム陰性桿菌のもつ細胞壁成分が原因なの。ちなみに、両方とも Warm Shockといって皮膚が温かくなるのよ。ただ厳密には、敗血症の初期は温かいのだけど、次第に四肢が冷たくチアノーゼが認められるようになるの。

🐶 結局は病理学的なことも思い出させていただき、ありがたいです。でも血管が拡張することで血液の異常分布につながるところがピンとこないですが…。

🐶 末梢血管が拡張すると大抵はそれだけでは済まん。末梢血管が拡張すると血管壁が薄くなり、血管内から組織側に血液中の液体成分（血漿等）が漏れるんや（p.24図**2.2-1**参照）。これはだいたいセットで起こると思ってくれたらええ。

🐶 というと、結果的には血管内を循環する液体成分が少なくなるということですね。治療はやはり液体成分の補充、つまり輸液ですね。

🐶 せや。ただ、入れても入れても組織に漏れ漏れやったらザルで水すくうようなもんで意味ないから、その原因も補正せなあかんな。輸液は間違いやないけど、拡張した末梢血管を逆に収縮させることも大事や。

🐶 それはどうすればいいのですか？

血管収縮薬よ。いわゆる昇圧剤と呼ばれているノルアドレナリンなどが利用されるの。これは生理学の観点からも、とても大切よ。

● 心原性ショック

よっしゃ、この勢いで次にいこう。③心原性ショックや。

これはなんとなくわかりそうです。血液を全身に循環させる、<u>ポンプの役割をしている心臓の問題</u>ですよね。

そういうこっちゃ。心臓の機能が悪くなることで、血液が循環しなくなる。

原因は、**心筋梗塞で一部の心筋が死んでしまったり、心不全により収縮力が弱くなってしまったり**というのがあるわ。ちなみに、これはCold Shockね。

ということは、補正するには心機能を改善することが重要ですね。

ドーパミンといって強心薬を使うことで心臓の筋肉の収縮力を上げることもできるけど、それほど単純な話ではないんや。心機能が改善するまでには時間がかかることも多いから、そういう場合は人工心肺であるとか補助循環を使って、**機械の力で循環を補助**してやることも必要になるわな。

複雑ですけど面白そうな分野ですね。あとは、最後のショックを勉強しないといけませんね。

● 心外閉塞・拘束性ショック

せやな。最後は④**拘束性ショック**や。

拘束性と言っても、何が拘束されるんですか？

このタイプのショックがイメージわきにくいかもしれんな。代表的な病態が**心タンポナーデ**や**緊張性気胸**やな。

タンポン？

タンポンは月経吸血のための生理用品や！ なんでそんなん知っとるんや！ って言いつつも、実は『こわいもの知らずの病理学講義』（晶文社）の著者、仲野徹先生によると、タンポナーデはタンポンから派生した医学用語らしいわ。

まっ、それは置いといて、心タンポナーデは心嚢内、つまり心膜と心臓の間に水や血液などがたまることで、心臓が外から圧迫されうまく収縮することができん病態やな。心嚢って閉鎖された空間やから、液体がたまったら心臓がめっちゃ窮屈になる。まさに拘束された状態や。

　それで循環血液量が確保できなくなるのですね。OKです。
　では、緊張性気胸は？　気胸の時に胸が痛くなって、緊張してしまって過呼吸になってしまうってことですか？

　今の、ウケ狙いか？

　いいえ、そんなことないです！

　一応言い換えとくと、気胸となった際に、空気が肺胞から胸腔側に漏れ続けることで、次第に患側の胸腔内の圧力が高くなって、しまいには縦隔を反対側（健側）に押してしまう病態のことや（図4.5-1）。

　縦隔ということは、心臓も含まれますよね。

　せや。その心臓が外から圧迫されることで、やはりうまく収縮することができんようになる。

　その点で、心タンポナーデと共通していますね。圧迫の原因が液体か気体かの違いはありますが。

図 4.5-1 　緊張性気胸

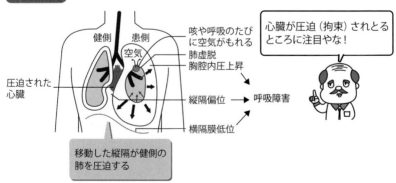

健側　患側
空気
咳や呼吸のたびに空気がもれる
肺虚脱
胸腔内圧上昇
圧迫された心臓
縦隔偏位　→　呼吸障害
横隔膜低位
移動した縦隔が健側の肺を圧迫する

心臓が圧迫（拘束）されとるところに注目やな！

せや、賢い整理の仕方やな。で、<u>両方とも血圧が急激に下がる</u>。緊急を要する病態やから迅速な診断が重要やで。循環血液量が低下するからこれもCold Shockやな。

でもどうしたらいいのでしょ？　心臓の低下している収縮力を上げるため、強心薬などを投与すればいいのでしょうか。

それも必要やけど、これらの病態こそ**原因を解除**してやらんと、ほとんど意味ないわな。

でもどうすれば……。

ドレナージやな。

ドレナージって何ですか？

ドレインは英語の「drain（排水管）」で、医学では「体腔内に溜まった液などを体外に排出するための管」やな。せやから、ドレナージの医学的な意味は「**体内に必要ないものを体外に排出する処置**」や。具体的には、体内にたまってしまった水や膿を体外に出す、などがある。

なんか外科的な処置ですね。

せや。ドレナージこそ外科の基本や。心タンポナーデに対しては**心嚢ドレナージで心嚢にたまった水分や血液を体外に出して**やる。緊張性気胸に対しては**胸腔ドレナージで胸腔にたまった空気を体外に出して**やる。そういうことなんや。正しく処置すれば血圧とかは劇的によくなる。今出てきた心嚢とか胸腔の解剖学的な部位がわからんかったら必ず『なんでやねん！（p.115）』で見直しといてな。大体の理解ではアカンで！　きちんと自分で説明できるようにしといてな。

各々のショックに対して、病態も治療も異なることがよくわかりました。家に帰って『なんでやねん！』もしっかり読み直すようにします。

まとめやで！

ショックと心不全の管理

- ☑ 医学用語としての「ショック」とは、さまざまな原因により、循環血液量の減少、血圧の低下、各臓器の機能障害を認める病態である。

- ☑ ショックの諸症状として、Warm ShockとCold Shockがある。

- ☑ ショックにはその原因によって、循環血液量減少性ショック、血液分布異常性ショック、心原性ショック、心外閉塞・拘束性ショックなどに大別される。

- ☑ ショックを適切に治療するためには、ショックの原因を検索することが必要である。ショックの4分類や病歴をヒントに早期診断することが重要である。

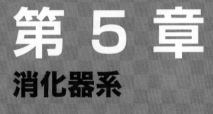

第 5 章
消化器系

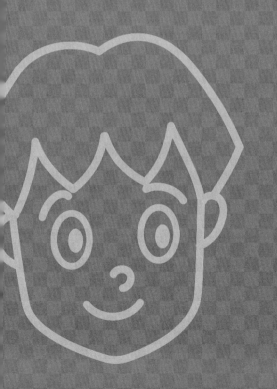

1　食道と食道癌

食道癌の切除は内視鏡？　手術？

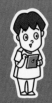 先生、僕、最近テレビ見る時間がないくらい勉強してます！！

 そりゃ感心やな。でもどないしたんや藪から棒に。たまには褒めてほしいんか？

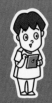 は、はい。たまには褒めてください！

 そっか、ようがんばった。ただな、浜田君。これからもっと医学・医療を勉強していく身やからちょっと厳しいこと言うけど、長時間勉強したからええってもんやない。勉強したことを現場でいかせてなんぼや。ええか、いくらバットで素振り1000回/日やったところで試合で打てんかったらなんにもならんやろ？

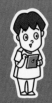 量より質ってわけですね。

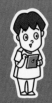 厳しい！！！　耳が痛い！！

　　でね先生、僕の友達は医療ドラマが大好きで試験前も欠かさずテレビ見るらしいです。

 ホンマに友達か？　浜田君のことちゃうんか？

　　まっ、医療ドラマも勉強に役立つから看護師目指すんやったらええんちゃうか。そういえば、ワシの若い時には「白い巨塔」というドラマがあったな〜。

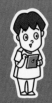 なんか、聞いたことあります。

 そ〜か〜。とにかくこのドラマ、食道癌の話がメインやった。教授回診とか医局とか医者の人間関係がちょっと大袈裟に描かれとったけどな。ほなせっかくやし、今日は食道と食道癌の勉強をしよか。

食道癌

しゃ──!!　実は最近、2人の食道癌患者さんを別々の週に担当して、その経過の違いに驚いたんです。

食道癌の患者さんを2人も？　それはめちゃくちゃ貴重な体験やな。

先月担当した患者さんは消化器内科で入院していて、「内視鏡で削ってもらった」って言われていました。1週間余りで元気に退院していきましたよ。一応「手術」ということらしいのですが、内視鏡で治療できたみたいでしたよ。

多分早期の食道癌やったんやろうな。で、もう1人の患者さんは？

今月、外科の実習中に担当しました。全身麻酔で手術が8時間くらいかかっていました。胸と腹両方に切開の痕があったと思います。最初は傷の痛みで歩くのも大変そうでしたし、ご飯が食べられるまで1週間くらいはかかっていたと思います。見ていて結構つらそうでした。

　で、一番の問題は、その実習レポートをまだ仕上げていないことであります！

それはキミ自身の問題やろ!!　とにかく、その患者さんは、多分ある程度進行してたんやろうな。

　よっしゃ、しゃあない、今日は浜田君のレポートを仕上げるお手伝いをしましょうか。

食道の組織構造

まず、1年で習った食道の解剖生理はちゃんと覚えとるか？

細かいことはちょっと…。食道は胸の中にある筋肉の管で、飲み込んだ食べ物を胃まで運ぶということくらいしか。

まあ概ねOKや。

食道は、食べ物を運ぶ「消化器系」の臓器の一つです。だから、「胃」「小腸」そして「大腸」と同じ系統で、構造も似ている、と思ってい

いですか？

その系統的な見方ができるようになってワシもうれしいわ。そのとおり、消化管は食べ物を通す管とその内腔があり、その管は多重の組織構造になってるんやったな。**図5.1-1**のように、およそ3層構造になっとる。内側から、**粘膜・筋層・外膜**やな。

ちなみに食道の粘膜は食塊が通りやすいように「**縦走ヒダ**」をつくっているのが肉眼でも確認できるわ。

3層構造は人間構造で「あるある」ですよね。**血管**も3層（内膜・筋層・外膜）、**心臓**も3層（心内膜・心筋・心外膜）、**髄膜**も3層（硬膜・クモ膜・軟膜）、**眼球**も3層（強膜・脈絡膜・網膜）ですね。

おう！　かしこなったな。そうやって他の構造と対比・類似させて理解することが大事やな。ほな、消化管の組織構造をも少し細かく分けていくで。試験にも出るし、後々の話にも関連してくるさかいな。

なんか組織学で習った気がしますが、用語が複雑すぎてすっかり忘れました。

消化管組織はね、**早期癌と進行癌の違い**や他の疾患の理解にも、とても大切なのよ。

　まず、粘膜。ここは内側から、①**粘膜上皮**、②**粘膜固有層**、③**粘膜筋板**に分かれるのだけど、これは消化管全般で見られる共通

図 5.1-1 **消化管の基本構造**

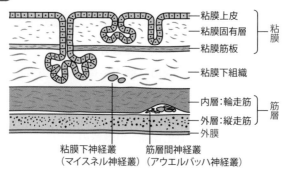

構造ね（**図5.1-1**）。

せやな。

①粘膜上皮の形態は、口腔〜食道および肛門は「**重層扁平上皮**」、それ以外（胃〜大腸）は「**単層円柱上皮**」ね。

食道が重層扁平上皮っていうのを忘れがちやな。

次、筋層。食道の筋層は、**上1/3が骨格筋**（形態的には随意筋、機能的には不随意筋）、**中1/3が骨格筋から平滑筋への移行、下1/3が平滑筋**（不随意筋）なの。ちなみに、食道から先、つまり**胃から大腸の最終までの筋層は平滑筋**だったわね。

食道はちょうど随意筋から不随意筋に変わる境目って感じやな。

その筋層だけど、筋の走行（線維の方向性）に特徴があるの。

輪走筋とか**縦走筋**とかですか？

せや。長軸方向に筋線維が走行する「縦走筋」、短軸方向に環状に走行する「輪走筋」やな。基本的に、<u>輪走筋が内側、縦走筋が外側にくる</u>。

これはね「**内輪外縦**（ないりんがいじゅう）」って覚えるのね。ただ、胃だけはちょっと特殊で、**斜走筋**が筋層の最内層にあるの。だから、胃の筋層は、斜走・輪走・縦走の3層構造ね。

ミノ（ホルモンの一部）は胃のことやけど、3層の多方向に走る筋が重なっとるから噛み切りにくいんや。美味しいけどな。

確かに。

次、外膜。胃から大腸までの外膜には、漿膜という比較的丈夫な膜があるの。でも、<u>食道の外膜には漿膜がなく、強度の低い疎性結合組織でできた薄い膜</u>しかないのよね。

つまり、食道は他の消化管と比較すると、粘膜上皮と外膜の組織成分に違いがあるわけですね。

そういうこっちゃ。それ、よう覚えときや。

🐶 ほな、次は食道を3つのパートに分けてみよう。

😟 えっ、また「3」？ てっきり胸部の辺りという理解だけでいいのかと思っていました。

🐶 いやいや浜田君、解剖学的な位置を把握するのにパートに分けることは大事や。

👧 そうよ。基本のおさらいね、食道は成人で長さ約25cm、太さ約2cmで、**食道入口部から胸骨上縁までを「頸部食道」、胸骨上縁から食道裂孔上縁までを「胸部食道」、食道裂孔上縁から食道胃接合部までを「腹部食道」**っていうの。「上縁」というのは「頭側の端」と考えてね。

😀 太さは気管とほぼ同じですが、長さが10〜12cmの気管とはまったく違いますね。

🐶 せやな。そうやって周囲近辺にある臓器と比較しながら覚えるのはええこっちゃ。

😀 ところで食道裂孔？？ 食道に孔？ って、大丈夫なんですか？

🐶 んなアホな…。食道に孔開いとったら大変や。嚥下したら食塊がピューッって胸腔に漏れていくがな。そうやなくて、食道が横隔膜を貫くための孔を「**食道裂孔**」って呼んどるんや。

😀 あぁよかった。

👧 ちなみに横隔膜には「食道裂孔」の他、胸部大動脈、下大静脈などが貫くための孔、それぞれ「**大動脈裂孔**」「**大静脈孔**」というのがあるのよ。大静脈孔は大静脈裂孔じゃないから要注意ね。

😀 なるほど。さすがに25cmもあったら頸部、胸部、腹部と長旅になりますね。

🐶 長旅！？ ま、確かにな。それと食道の中の位置を厳密にいうとき、例えば「胸部食道にできた癌」やなく「切歯より約25cmのところにできた癌」という言い方をするんや。

「せつは」とは？

「せっし（切歯）」と読むんや。前歯のこっちゃ。食道は切歯15cmより始まり、切歯40cmで終わる。

なぜそんなメンドクサイ言い方をするのでしょうか。

ワシもようわからんけど、たぶん内視鏡、つまり胃カメラ入れたときに便利やからちゃうか？　内視鏡にメモリついとるやろ？　前歯のところの目盛りで話をするんがわかりやすいやん。

そういえば！　僕の先月の患者さんは切歯から25cmのところに食道癌が見つかり、内視鏡で切ってもらったそうです。これでいいレポートが書けそうです。

人を利用するのは感心せんけど、重要なポイントを思い出せてよかったな。

食道癌ができるところ

それにしても、食道癌でも内視鏡で簡単に取れることがあるんですね。早期だからって、食道の壁の中にポツンとできた癌を内視鏡を入れるだけで見つけるなんて、ほんと、スーパードクターって感じです。

壁の中？　いやいや内視鏡は基本的に「上皮組織」つまり、食道の内側表面を中心に観察しとるんやで！

ということは、僕が担当していた患者さんは、たまたま上皮組織に癌ができたから早く発見できて、それが除去できたってわけですね？

解釈としては正しい。でもな、まだここに病理学的なヒミツが隠れとるんや。実はな、基本的に「癌」というのは上皮組織に発生するんや。例えば、食道癌が"筋層"にできて、それが内側（上皮組織側）に向かって大きくなることはあらへん。

え？　どういうことですか？

「癌」は正式には「癌腫」っていうんやけど、ザックリいうと「**上皮組織にできた悪性腫瘍**（異常増殖した細胞）」のことなんや。だから、必ず消化管の癌というと内腔表面にできて、そこから周囲（筋層側）

に進行するんや。

一応説明しておくと、**筋層などの非上皮からできる悪性腫瘍**ももちろんあるわ。それは「**肉腫**」というの。横紋筋肉腫とか骨肉腫がその例ね。ただ、癌腫と肉腫の発生頻度を比べると圧倒的（約9割）に癌腫（上皮性悪性腫瘍）の方が多いのよね。

病理学で習う、めちゃ重要ポイントやな。

悪性があるということは良性もありますね。

もちろんや。**腺腫**とか**乳頭腫（パピローマ）**、**ポリープ**は良性やな。で、話を戻すと、上皮に腫瘍ができるんは食道癌だけやなく、胃癌や大腸癌も同じ（上皮に発生すること）や。だから早期の食道癌、胃癌、大腸癌は、内視鏡による検診が一番向いているんや。それ以外は、かなり発見するのが難しい。

僕がみた食道癌の患者さんのカルテには、ESDって書いていました。これって何ですか？

ちょっと時間が押しとるから言うてまうけど、ESDっちゅうんは「**内視鏡下粘膜下層剥離術**」のこっちゃ。

なんか大げさな名前ですね。癌のところをヒョイって取るだけではなさそうですね。

そらそうや。食道癌は仮に早期でもなめたらあかん。ぎりぎり癌のところで切り取ったら、取り残しがありうるから、粘膜層と粘膜下層を全部取ってまうんや。

　それからもう一つ大切なこと。食道癌は他の消化管の癌よりも早期癌と診断されるための条件が厳しい。なんでかいうと、食道の外膜が他の消化管と異なるからや。

さっき教わりました。確か、疎性結合組織とかなんとか。

そう。つまり、**食道の外膜には漿膜がない**のよね。

せや。漿膜は比較的丈夫な膜で臓器をしっかり包み保護してくれる役割がある。せやから、それがなかったらどないなる？

弱っちい保護機能ですね。

図 5.1-2 早期癌の定義の違い

早期癌の定義は、食道癌では粘膜内まで、胃癌と大腸癌では粘膜下層まで

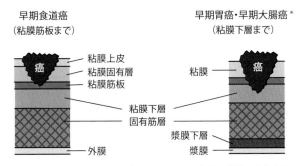

早期食道癌
（粘膜筋板まで）

早期胃癌・早期大腸癌*
（粘膜下層まで）

粘膜上皮
粘膜固有層
粘膜筋板
粘膜下層
固有筋層
外膜
粘膜
癌
漿膜下層
漿膜

＊大腸には漿膜を有していない部位もあり、その部分は外膜でおおわれている。

せや。つまり、食道癌の癌細胞は早期であっても周囲臓器に広がりやすいってこっちゃ。

ここでポイントを整理するわね。

病理学的に、**早期食道癌**は、癌の広がりが「**粘膜上皮〜粘膜筋板**」までの状態をいい、**早期胃癌や早期大腸癌**の場合は癌の広がりが「**粘膜上皮〜粘膜下層**」までの状態をいうの（**図5.1-2**）。

なるほど。食道癌は胃癌や大腸癌よりも "早期" の範囲が狭く、より条件が厳しいわけだ。さっき、消化管の組織構造が大事だと言われた意味がここでわかりました！

せやな。さらに今言うた境界（ボーダー）よりもっと**深く・広く癌細胞が浸潤した状態**が、つまり**進行癌**やな。

ちなみに我が国の食道癌のほとんど（90％以上）が**扁平上皮癌**で**胸部中部食道が好発部位**なの。60歳以上の男性に多く、アルコール度数の高い飲酒、喫煙、熱い食事などが危険因子なのよ。

食道と神経

よっしゃ、ほな仕上げに入っていこ。食道を切除するような大がかり

な手術が必要なとき、まず、食道に関係している神経いうたら何や？

関係？　自律神経ですか、食道を動かすための。

より詳しくは、副交感神経の中の**迷走神経**ね。

ほんで、その迷走神経は食道にぴったり張り付いたまま下行して腹部で胃に至る。もう一つ、迷走神経から縦隔、つまり胸部の上の方で「**反回神経**」っていう神経が枝分かれしとるんや。

その反回神経も食道にぴったりくっついてる感じですか？

胸部食道ではちょっと離れとるけど、頸部食道では浜田君の言うとおり結構ぴったりな感じなんや。せやから、頸部食道を操作する手術やと反回神経の障害が起こる可能性があるわけや。食道癌の手術なんかがまさにそうやな。

そもそも反回神経って何をしている神経なのですか？

反回神経は**声帯を動かす筋肉を支配**しとる。せやから、この神経の障害が起こると声が枯れて出にくくなったり（嗄声）、声帯がきちんと閉まらなくなったりするんや。

反回神経麻痺は、国試でもとても大切よ。ちなみに、甲状腺の手術も反回神経麻痺の可能性があることはとても大切ね。

確かに胸部の食道は周辺に大切な構造物がたくさんありますもんね。食道の手術がどれほど大変か…、想像しただけでも恐ろしい…。

それに食道の切除をするときには、胸部の切開と腹部の切開両方必要なんや。

え!?　そういえば、僕が今月担当した食道癌の患者さんもそうでした。食道はほとんど胸部にあるのにどうして両方の切開が必要なんですか？

食道癌を切除するために、食道の一部を取ったらどうなる？

そりゃ、食べ物を胃まで運ぶことができなくなりますよね。

せやから、胃の形を変えて、食道の代わりを果たせるようにするんや。それを「**胃管**」と呼んどるんやけど、本来の形を変えてちょっと細長くするんや。その操作のために腹部の切開をする。「**胃管**」を作ると、

胸部あるいは頸部の方に持ち上げてきて、切除した後の残りの食道とつなぎ合わせるんや。

😀 それは完全に職人技ですね。

🐼 少なくとも日本では普通に行われとる術式や。でも結構大変なんや。回復には時間がかかるし、つなぎ目の治りも時間がかかることもあるさかい。

　　今回の勉強はここまで！

😀 先生、今日はありがとうございます。これで僕のレポートができたようなもんです！！！

🐶 ほんまは自分で見て聞いて調べたことの事実を正確に書き留めたものがレポートの本来の姿やで！　まっ、でも今回もよう勉強したから、ええとしよか。

まとめやで！

食道と食道癌

- ☑ 食道は、頸部・胸部・腹部の上部を貫く、太さ約2cm、長さ約25cmの消化管である。
- ☑ 食道壁は、他の消化管と同様、三層構造（粘膜、筋層、外膜）でできている。
- ☑ 食道の粘膜の表層は、重層扁平上皮構造をした粘膜上皮がある。
- ☑ 食道の筋層は、上1/3が骨格筋、中1/3が骨格筋から平滑筋の移行、下1/3が平滑筋である。
- ☑ 食道の平滑筋は内輪走筋、外縦走筋の2層である。
- ☑ 食道の外膜は、他の消化管と異なり、漿膜を欠く。
- ☑ 食道癌は、他の消化管癌と異なり、早期癌の範囲が狭い。
- ☑ 悪性腫瘍の多くが上皮性悪性腫瘍（癌腫）である。
- ☑ 食道の摘出術は反回神経麻痺などの合併症を伴うことがある。

2 胃カメラとピロリ菌除菌

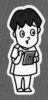

超過酷な環境の胃内には細菌類は居ない?

先生、人間ドックってあるじゃないですか。僕はまだ受けたことない
ですが、調べてみると結構高いですね。なんでも日帰りコースで
35,000円 〜 50,000円くらいとか。僕がいつも楽しみにしている
"普通の"健康診断とどう違うのですか?

人間ドックと健康診断の違いを説明するのは簡単やないけど、まあ
要するに、人間ドックは健康診断よりも調べる項目が多く、主に癌
検診に力を入れとる印象があるな。

人間ドックって名前もちょっと変わっていますね。

これはオランダ語の「dok」(英語のdock)に由来するのだけど、「船
を修理・点検するための設備」って意味ね。よく「人間ドッグ」っ
ていう人がいるけど、それは誤表記よ。

ドッグだったら犬になってしまいますね。しかし結構な費用ですね。

せやな。健康診断は学校や会社が費用を負担してくれることが多い
けど、人間ドックは基本自己負担やな。

ええーっ。そうなんですか!

人間ドックは、PET検査とか内視鏡とか、高価な検査のオンパレー
ドや。それを会社などが払ってたら破産するがな…。

確かに犬とか猫とかペットの検査までしていたら、きりないですもん
ね。

それはPET検査のこと言ってるの? PET検査は人間に対して行う
ものであって、ペットに対して行うものじゃないのよ。

えっえー、お恥ずかしい。でもいい検査をすれば、必ず癌は早く発見できて寿命は伸びるんですよね。

今のところ、明らかな科学的根拠はないんや。でも早期発見・早期治療できるのは大きなメリットやろな。

なるほど。そういえば先日、うちのおじいちゃんが人間ドックに行ってきたらしいです。

へぇ～、で、結果はどうやったか聞いてみたんか？

はい。胃カメラで**ピロリ菌**が出たみたいで、病院で胃を全部取ったおじさんと知り合いになったらしく、すごくビビッていました。

ん？　えっと、話の流れが分かりにくいから整理するで。

　　ステップ1：浜田君のおじいさんは人間ドックに行って胃カメラの検査を受けられ、結果ピロリ菌陽性やった。

　　ステップ2：その治療のために病院を受診され、多分除菌薬を処方された。

　　ステップ3：その病院でたまたま胃の手術を受けた患者さんと出会い、話を聞いて、しっかり治療せんと自分も手術になるかも、と思ってビビッたはる。

　　そういうことか？

まっ、おおむねそうです。そのピロリ菌ってかわいい名前ですが、悪者なんですか？

ピロリ菌

正式名称は「**ヘリコバクター・ピロリ**」。少なくとも乳酸菌みたいに人間に役立つ細菌ではないわ。人間の体の中では胃の粘膜に生息しているらせん形をした細菌よ。

胃の中で細菌が生きることなんかできるのですか？　そもそも、ピロリ菌はどこから来たんですか？

一つずついこか。胃の中は胃酸という塩酸を含む酸性の液が分泌されとるから、**強い酸性（pH1～2）**で、通常の菌は生息できひん。

ピロリ菌も例外やない。ところが！　なんと、ピロリ菌は自分の周り
にバリアーを張って、胃の粘膜という極限の環境でも生息することが
できるんや。

バリアー？

そうよ。ピロリ菌が分泌する「**ウレアーゼ**」という酵素は、胃の中に
ある尿素（ウレア）を分解してアンモニア（NH_3）を作るの。アン
モニアはアルカリ性なので、ピロリ菌の周りの胃酸（酸性）が中和
され、生息できるのよ。念のため、一連の反応を下の式で示すわね。

$$尿素 \quad \overset{ウレアーゼ}{\rightarrow} \quad \underset{アンモニア}{NH_3}$$

$$\underset{アンモニア}{NH_3} \, + \, \underset{水素イオン}{H^+} \quad \rightarrow \quad \underset{アンモニウムイオン}{NH_4^+}$$

つまり、アンモニアは、たくさんあると酸性になる原因物質（H^+）
を取り込んで（酸の減少）、自らはアンモニウムイオンになるの。

なるほど。ふむふむ。ところで、「○○アーゼ」の「アーゼ」は聞い
たことがあります。アミラーゼ、マルターゼ…。

せやな、似た医学用語をまとめて覚えるのは大事なこっちゃな。他
にも脂肪分解酵素「リパーゼ」、胃液に含まれる「ペプシン」とか
は重要やな。

で、ピロリ菌はどこから来るのですか？

ようわかってへんのやけど、感染者からの経口感染、例えば親子感
染（口から口）、箸の使いまわしなんかが考えられとる。だから加齢
とともに感染率が高くなることが既に報告されとる。一度感染したら
除菌せん限り胃の中に棲み続けよるんや。

棲み続けられるとどうなるのですか？

ピロリ菌から分泌されるいろんな因子が胃の粘膜を刺激し、炎症が
起きるんや。これを「**胃炎**」といってな、みぞおちのあたりがシクシ
ク痛むわけやな。

試験前のボクみたいですね。

ほんまか、えらい繊細なんやな。それはストレスによって胃酸の出す
ぎが原因で胃粘膜が荒れる「**ストレス性胃炎**」や。胃炎は胃炎でも

原因がちょっと違う。だからなんとも言えん（胃炎）な。

うっ……（汗）。先生、胃炎が進むと**胃潰瘍**になるってテレビでやってました。

そや。ところで、「潰瘍」の定義って何や？　分かっとるか？

なんかこう、えぐれるイメージです。

なんやそれ（笑）。

医学用語を使うと、「**上皮組織が欠損**し、その下層の粘膜層がむき出しになった状態」ね。

えぐれてるのは確かやけど、"上皮組織" "欠損"というキーワードがほしいな。

で、話を戻すと、さまざまな研究から、ピロリ菌が胃炎や胃潰瘍など胃の病気に深く関っていることが明らかにされてきた、ということなのですよね。

なんやワシのセリフを取られたみたいやけど、まぁそういうこっちゃ。
　で、浜田君のおじいさんはピロリ菌をやっつけるために抗生物質とかをもらわはったんか？

はい。うまく除菌できればいいのですが…。もし効かなかったらどうなるのでしょ？

1回目で効かんかったらまた別の抗生物質がある。これも薬理学とかで習うと思うけどな。

そしたら、もし、治療せずに放っておいたらどうなるのですか？

胃炎から胃潰瘍に進んで、さらに胃潰瘍にとどまらず胃癌になる可能性があるっていわれとる。せやから胃炎の段階で治療しとくと、そういう心配も減るわけやな。

それは重要なことですね。深イイ話をありがとうございます。

胃の手術の恐怖

とにかく、これでステップ2までの説明は終わったな。もう少しで昼休みや。次はステップ3やな。

ステップ3は、おじいちゃんの受診した病院でたまたま胃の摘出手術を受けた患者さんの話を聞いて、ご自身も治療しないと手術になるかもって心配してはる、そういうこっちゃな。

そうです。

確かに心配される気持ちは分かる。手術ってどんな人でも怖いもんや。全身麻酔って確かに寝てるだけかもしれんけど、ほんとに寝てる間に手術がうまくいくか、苦しまずに麻酔から覚めるかはわからへんもんな。

おっしゃるとおりです。でもおじいちゃんは、そこまで考えているかどうか…。むしろ胃を全部取った話を聞いて、胃を取ったらどうなるんだろ？って思っているみたいです。

なるほど。ほな、「**胃全摘術**」という手術の話をせなあかんな。

胃を全部取る手術となると、胃は食道と十二指腸の間にありますから2か所（胃の両端）をシュパッて切ってつなげれば完了ですか？

甘い！！　手術はそんな単純なものやない！　確かに浜田君の言うとおり胃は食道と十二指腸でつながっとるけど、その他にも、肝臓や横行結腸など隣接する臓器、それから腹腔動脈や肝門脈などの血管ともつながっとる！

すみません、浅はかでした。

● 胃の解剖

まぁとりあえず胃の解剖を復習しよ。ほな坂本さん、悪いけどお願いできるかな。

はい。胃は上から**胃底部**、**胃体部**、**前庭部**の3部に分かれる袋状構造で、2か所の弯曲つまり**小弯**と**大弯**があるわ（**図5.2-1**）。食べ物が胃に入るところ、そして胃から出るところは各々、「○門」と「●門」と呼ばれるのだけど、覚えてる？

どっちかが幽門で、もう一方が噴門です。

食べ物が入ってくるほうが**噴門**で、出ていくほうが**幽門**よ。"幽霊は出る""嘔吐は噴水のように"って覚えてね。

😊 おもしろいですね！

🧑‍🦰 次ね、小弯に付着している**小網**は**胃と肝臓をつなぎ**、大弯に付着している**大網**は**胃と横行結腸をつなぐ**。大網は腹膜4枚が重なった構造物、これは『なんでやねん！（p.108）』でかなり勉強したわね。

😊 あのサランラップ®の説明はよく覚えています！　これで、もう胃の切除は完了ですね。

● 血 管

🐶 血管を忘れたらアカン。胃に栄養を送る複数の動脈、それから胃から出る複数の静脈がある！

😊 一気には覚えられません。まず動脈からいきましょうよ。

🐶 よっしゃ、ちょうど腹部の血管の勉強になるからええやろう。
　　まず、動脈や。腹部の大動脈（腹大動脈）から最初に分岐する**腹腔動脈**という血管、これはすぐに3つに分かれよる。

🧑‍🦰 これも国試に必須よ。3つの血管は、**左胃動脈**、**脾動脈**、それと**総肝動脈**ね。

😊 左胃動脈、胃の小弯側を走っているんですね。

🐶 せや。で、左胃動脈があれば**右胃動脈**もある。右胃動脈も小弯側を走っとる。

🧑‍🦰 ちなみに右胃動脈は、総肝動脈から分岐する血管ね。

😊 小弯側とくれば、次は大弯側に目が行きますね。

図 5.2-1 **胃の解剖**

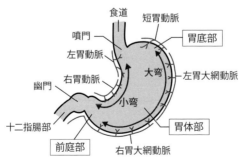

食道／短胃動脈／胃底部／噴門／左胃動脈／大弯／左胃大網動脈／右胃動脈／幽門／小弯／十二指腸部／前庭部／胃体部／右胃大網動脈

CHAPTER 5

消化器系 ｜ 2 ｜ 胃カメラとピロリ菌除菌

🐶 その発想、まるで模範生みたいやないか！

🧑 模範生ついでに申し上げますと、大弯側には大網がありますから、大弯側の動脈は、**右胃大網動脈と左胃大網動脈**でございます。この2本はそれぞれ胃十二指腸動脈と脾動脈からの枝分かれでございます。

🐶 って、手に持ってるスマホに書いとるわけやな。まぁええわ。ただあと1本、**短胃動脈**というこれも脾動脈から枝分かれしとる血管があって、胃底部に血流を送っとるんや。

🧑 結構ややこしいですね…。図を頭に焼き付けるのが一番よさそう…。

🐶 次の静脈は、動脈をマスターしとったらそんなにややこしない。それに静脈が試験に出ることも少ないんや。なんでかっちゅうと、胃の静脈のほとんどは動脈と伴走、つまり横に並走しとるからなんや。ただ、ポイントは、**胃の静脈は脾静脈あるいは上腸間膜静脈を経て最終的に門脈に注ぐ**ということやな。こういった動脈と静脈をすべて処理したら、胃が切除できる準備が整ったということになる。

🧑 処理ってどういうことですか？　処分するということですか？

🐶 簡単に言うたら切断することや。ただそのまま切断したらどんどん血ぃ出るから、血ぃが出んように糸でしばって口を閉じてから切るんや。

👩 いわゆる「**結紮**」っていう手技ね。

🧑 なるほど、結紮、覚えておきます。

　　さて、これで胃が取れたとします。そしたら、どうなるんですか？食べ物の通り道が分断されますね。お腹の中にもれちゃいます。大変大変！！

🐶 そのとおり。消化管の手術、つまり胃や食道さらに大腸なんかを切除する場合は、「**再建**」っていう**食べ物の通り道を作り直して**やらないかん。人間食べ物を消化・吸収せんかったら生きていけへんからな。

🧑 ずっと高栄養の点滴を続けるわけにはいきませんからね。

⚫ **再 建**

🐶 ほな、再建はどない風にするか考えてみよか。

🐼 胃を全部取ったら、《食道と胃の接合部》それと《胃と十二指腸の接合部》が**断端**として残っていますよね。その2つの断端をつなぐ、つまり、食道と十二指腸をくっつけたらめでたしめでたし、じゃないですか。

🐼 そんな簡単にいけたら誰も苦労せんがな。消化管いうてもお腹の中で自由にプラプラしとるわけやないんや。

👩 各臓器は後腹壁に張り付いていたり、後腹膜臓器としてほとんど自由がない臓器もあるのよ。

🐼 それに腸なんか弱いもんやから、引っ張りすぎると破れるで…。

🧑 なるほど、僕みたいですね。だから丁重に優しく扱う必要がありますよね。

🐼 （特につっこまんとこ）とにかく、十二指腸は腹膜の後ろで背中側の腹壁に固定されとるさかい、そう簡単には動かんのや。

👩 **十二指腸、膵臓、腎臓、副腎**（文献によっては**上行結腸・下行結腸**も含める）が**後腹膜臓器（後腹膜器官）**というのは超基本よ。

🐼 せや。一方、**腹腔内臓器（腹膜内臓器）**いうのはまるごと（臓器の周囲）腹膜で覆われとって、腹腔の中に存在する臓器やな。

🐼 ということは、腹部にある消化管、上から腹部食道、胃、十二指腸、空腸、回腸、結腸、直腸の中で、後腹膜臓器は十二指腸（および上行結腸・下行結腸）だけで、残りは腹腔内臓器ということですね。

🐼 そういうこっちゃ。だから十二指腸（後腹膜）を食道（腹腔内）に直接つなぐのは不可能で、その代わりに空腸をもってくるんや。空腸は腹腔内臓器やから、比較的自由に腹ん中を動かしても差し支えない。

🐼 でも先生…空腸を持ってくるってどうするのですか？　空腸のどこと食道をつなぐのですか？　空腸は十二指腸とつながっていて、食道と縫い合わせる穴なんか空いてないですよ。

🐼 穴がなければ作ってやればええんや！

🐼 おー！　その言い方、ちょっとかっちょいい。

そうか？　なんか照れるやんか。要するに、空腸を1か所、離断するんや。離断したら、**断端が合計4か所**できるやろ？

図に書いて理解してね（**図5.2-2**ⒶⒷⒸⒹ）。

空腸の2か所の断端のうち、《口（口腔）に近い側を**口側**（**図5.2-2**Ⓒ）》、《肛門に近い側を**肛側**（**図5.2-2**Ⓓ）》と呼ぶとする。そこで、**肛側の断端**と、**食道の断端**（**図5.2-2**Ⓐ）を縫い合わせるんや。そうすると、<u>食道まで来た食べ物は、なんとか肛門までたどり着くことができる</u>やろ。

先生、ちょっと待ってください！　さっき離断した空腸の**口側の断端**はどうなるんですか？　そのままではヤバくないですか？

なんでヤバイんや？

十二指腸の中にあるものが、漏れてお腹の中いっぱいに広がるじゃないですか？

例えば？

一番ヤバイのは、膵液じゃないですか？　いろんな消化酵素を含んでいるから、それがお腹の中に漏れると、どんどん自分のお腹の組織を溶かしていきそうじゃないですか。

すばらしいわ。<u>十二指腸と膵臓がつながっていて、膵液や胆汁が十二指腸内に分泌される</u>ってことを覚えていたのね。

ほんまやな。『なんでやねん！（p.84）』で勉強した成果やな。今日

図 5.2-2　**胃を全て切除した後の消化管再建**

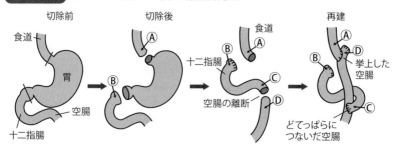

の昼、マクドおごったるわな。

（マクドって、マックのこと？　ラッキー！）ほんとですか！？　でも、もう少し勉強したらデザートもお願いします。

（ちゃっかりしとるな）まっ、ええで。ここから先はワシが説明するわな。

　何とかせなあかんのは、**十二指腸の断端**（**図5.2-2Ⓑ**）と、**空腸の口側の断端**（**図5.2-2Ⓒ**）や。両方とも空いたままでは、浜田君の言うとおりヤバイ。まず、**十二指腸の断端**は縫って閉じるんや。で、**空腸の口側の断端**も閉じると膵液の行き場がなくなるからマズイ。そこで空腸の**口側の断端**は、食道とつないだ空腸の側壁、つまり、どてっぱらにつなぐんや（**図5.2-2右**）。そうすれば、膵液は空腸の中で食べ物と混じり合い、消化が起こることになるし、膵液も腹腔内に漏れんで済むわけや。

今の説明でよくわかりました。図も頭に焼き付けておきたいと思います。

このような消化管の再建の仕方を、**Roux-en-Y法**（**ルー・ワイ法**）と呼んでいるのよ。

大変そうな手術だけど、胃癌を切除して直す方法としては必要な手術なんですね。

胃全摘で合併症は？

ところで、食べ物の流れは手術の前とはずいぶん違っていますが、大丈夫なんですか？

大丈夫って？

普通に食べることはできるのですか？

いい視点やな。最終的には、胃を全部取ってもうまくいけば普通に食べられる人が多い。でも問題も起こりうる。一つは**ダンピング症候群**や。

ダンプカー症候群？　ダンプカーみたいになってしまうのですか？

147

🐶 言葉の聞き取りはできてへんけど、イメージはおうとる。普通、食べ物は飲み込んだら胃の中でドロドロの粥状になるまでしばらくためておくようにできとるんやけど、胃がなくなったら食べ物は食道から次どこに行く？

🐕 空腸に直接ドサッと行きますね。あっ！　その「ドサッと」というのが"ダンピング"ということなんですね。

🐶 そや。本来胃液と混じって薄くなるはずの食べ物が、薄まらずに空腸にドサッと入る。せやから不具合が生じるわけや。

👧 食事中や食後（30分程度）に、**動悸**、**めまい**、**腹痛**、**嘔気（おうき）**などの症状が起こることがあるの。これを「**早期ダンピング症候群**」というのよ。

🐕 早期があるということは、晩期があるということでしょうか？

🐶 そうなんや。ドサッと入った食べ物が一気に吸収（消化管から血液に栄養素が摂り込まれる）されると、血液中の糖分が急激に上昇して高血糖状態になってまう。それに反応する格好で膵臓からインシュリン（インスリン）がたくさん出るから、かえって**低血糖**になってまう。

👧 これを「**晩期ダンピング症候群**」っていうのね。食後2〜3時間に発症することが多いわ。

🐕 よくわかりました。ダンピングの他に問題は生じないのですか？

🐶 他にもいろいろある。その中でも絶対はずせへんもの、それは「**巨赤芽球性貧血**」や。

🐕 えっ？　赤血球が巨大になるのに貧血…、なんか矛盾した用語のように聞こえますね。

🐶 まっ、言葉の説明は後にするとして、とにかくなんで貧血になるか考えてみよな。赤血球の産生に必要な物質って何や？

🐕 はい！　それはエリスロポエチンであります！！　今回はなめらかに言えたでしょ？

🐶 せやけど、それは赤血球の新生を促す"ホルモン"やな。そうやなくて、産生に必要な栄養素はなんや？

ここの記述を見てみて。「胃を切除すると，切除前に胃腺の壁細胞から分泌されていた**内因子**が減少し，ビタミンB₁₂の吸収が阻害される。その結果として巨赤芽球性貧血を引き起こす」と書いてあるわ。

う〜ん、医学用語の意味が分かりません。まず、**壁細胞**とは何ですか？

胃の粘膜にある分泌腺や。分泌腺を構成する細胞種の一つが壁細胞やな。壁細胞は「塩酸」や「**内因子**」というタンパク質を産生しよる。「**内因子**」は**ビタミンB₁₂の体内への吸収**に関わるめっちゃ大事な物質や。

ビタミンB₁₂は赤血球の産生に必須の栄養素なの。ちなみに、その他、**鉄、葉酸**を含めた3つの栄養素が赤血球新生に不可欠なのね。

すごく登場する用語が多くなってきましたね。つまりつまり…、

せやから、胃を全部切除された人は、胃腺がなく壁細胞もないから、内因子の分泌ができず、その結果ビタミンB₁₂の吸収ができひんから、貧血になりやすい、ってこっちゃ。

わかりやすく言い換えていただいてありがとうございました！　で、それに対する対応はどうなるのですか？

意外と単純や。貧血が進むとビタミンB₁₂の筋肉注射をしたりしてる。

忘れないうちに、この貧血の名前の由来を教えてください。

本当は、血液の専門家に聞いてもろたほうがええねんけど…少なくとも、赤血球の形がいびつになったり、正常なものと比べて大きくなることが顕微鏡で確認されるんや。もちろん大きければええってわけやない。また病理や疾病治療学系の授業でもやると思うわ。とにかく、「鉄、ビタミンB₁₂、葉酸」の3つの栄養素は赤血球の新生にめっちゃ大切や。

了解しました。覚えておきます。僕のおじいちゃんにもしっかり薬飲むよう話しておきますね。

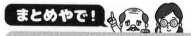

胃カメラとピロリ菌除菌

- ☑ 胃は部位によって、胃底部、胃体部、前庭部に分かれる。
- ☑ 胃の表面に存在する分泌腺からは胃液が分泌され、強い酸性環境を作る。
- ☑ ピロリ菌は、自らのもつ「ウレアーゼ」によって尿素をアンモニアに変換させ胃酸の中和を行い、自らの生育環境を確保する。
- ☑ ピロリ菌は、自らが産生する諸因子により胃粘膜に炎症、潰瘍を起こさせる。
- ☑ 胃癌による胃摘出術により、種々の合併症を伴う。
- ☑ 胃摘の合併症の例として、ダンピング症候群、巨赤芽球性貧血は重要である。

3 肝臓の解剖と肝不全

肝臓を自分の目で見て、顕微鏡でも見てみたら?

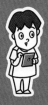

先生、昨日の新入生歓迎会では、結構お酒を飲みました。僕の友達なんかマーライオン級にリバースしていました。

友達て、それ浜田君のことちゃうんか?

いえいえいえいえ。それとオフレコにしておいてほしいのですが、そのリバースした友達は急性アルコール中毒で救急車で運ばれ、一日入院していました。

医療者の卵がそんなことしたら、ホンマ恥ずかしいな。しかも昨日って日曜日やん。今日は実習があったんやろ!?

すみません。ちなみに僕はその友達に付いていったんですけど、その友達が入院した病院の看護師さんに、「将来アルコール性肝炎になって、そのうち肝硬変になるよ!」って、散々叱られていました。

当たり前やがな。

若い子はまだお酒の飲み方を知らないから危ないのよね。私みたいに"たしなむ"程度にしないと。

……(汗)。せっ、せやな。昔あった"駆け付け一杯"とか意味わからんしな〜。まっ、とにかく大事に至らんくてよかった。

ありがとうございます。では先生、せっかくなんで、肝臓と肝臓疾患のことを今日は勉強したいです。

(話をそらそうとしとるな)で、浜田君は今日二日酔いはないんか?実習中だるくなかったか?

ちょっとしんどかったんですけど、手術見学中に目が覚めました。

🐶 実習中に「目が覚めました」はちょっとどうかと思うで。それまでは目が覚めてへんかったんか？

😓 いやそれはなんとも…。

😓 で、その見学なんですが、肝臓で、怖そうな外科の先生と気の弱そうな研修医の先生が入っていました。その怖そうな外科の先生が、解剖の質問を研修医の先生にするんですけど、研修医の先生は全然応えられなくて、周りの雰囲気が凍り付いて、マイナス30℃くらいになっていました。

🐶 ん〜、いかんとも言い難い……。で、ドクターの質問はなんやったん？

😓 「カローサンカクとは何だ？」という質問でした。もちろん僕もわかりませんでした。

👧 「カロー三角」のことね。これは、肝臓下縁・胆嚢管・総肝管で囲まれる三角形の領域のことよ。

👧 解剖学をしっかり勉強してないと、あんな雰囲気になることを知って、完全に目が覚めました。

🐶 せやな、その三角には胆嚢動脈が通ることが多いから、気を付けとかんと手術の際に出血させてしまうことがあるんや。浜田君も働き出してから寒いことにならんように、今のうちにしっかり肝臓を勉強しとかなアカンぞう（肝臓）ってな。

😓 はい。肝ばります（がんばります）！

🐶 （まだ酔うとるんちゃうか…）よっしゃ。ほなまずマクロの視点や。

😓 マグロの視点？

🐶 マグロちゃう！　マクロやマ・ク・ロ！　なんでワシが魚の話せなアカンねん！

　　マクロとは、「おおまかな視点（全体像）」ってこっちゃ。横文字はワシのイメージとちゃうかもしれんけどたまには言いたくなるんや！

　　ほなまず、マクロから。肝臓は右葉と左葉に分かれとって、左右

の境界にあたるんは**肝鎌状間膜**やな（**図5.3-1**）。

ちょっと待ってください。その膜って何ですか？

想像してみぃ〜や、その由来を。おなかの中にある膜と言えば？？

腹膜ですかね？

せや。イメージとしては、大網や小網のように2枚の腹膜が重なってできた構造物や。左右の肝臓の表面を覆う腹膜が重なって肝鎌状間膜となり、それは横隔膜から前腹壁にかけてつながっていく。まっ、胸膜でいうと、臓側胸膜が壁側胸膜につながっとるのと一緒やな。

確かにそれは『なんでやねん！（p.113）』で習いました。イメージが戻ってこないので、今晩復習しときます。

それから、肝円索って聞いたことあるか？

図5.3-1を見ると、肝臓の下方から白いヒモみたいなのが出ていますね。でもなんのためのヒモでしょう。

そのヒモは胎児期の「臍静脈」、つまり胎盤から流れる動脈血が肝臓側へ向かう血管だったの。生後、臍静脈は退縮し、**肝円索**になるのね。だから肝円索を辿っていくと、おへそにつながるの。

おもしろいですね。

せやな。この肝円索は肝鎌状間膜の中にあるんや。その他、肝冠

図 5.3-1 肝臓の解剖

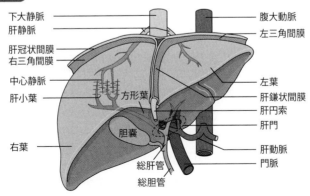

下大静脈
肝静脈
肝冠状間膜
右三角間膜
中心静脈
肝小葉
方形葉
胆嚢
右葉
総肝管
総胆管

腹大動脈
左三角間膜
左葉
肝鎌状間膜
肝円索
肝門
肝動脈
門脈

状間膜とか左右三角間膜っていうのがあって、肝臓は横隔膜や腹壁に、腹膜がちょっとアレンジされた構造物で固定されとるんや。

つまり、腸みたいに比較的自由に動けるわけではないってことですね。

そうだけど、小腸・大腸も完全に自由ではないわ。腸間膜によって（後）腹壁に固定されているのだから。

で、結局肝臓は右葉と左葉だけですか？

いやいや、それではあまりに不便や。便宜上、特に手術の上では8つの区域に分けられとる。

「葉」・「区域」…。なんかどこかで聞いたことあるような。あっ！この分け方は肺と一緒ですね！！

そのとおりや！　ついでに、肝臓を下部から見ると、**胆嚢**がぶら下がり、**肝門**も確認できる（**図5.3-1**）。

関門？

違うわよ、「肝門」よ。**肝門脈、固有肝動脈、胆管**がだいたい平行に肝臓の中に入っていくのだけど、その入り口（出口）の部位のことよ。

肺にも「肺門」がありましたよね。肺動脈と肺静脈と気管支がまとまって肺の方に入っていく部位のことでした。「門」っていうのは"玄関"みたいなものですね。

そのイメージは大体おうとる。これで、概ねマクロの視点ができたな。

ありがとうございます！！　マクロとくれば、次はミクロの視点ですよね。

肝臓を構成する単位

そや。とはいえ、漠然と細かく考えていてもラチがあかん。肝臓を構成する単位に注目してみるんや。

単位？　そんなものがあるのですか？　今まで心臓や肺、食道とかを習ってきたけど、あまり耳慣れない言葉ですね。

実質臓器である肝臓の特徴なんやけど、確かに他の臓器と比べると

あまり部位による組織の差がない。肝臓実質は六角形をした**肝小葉**という基本単位の集合体と考えたらええ。

肝小葉？　かなり紛らわしい言い方ですね。先生、本当に六角形なんですか？

顕微鏡で観察するとなんとなく六角形しとる。ただ、なんとなくや。まっ、とにかく、肝小葉は**一つの単位**で肝臓の中に約50万あるといわれとる。

それらがめいめい仕事をしているんですか？

めいめい？　なんか変な感じやけど、肝小葉の中に肝細胞が索状に並んどる（**図5.3-2**）。それから、それぞれ隣り合う肝小葉の間およそ頂点の部分に、「**グリソン鞘**」という血管やらを束ねる結合組織がある。

グリソン鞘の中には、**小葉間静脈**（小葉間門脈）、**小葉間動脈**、**小葉間胆管**が走っていて、これを"**三つ組**"っていうのね。

ほんとだ、そんな構造がありますね。

グリソン鞘は試験に出るからとても大切ね。実は、グリソン鞘の中の

図 5.3-2 **肝小葉**

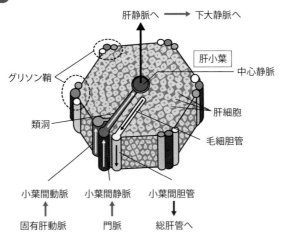

三つ組は、さっき出てきた肝門を通過する3種の管に由来するの。つまり、《小葉間静脈は**肝門脈由来**》、《小葉間動脈は**固有肝動脈由来**》、《小葉間胆管は**胆管由来**》なのね。

😆 なるほど。肝臓の外から入ってくる管は肝臓の中に入っても仲良く束になって走行してるってわけですね。

🐼 せやな。ほな次、肝小葉のど真ん中にある輪っかは見えるか？

😆 はい。まるでサイコロの1の目のように。

🐼 確かにな。これは「**中心静脈**」や。さっきグリソン鞘には、門脈の枝、肝動脈の枝、胆管の枝があるといった。何か足りひんと思わんかったか？

😆 そういえば、静脈がないですね。

🐼 せや。中心静脈というのは、いわば肝静脈の枝や。細い中心静脈がどんどん集まっていって、太い肝静脈になるんや。ほんで、用語も大事やけど、肝小葉の中の血液の流れも大事なんや。

😆 と言いますと？

🐼 普通、動脈いうのはどんどん枝分かれして細い毛細血管となる。肝臓の場合、グリソン鞘の中の血管はやがて肝小葉に入って「**洞様毛細血管（類洞：るいどう。sinusoid）**」と呼ばれる特殊な毛細血管になるんや。ここ、よう見てや、小葉間動脈と小葉間静脈内の血液が**小葉に入る直前で合流**し、その血液が類洞を通って肝小葉の中心（中心静脈）に向かって流れていっとるやろ（**図5.3-2**）？

😊 一方、小葉間胆管由来の液は類洞の中に流れていかないわね。図をよく見てね。要注意よ！

😆 なるほど。小葉の中を流れる過程で肝細胞に酸素や栄養分を与える血管がある、これは他の臓器と一緒ですね。

🐼 そや、一緒や。そして肝小葉の中心にある中心静脈に近付くにつれ血液が静脈血になり、さらに複数の中心静脈がどんどん合流して肝静脈になるんやな。

😊 つまり、血液の流れは、「小葉間動脈・静脈（グリソン鞘内）→類

洞→中心静脈」（**外側から中心に向かう**）ね。ちなみに肝臓に入る血流量は、肝動脈からが20～30％、残りは門脈からだから<u>圧倒的に門脈由来の血液が多いの</u>。実際の太さも門脈のほうがずっと太いのよ。

では、肝静脈は、他の臓器のように、右肝静脈・左肝静脈の2本が1本に合流して下大静脈に流入するんですか？

ちょっとちゃうかな。基本は3本。**右肝静脈・中肝静脈・左肝静脈**や。中肝静脈と左肝静脈は合流してから下大静脈に注ぐ。右肝静脈は直接下大静脈に注ぎ込む。

ややこしいですねー。

でもこれで血管系は終わりや。

胆道系

次は**胆道系**やな。胆道系とは、**胆汁の通り道の管**や。肝臓に特有の管のシステムで、肺でいうところの気道系に相当するんや。

各臓器で複数の共通点があるものなんですね。探せば探すほど出てくる。

そやな。解剖学おもろなってきたか？

　ええか、**胆汁が肝臓で作られる**ってことは基本中の基本、それで肝臓で作られるちゅうのをもっと具体的にいうたらつまり、肝細胞で作られる。

はい。

その胆汁は、肝細胞内で作られた後、さっき坂本さんがいうてくれたように肝小葉の類洞とは別ルートの<u>毛細胆管内を流れて</u>、やがて<u>グリソン鞘内の小葉間胆管に行く</u>。それらがさらにどんどん合流してやがて太い胆道になって、肝臓から出て行きよる。

つまり、胆汁の流れは、「中心静脈に近い肝細胞→毛細胆管→小葉間胆管（グリソン鞘内）」（**中心から外側に向かう**）だから、血液とは逆よね。

🐼 肝臓から出た胆道はここから先コロコロ名前を変えて目的の場所に行きよるんや。まず、肝臓付近では「**肝管**」っていうとるんやけど、大きく「**右肝管**」と「**左肝管**」がある。これが肝門部あたりで合流して「**総肝管**」になる。

🧒 この管は胆嚢から出る管につながっていますね。

🐼 せや。胆嚢から出ている胆道の管は「**胆嚢管**」と呼んどる。「**総肝管**」と「**胆嚢管**」は合流して「**総胆管**」となるんや（**図5.3-3**）。

🧒 ややこし〜〜〜!!　名前が似すぎて混乱します。

🐼 何回も図を見ながら、口に出して紙に書いてみるこっちゃ。総胆管はこの後、膵臓内に一度入って、最終的に十二指腸につながっとる。せやから、<u>肝臓で作られた胆汁は十二指腸の内腔に分泌されるん</u>や。

🧒 では先生、胆汁は消化管内に出続けているんですね？

🐼 ちゃう。十二指腸から眺めたとき総胆管が開口する部位に「**ファーター乳頭**」というのが確認できる。ちなみに、膵臓で作られる膵液は膵管を通ってくるけど、総胆管と膵管はこのファーター乳頭直前で合流しよるんや。で、およそその合流部の管の周囲に「**オッディ括約筋**」という筋肉があって、分泌口を閉じたり開いたりして調整し

図 5.3-3　**胆道系**

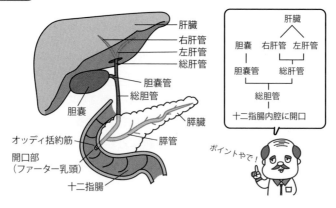

よるんや。

ということは、四六時中胆汁は分泌されているわけではなく、食事をして、食べ物が消化管の中を通っているときだけオッディ括約筋の弛緩によって、膵液や胆汁が分泌されるってわけですね。

では先生、食事していないときはどうなるのですか？

食事していない時に分泌してもしゃあないやろ？　せやからオッディ括約筋がファーター乳頭を閉じて分泌を抑制しよる。

それで行き場を失った胆汁は胆嚢へと再び上に運ばれて蓄えられるのよ。

すると、いざ食べ物がやってきて胆汁が必要なときには、胆嚢が収縮して胆嚢から胆汁が流れてくるんですね。

そのとおり。でも、胆嚢はそれほど大きいわけやないから、胆嚢もちょっとそこは工夫しとる。

胆汁の分泌量は500mL/日以上、胆嚢容積は30mL前後くらいなので、胆汁を"濃縮"して胆嚢にためているの。教科書的には5倍以上濃縮していると言われているわ。

非常に効率いいですね。では、もし胆管などの胆道が詰まってしまったらどうなるんですか？

胆道結石、癌、先天性疾患などで胆道が詰まってしまうことがある。大変や。各々の病気の説明は別の機会にするけど、症状（徴候）として出るのは、胆汁が十二指腸内に分泌されへんから便の色が白くなる。

えっ！　白い便…は見たことないです。

せやろな。元々便が茶色いのは、肝臓が分泌する胆汁の中の胆汁酸塩という物質によるもんなんや。

へ〜、それ初めて知りました！　肝臓の解剖のこと、随分理解できました。次は肝硬変・肝不全についてですね。

せや。ま、サッと紹介するわな。

先生、そもそも肝不全というのは何ですか？

腎不全の項目（p.185）でも説明するけど、"不全"という言葉がポイントやな。<u>肝不全は、「肝臓が**本来の機能を果たさなくなる**」</u>ってことや。肝臓は主に血漿タンパク質の合成、代謝、解毒、胆汁の分泌っていう働きを持っとる。それらの機能が低下するんや。

それが肝硬変とか肝炎で起こるのですか？

せやな。病理学領域で詳しく習うさかい簡単に言うとくけど、肝硬変は肝臓の細胞が固くなり、**線維化して機能を果たさなくなる**病気、肝炎はウイルスやアルコール、薬剤などが原因で**肝細胞が炎症を起こし機能を果たさなくなる**病気やな。

それらの原因で**黄疸**という徴候が出るのは大切ね。さっきやったわね、肝臓内での胆汁と血液の流れは「別ルート」って。でも、<u>炎症がひどくなると組織の損傷で血液と胆汁が混ざって</u>しまって、全身を循環し、やがて胆汁色素が**皮膚**や**眼球結膜**などの外見に黄疸として現れてくるのよね。この徴候はさっき出てきた胆道の胆汁通過障害でも現れることがあるのよ。

なるほど。

そういえば、手術見学のとき、あの怖かったドクターが「**肝臓は沈黙の臓器だ**」って言っていましたけど、どういう意味なのですか？

なるほど、確かにその文言は当たっとる。**肝臓は予備能力がめっちゃ大きいから**、疾患があったとしても自覚症状がなかなか現れへんのや。予備能力というのは、一部の細胞が例えば壊死したりしても、残っとる細胞が増殖して代わりを果たすことができるっちゅうことや。ある程度、やけどな。

逆にいえば、もし肝臓傷害によって様々な症状が現れてきたとすると、その予備能力を超えるほど悪化してるかもしれないということね。だから、やっぱり肝臓も大切にしないといけないわよね。

🐶 肝腎要。これは肝に銘じておいてな。

👦 はい。わかりました。もう一気飲みとか大騒ぎとかはしません。それにしても肝臓も奥深いですね。これから病理学とかでもしっかり勉強していきたいと思います。

まとめやで！

肝臓の解剖と肝不全

- ☑ 肝鎌状間膜とは、肝臓を左葉・右葉に分ける膜である。
- ☑ 肝臓下部に胎児循環の名残の肝円索が確認できる。
- ☑ 肝門へは、固有肝動脈、胆管、肝門脈の3種類の管が出入りする。
- ☑ 肝臓の組織は六角形の肝小葉が基本単位となる。
- ☑ 肝小葉の中心に中心静脈があり、外のおよそ頂点の部位に小葉間動脈・小葉間静脈・小葉間胆管がグリソン鞘によって束ねられる「三つ組」がある。
- ☑ 小葉間動脈・静脈は合流し、中を流れる血液は、肝小葉内の洞様毛細血管（類洞）を通り、中心静脈方向へと進む。
- ☑ 肝細胞で産生された胆汁は、血液とは別ルートの毛細胆管を通り、肝臓の外へ運ばれる。
- ☑ 胆汁が通るルートは、左右肝管→総肝管→胆嚢管と合流して→総胆管→消化管（十二指腸）へと続く。
- ☑ 胆汁は胆嚢内で貯蔵・濃縮される。
- ☑ 肝機能の低下する状態を肝不全といい、アルコール、薬剤、ウイルスなどが原因となる。

4　大腸と腸内細菌

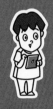

消化管最後のランナー　大腸、
最後のシメは肛門！

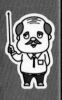

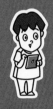 いよいよこの消化器のパートも大腸で終わりそうで、ほっとしていますよ。

 それはこっちのせりふや。大腸以外の解剖生理は万全なんやろな?

　　よっしゃ、消化器の中でも意外と勉強がおろそかになる大腸をやって仕上げにしよか。

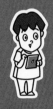 いよっ!　待ってました!

 なんやその掛け声は、ちょっと古くさいな。まっ、ええわ。早速始めよ。

大腸の解剖

 まずは大腸のマクロの解剖や。

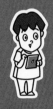 はい。マグロでもイワシでもなく、マクロから行きましょ。あ、僕が言いますね。

　　大腸は全長120〜170cmで、結腸、つまり**上行結腸・横行結腸・下行結腸**、そして、**直腸**から肛門に至る中腔性の消化器でございます。OKでしょ?　しっかり予習してきました。

 それは感心や。でもなんか忘れてへんか?　小腸は、十二指腸・空腸・回腸、大腸は結腸・直腸ともう一つ!

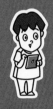 ん〜?　何か忘れていますか?

 浜田君の友達で、お腹が痛くなって盲腸と言われた子はおらんか?

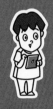 友達じゃないですが、去年僕の弟が盲腸になって病院に行きました。

　　手術か薬かって言われたみたいですけど、数日で良くなったらしいで

す。

😺 そや、その**盲腸**も大腸の一部なんや。小腸の末端（回腸）とつながっとる。

👧 ちなみに、その接続部を回盲部といって、**回盲弁（バウヒン弁）**があるの。逆流を防ぐためのものよね。

😺 盲腸は形態学上、大腸の盲端のように見える形で少し出っ張っとる。盲腸の先端には小指大の**虫垂**と呼ばれる部分があって、ときどきここが細菌によって感染症を起こすんや。それを「**虫垂炎**」という。せやから、一般に使われる「盲腸になった」の「盲腸」っちゅうのは正確な医学用語やない（**図5.4-1**）。

👧 虫垂炎発症時、**マックバーニー点**（マックバーネー点とも。**臍と右上前腸骨棘を結ぶ線を3等分し、臍から2つ目（2/3）の位置**）を押せば圧痛が生じるの。これも絶対覚えておいてね（**図5.4-2**）。

😺 せやな。それともう一つ忘れとる。下行結腸の次にS状結腸がくる。アルファベットのSみたいに曲がっとる形や。

🧒 なるほど、盲腸とは虫垂炎のことだったんですね…。まとめると、**盲腸→上行結腸→横行結腸→下行結腸→S状結腸→直腸**、とつながっていくわけですね（**図5.4-1**）。

図 5.4-1 大腸の解剖

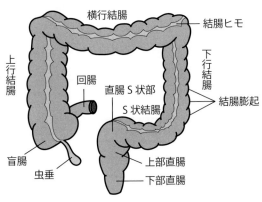

図 5.4-2 マックバーニー点

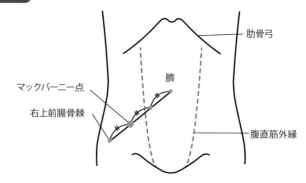

せや。次に肝臓のときと同じく、周囲の組織とのつながりに目を向けてみよか。まずは腹壁との固定具合や。

大腸は肝臓よりも比較的自由に腹腔内を動くイメージですが…。

せやな。例えば小腸は、後腹壁と小腸をつなぐ腸間膜のおかげで比較的自由に腹腔内を動くことができる。それと似とるのが**横行結腸**や。ここには腸間膜ほどの長さの膜はないけど、腹膜が2枚合わさって後腹壁に固定されとる。せやから、まあまあ自由に動ける。もう一つは、横行結腸と言えば大網や！　大網を通して、胃の大弯側とつながっとるんやったな。

そうです。『なんでやねん！（p.108）』でやりました！

うむ。その他の大腸、つまり**盲腸・上行結腸・下行結腸**は、十二指腸と同じように大部分が後腹壁に埋まっとって、一部しか腹膜に包まれてへん。せやから可動性もあまりない。**S状結腸**は横行結腸に似とって比較的自由に動く。**直腸**は下行結腸に似とって、固定されててあまり自由がない。

直腸診そして、痔・直腸癌

了解です。そういえば、先週ショッキングなことを聞きました。**直腸診**っていうのがあるんですか？

🐶 ん？　どっかで聞いてきたんやな。それがどないしたんや？

👦 どうやって直腸を診察するのですか？　僕興味があります。

🐶 消化管の診察の**アプローチ**は内腔側からと外側（漿膜側）からの2
通りがある。けど、外側を直接見るとなると、お腹を切るもしくは孔
を開けなあかんから手術が必要になってまう。

👦 ということは内腔側から？

🐶 せや、ご想像どおり、肛門に指を入れて触診するんや。今は大腸カ
メラがいろんな病院で比較的すぐにできるから、そっちのほうが詳し
いことは分かりやすいけど、直腸診は特別な機器がなくてもすぐにで
きる。これも大事な検査の一つであることに変わりはない。

👧 痛そうですね～。

👩 リドカインというゼリー状の局所麻酔薬を塗るから、多少はマシだと
思うわ。でも、羞恥心やなんともいえない違和感があるでしょうね。

👦 何を調べるんですか？

🐶 「便に血が混じる（血便）ことがある」という患者さんのうったえがあっ
たときの原因検索やな。ひょっとしたら、指で触れる範囲に腫瘍があ
るかもしれへんし、痔があるかもしれへんし。実はワシも痔があるんや。

👦 えっ！　そうだったんですか。今座っているの辛かったり、痛かった
りしないんですか？

🐶 いや、そんなに痛くない。痛みはないけど気張ったときに…。

👦 ちなみに、痔ってどんな病気なのですか？　解剖学の観点から教え
てください。

🐶 痔は正確には「痔核」といって、**外痔核**と**内痔核**に分けられる。直
腸の粘膜の下の層にある**静脈叢に血液がうっ滞**することで、静脈と
その周りの粘膜が腫れるんや。まあ要するに「血の巡りが滞った静
脈叢＋その周囲組織」と思ったらええ。

👧 直腸のどこにできるかで分類されているのよ。歯状線よりも肛門側つ
まり外側にできるものを「外痔核」、内側つまり奥の方にできるものを
「内痔核」と呼ぶの。

なんでそういうモノができるんですかね?

便秘や硬い便が続いていると肛門に負担がかかり、血流が流れすぎて静脈にうっ滞することが原因の一つだろうと言われているのよ。

ある種、直立歩行する人間の宿命的な病気やな。イヌみたいに肛門の位置が心臓より上にくる動物は血液のうっ滞が起こらんから痔核はでけへん。

痔は痔で辛そうですが、大腸の病気でもっと大変なものというと…?

癌ができることもある。**直腸癌**といって、**大腸癌の一つ**やな。

昔は日本で比較的少なかった癌だけど、最近増えてきているのよね。

それを腹腔鏡で切除するスペシャリストもいるんですよね。

その系統の話、浜田君好きやな〜。確かに、早期の癌やったら手術で取って治る。ただ、食道癌のときに勉強したと思うけど、切除するだけやなくて残った大腸の断端同士をつながないかん。でないと便がお腹の中に漏れてしまうからな。

もし、その大腸癌が直腸でも特に肛門の付近にできた場合はどうするのですか? 大腸同士をつなぐのが難しそうですが…。

ええ質問や。**人工肛門**を作らんといかん時もある。

消化管の切除後の断端は、口側の断端と肛側の断端があることはp.146で習いました。

それを覚えててくれとると話が早い。問題は、直腸癌を切除した後、ほとんど肛門近くまで直腸を切除せんといかん場合、肛門側の断端（組織）がほとんどない時がある。

そういうときに人工肛門を作るのですか?

そういうこっちゃ。口側の断端を腹壁つまり《**腹膜→腹直筋→皮下組織→皮膚**》を通して<u>体表まで持ってくる</u>んや。そして皮膚表面に縫い付けて固定する。

それが「**ストマ**」でしたよね。

せや。よう知っとるやないか。ちなみに、「ストマ」はどちらかというと和製英語で、きちんとした英語やない。人工肛門は英語で

colostomyになるんやけど、<u>stomyの意味は「消化管や気道の内腔と体表との交通を作成したもの</u>」という意味や。例えば、tracheostomyは気管切開の意味で気管の内腔と体表が交通しとるし、gastrostomyは胃瘻（いろう）の意味で胃の内腔と体表が交通しとるやろ。

😊 医学用語もセットにすれば、理解と記憶が進みますね。

🐶 せや、ようわかってきとるやないか。ほんで人工肛門は、大腸の中でもできれば比較的自由に動く部位を体表に出すほうがやりやすい。

😊 ということは、さっき習ったとおり、比較的自由が利く横行結腸やS状結腸が候補になるんですよね。

🐶 ご名答、そのとおりや。

😊 なかなか重い話になりましたが、解剖学の理解がいかに大事かということが、またここでもわかりました。

🐶 なんやかんやいうても、腸管もよくできとると思うわ。

大腸の組織

😊 さて、恒例によってミクロの解剖にいきましょう。

🐶 なんや、変に慣れてきた言い方やな。消化管の大まかな構造は皆共通しているから、違いに注目することが大事や。内腔から外層にかけて、**粘膜（粘膜上皮・粘膜下層・粘膜筋板）・粘膜下層・固有筋層・外膜**という層が存在しているのは共通しとる（p.130**図5.1-1**参照）。特に小腸と何が違うか考えながら覚えていこな。

😊 解剖や構造は、機能と深くつながっていますから、機能の違いを考えることが大事ですよね。小腸と大腸の機能の大きな違いは、小腸は栄養分の消化・吸収が活発だけど、大腸はそうではない。

🐶 ええとこに目を付けた。小腸は**効率よく栄養分を消化・吸収する**ために粘膜の表面が「**絨毛**」といわれる構造があった。突起状にギザギザになることで表面積が増え、消化された食物と接する面積が増えるんやったな。

😊 でも、<u>大腸にはこの絨毛が**ない**</u>。

そのとおり！　では逆に、小腸になくて、大腸にある構造物はな〜んだ？

なんか子ども相手のなぞなぞみたいな質問の仕方ですね、今の。

「**結腸ヒモ**」って聞いたことあるか？

ヒモですか？　ヒモが大腸に付いているのですか？

やはりそう来ると思った…。ヒモいうても、筋の束が紐のように見えるだけや。

なんかイメージわきませんが…筋って？

大腸の筋層は2層あったやろ。その名前言うてみ。

内輪走筋、外縦走筋の2層ですよね。

せや、その外縦走筋が結腸外表に3か所特に発達した部分があってな。その筋束は、長軸方向に走っとって少し縮んどる。ほなら結腸全体に"たわみ"ができる。上に盛り上がったたわみが結腸膨起や（p.163 **図5.4-1**）。

これは"きんちゃく"にたとえると分かりやすいわよ。きんちゃくのヒモが結腸ヒモ、ヒモを縛ったときにできるたわみが結腸膨起ね。とにかく、この結腸ヒモで、小腸か大腸かの区別ができるってわけね。

たわみ
（結腸膨起）

ひも
（結腸ヒモ）

HONMAKAINA

大腸の生理学

よっしゃ。消化器の章ももうちょいや。あとは大腸の生理やな。まず、大腸が分泌する腸液には消化酵素が含まれとらんから、<u>大腸自身に消化能力はほとんどない</u>。せやから、大腸の機能は、**水と電解質の吸収**を主として、**食物残渣や繊維を固形化して糞便を形成**するってこっちゃ。

ここはとても大切なポイントね。<u>小腸は消化吸収能力が非常に高く、大腸は吸収能力があるものの、消化酵素がないため消化能力がないの</u>。

以前、大腸を切除すると水分の吸収もできなくなって下痢になるっ

ていうのを習いました。その理由は、大腸の機能は水分の吸収がメインだから、と説明ができますね。

🐶 せや！

😊 先生、大腸って確か常在菌がいますよね。それはいわゆる**腸内細菌**といわれているものですか？

🐶 せや。**大腸菌や腸球菌**など総勢1,000種類、100兆という膨大な腸内細菌がおるといわれとる。なんと！　便の約半分が腸内細菌というから驚きや。

👧 スゴイでしょ！　これを**腸内細菌叢**（腸内フローラ）というのよ。ちなみに、これらは生理学上とても大切よ。腸内細菌には、**外来微生物の侵入・定着・増殖を阻止**すること、**ビタミンKの産生**、**短鎖脂肪酸の産生**など宿主（人体）にメリットをもたらすの。ビタミンKは血液凝固因子の合成に必要な栄養素ね。ただし、腸内細菌にはデメリットもあるわ。発癌の原因になったり、老化を促進したり。

🐶 ちなみに、胎児の大腸内には常在菌はおらん。出産時あるいは出生後獲得して増えていくわけやな。

😊 へ〜、なるほど。そういえば、よく**善玉菌・悪玉菌**って言われますよね。

🐶 善悪を分けるんは実は困難なんやけど、腸内の物質を分解した結果、人間にとって有用な物質を作るか、有害な物質を作るかによって分けているんやろな。

😊 善玉菌にはどのようなものがあるのですか？

🐶 **ビフィズス菌**とか**乳酸菌**とかやな。

😊 ヤクルトとかR1とかに入ってそうですね！！　僕結構好きなんです。

🐶 意外と健康生活しとるやないか！　悪玉菌は知っとるか？

😊 それは……。

👧 **大腸菌**、クロストリジウム属の**ウェルシュ菌**、それから**ブドウ球菌**などね。微生物学とか細菌学で聞いたと思うけど。

😊 何となくは……。

🐶 悪玉菌の厄介なところは、特別な症状がないということや。だるさと

か便秘とか…。

はっきりしないのですね。でも善玉菌が減ってしまうというのも聞いたことがあります。

確かに老年期になるとな。それがアレルギーや大腸癌につながるという説もあり、やはりストレスのため過ぎ、それから食生活が偏らんようにするのが大事やな。

浜田君も夜遊び・暴飲暴食は控えて規則正しい生活することが「腸活」につながるんや。

努力します。勉強しすぎないようにも気を付けます。

まとめやで！

大腸と腸内細菌

☑ 大腸は全長約1.5m、盲腸、上行結腸、横行結腸、下行結腸、S状結腸、直腸からなり、最後は肛門に終わる。

☑ 横行結腸およびS状結腸は、他の大腸部位と異なり、比較的自由に動くことができる。

☑ 大腸は、小腸のような絨毛構造および消化機能はなく、水分やミネラルの吸収そして糞便の形成が主な役割である。

☑ 大腸壁には小腸にはない特有の結腸ヒモおよび結腸膨起を認める。

☑ 虫垂部位に細菌感染が起こり、虫垂炎を起こすことがある。

☑ 大腸内には膨大な数の腸内細菌が棲息する。

☑ 腸内細菌はビタミンKの産生など宿主へ利益をもたらす一方、老化の促進や大腸癌の原因となるなど不利益をもたらす一面もある。

☑ 痔核はできる部位によって外痔核と内痔核が区別され、肛門領域の静脈叢における血液のうっ滞およびその周囲組織で構成される。

☑ 大腸癌の摘出に伴う再建によって人工肛門（ストマ）を作る必要がある場合がある。

第6章

泌尿器

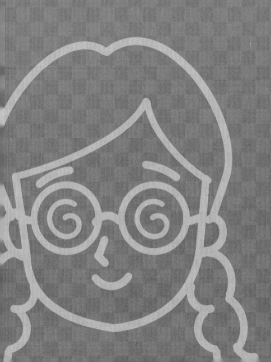

1　傍糸球体装置

レニンって
腎臓のどこから分泌されるの？

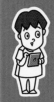

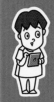　はっ、浜田君！「傍糸球体装置」って知っとるか！？

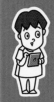　ビックリするじゃないですか、棒から藪に。

　「藪から棒」でしょ。

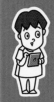　あっ、そうでした。で、何ですかその時限爆弾みたいな何とか装置というのは。

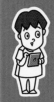　あ〜、やっぱり知らんか〜。学校で習っとるかな〜と思ったんやけど、甘かったな〜。仮に習っとったとしても忘れとるだけかもしれんしな。この装置はな、ホンマすごいんや。これを知らんかったら腎臓を理解したことにならんし、疾患への理解にもつながっていかへんわ。

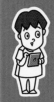　腎臓？　ということは、泌尿器で出てくるのですね。なんですかそれ？

　糸球体は血液を濾過して原尿を生み出す、それは知っとるやろ？　で、「糸球体」に「傍」がつくから、糸球体のすぐ近傍ってこっちゃ。その糸球体の近くにある装置、せやから傍糸球体装置や、まっ、そのまんまやな。これが結構ええ働きしよるんや。教えたろか？

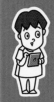　はい。ぜひ！（この雰囲気では「別に…」って言えない）

傍糸球体装置の働き

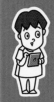　よっしゃ。まずはこの装置の偉大なるミッション（任務）についておさえとこな。

　①全身の血圧を調節する
　②糸球体の濾過量を調節する

っと、まあこんな感じや。

う…、またややこしい話になりそう。血圧に関しては僕知ってます。レニン-アンジオテンシンでしょ？

せやな。ほな、その「**レニン**」ちゅうのは、どこが、どないして、なんで分泌するんや？　この装置はそういったことにモロに関わっとるんや。

　ほな坂本さん、悪いけど傍糸球体装置の構造から説明してやってくれへんか。

かしこまりました。

　傍糸球体装置は図を見ると分かりやすいわよ（**図6.1-1**）。糸球体の周りにはボーマン嚢、つまり血液からこし出された原尿を受ける袋があったわよね。

はい。糸球体とボーマン嚢をまとめて「**マルピギー小体（マルピーギ小体）**」って呼びます。

そうね。で、そのマルピギー小体中の糸球体は毛細血管の球状塊でしょ。すると、糸球体へは血液の流れる方向から考えて、糸球体に

図 6.1-1 　傍糸球体装置

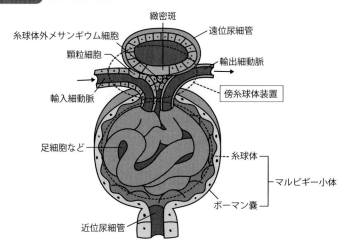

緻密斑
糸球体外メサンギウム細胞
顆粒細胞
遠位尿細管
輸出細動脈
傍糸球体装置
輸入細動脈
足細胞など
糸球体
マルピギー小体
ボーマン嚢
近位尿細管

入る方の血管と出る方の血管が必ずあるわよね。それらの血管をそれぞれ**輸入細動脈**、**輸出細動脈**というのよね。

確か、輸出細静脈とよく間違うって『なんでやねん！（p.205）』で習いました。

せやった。

話を続けるわね。ボーマン嚢は尿細管へと続くわけだけど、尿細管の最も遠位にある遠位尿細管がわざわざ腎臓の皮質にある糸球体へ近付いて糸球体や輸入・輸出細動脈のところにピタッと張り付くの。その付着部位は「緻密斑」という特殊な細胞をもつ領域なの。緻密斑の近くにも糸球体外メサンギウム細胞という**間葉系**の細胞もいるのよね。これら諸々のパーツをまとめて「傍糸球体装置」っていうのよ。

間葉系ってなんですか？

これは難しい言葉やな。間葉系っちゅうのは、発生学的に主に中胚葉に由来する結合組織性の組織のことで、医学では**間質**とか**間充織**なんて呼ばれることもあるんや。

わかったようでわからない微妙な部位ですね。ところで先生、図の中には顆粒細胞というのもありますが？

あらごめんなさい。輸入細動脈壁に存在する特殊な細胞のことよ。これは血管を構成する**平滑筋細胞が特殊に分化**して、細胞の中には「**レニン顆粒**」を含んでいるの。平滑筋細胞とその特殊型の顆粒細胞も傍糸球体装置の中に含まれるのよ。

それは輸出細動脈にはないのですか？

ないんやな、これが。輸入細動脈において輸出細動脈にはおらん。理由はあとの説明できっと分かるやろう。

血圧の調節

いよいよ本題ですね。

せやな。ええか、目標は、①全身の血圧を調節する、②糸球体の

濾過量を調節するってことを理解することや。まず①について。

それは『なんでやねん！（p.213）』で勉強しました。血圧がある一定以上ないと、尿が作られない。

そうね。糸球体（毛細血管）を流れる血液成分がボーマン嚢側にこし出されるのに圧力（血圧）がいるのだったわね。その値は、**60mmHg以上**よ。

よっしゃ。盛り上がってきたな。ほなら、①がどうやって起こるか。さっき浜田君が言うてくれた**レニン - アンジオテンシン**や。

このレニンっていうホルモンは、どこから分泌されるか分かるか？

う〜ん、腎臓としか覚えていません。どこでしょう。

それが顆粒細胞、つまり輸入細動脈の壁の中におる特殊な細胞や。

そういえば、さっき、この細胞の中にはレニン顆粒があるって習いました。へ〜、そうだったんだ。でもなぜ、輸入細動脈なのでしょ。別に輸出細動脈でもよさそうなのに。

わかってへんな〜〜。ええか〜、血液の流れは「輸入細動脈→糸球体→輸出細動脈」やろ？

はい。

ほな、糸球体で血液が濾過されるために必要な血圧っていうのはどの部分が大事なんや？

そっか。流れる<u>血液が糸球体に向かう直前のつまり輸入細動脈の血圧が重要</u>なわけだ。ここの血圧が低いと糸球体（毛細血管）の血圧も低くなってしまいますものね。

そうね。だから、<u>輸出細動脈ではなく輸入細動脈に血圧をモニターする顆粒細胞が含まれる</u>の。わかった？

納得です！　単なる細動脈ではないのですね。それで分泌されたレニンはこの後どうなるのでしたっけ？　血圧を上げるっていうのは覚えているのですが。

後々のことを考えたら、もうちょっと詳しく覚えとかなあかん。

レニンはまず、血中に存在する**アンジオテンシノゲン**を**アンジオテ**

ンシンⅠに変換するんや。

念のため言っておくと、アンジオテンシノゲンは**肝臓で作られる**ってことも覚えておいてね。

ほんで、アンジオテンシンⅠは主に肺に存在する**ACE**という酵素（ア
ンジオテンシン変換酵素）の仲介でアンジオテンシンⅡになりよる。

Ⅱの次はⅢですね。

ハハハッ、残念。Ⅲはないんやわ。このⅡがいろんな生理機能を発
揮しよるんや。具体的には、

1) **血管を収縮させる**

2) 副腎皮質を刺激して**アルドステロンを分泌させる**

これらが最終的に血圧を上昇させるってわけや。

糸球体の濾過量を調節

ほな次、②糸球体の濾過量について考えよか。

これはつまり血圧に依存するのじゃないのですか？

それもあるやろう。けど、今話題にしとる**傍糸球体装置が意図的に（自
ら）濾過量を調節する、そんな仕組みがあるんや。ポイントはさっき
の構造をよ〜見ると、遠位尿細管がわざわざ糸球体付近に戻ってき
てべったり張りついとる部分があるやろ？

はい。緻密斑って部分ですね。

せや。もし糸球体で<u>濾過しすぎたらどないなる？</u>

おしっこが近くなります。

そういうことを聞いておられるのじゃないのよ。<u>近位尿細管や遠位尿
細管を流れる"流量が多く"</u>なるって答えてほしかったのよ。

そういうことですね。早とちりしました。

遠位尿細管を流れる流量（液量）が多くなる、それが糸球体の近傍
（緻密斑）まで来よる。するとこの装置は、<u>流量が多いときは濾過量
を減少させ、過剰な尿生成を抑える</u>ってことをしよるんや。いわゆる
糸球体フィードバックってやつやな。

スゴイですね、この装置！　単に血液を濾過するだけの場所って思っていましたけど、それ以外にもいろいろあるのですね。

そうよ。ちなみに、緻密斑がその液流量をモニターしているの。

今回は話題に出さんかったけど、**糸球体外メサンギウム**や糸球体の中におるメサンギウム（**糸球体内メサンギウム**）、それから**足細胞**っていうのも腎小体の中におる。これらも実は腎臓の疾患の病理にはめっちゃ重要なんや。

そうなんですね。でもとりあえず、その時限爆弾みたいな名前の装置についての役割と意味が理解できました。ありがとうございました。

まとめやで！

傍糸球体装置

☑ 傍糸球体装置は、糸球体およびその前後の細動脈、ボーマン嚢、尿細管、緻密斑、糸球体外メサンギウム細胞などによって構成される。

☑ 傍糸球体装置の役割は、全身の血圧の調節、糸球体の濾過量の調節である。

☑ レニンは、輸入細動脈の一部、顆粒細胞より分泌される。

☑ レニンはアンジオテンシノゲンをアンジオテンシンⅠにする。

☑ アンジオテンシンⅠはACE（アンジオテンシン変換酵素）によってアンジオテンシンⅡに変換する。

☑ アンジオテンシンⅡは、血管収縮作用、アルドステロンの分泌を促進することで血圧を上昇させる。

☑ 血液の濾過量が多い場合、緻密斑の液流量モニター機能によって濾過量が減少する。

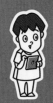

2 尿

オシッコからどんな病気が分かるの？

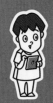 先生！　この前トイレに行って、おしっこしたときに、びっくり！ちょっと赤黒い色の尿が出たんです。これってかなりヤバイですかね！

 えっ！　ホンマか！　そりゃ大変やな。なんか心当たりはないんか？人に言えんようなことしたとか？

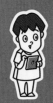 ありません！　ありえません！

 そっか。ほな、なんか極端に体に負担がかかることしたとか。

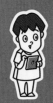 そういえば、この前朝まで居酒屋でバイトして、そのまま学校に行ってまたバイト、試験のストレスもあってほとんど休んでなかったです。

 いくら若（わこ）うてもそらアカンわ。水分はちゃんと摂っとったか？

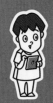 ん〜〜、ずっと立ちっぱなしだったので、あまり水分は摂れてなかったかもしれません。

 なるほどな。立ち仕事が多くしかも不眠不休、そら体にめちゃくちゃ負担かかっとるわ。よう倒れんかったな。やっぱりな、体に過度な負担かかっとるときは尿の成分の変化として現れることが多いから、それが原因かもしれんな。

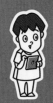 おしっこの性状からいろいろ分かるのですね。

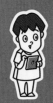 そうよ。見た目の色とか濁りもそうだけど、量も重要ね。

尿から分かること

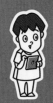 なるほど。ところで、尿の産生工場である腎臓の機能を測定する方

法ってあるのですか？

あるで。ほんならな、腎臓の機能を評価する上で大事な「**糸球体濾過量（GFR：glomerular filtration rate）**」と「**腎血漿流量（RPF：renal plasma flow）**」ちゅうのを紹介しよっかな。

またアルファベットが出てきましたね。ややこしそう。

臨床的にはGFRが**腎機能の指標**としてよく用いられているのよ。そのまま解釈すれば、1個の腎臓内にある約100万個ある糸球体全体で**濾過される総量**のことね。でも、実際それを直接測定するのは難しいもの。そこで何かある物質に注目してその動向を追いかけることで理論GFR値を算出するの。

そこで登場するんが「**クリアランス**」やな。

アデランス？

全然ちゃうやろ！　クリアランスちゅうのは、教科書・参考書によっていろんな書き方がされとって、学生を悩ますタネになるんやけど、要するに、「クリアランス（clearance）＝清掃、撤去」の意味やから、糸球体やと血中にある不要物質を取り除くって意味やな。そこで、1分間当たり血中にある物質Xがどれだけ血中から尿中に排泄（清掃）されるかを数字で表そうとしたもの、それがアデランスとちごて「クリアランス」や。

アデランス、じゃなくてクリアランスは次の式で表されるわよ。

$$クリアランス＝\frac{（尿中のある物質Xの濃度 × 単位時間あたりの尿量）}{血漿中のある物質Xの濃度}$$

＊単位時間というのは1分間で表される

分子・分母の両方に「濃度」があるので、結局**クリアランスの単位は尿量（mL/分）**になりますね。

そういうことね。

では、実際、物質Xの"X"に該当するものって何ですか？

臨床では往々にして**クレアチニン**が用いられとる。つまり、「**クレアチニンクリアランス（Ccr）**」を用いて、糸球体濾過量（GFR）を測

定することが一般になされとるんや。

なぜクレアチニンなのですか？

クレアチニンは糸球体で濾過された後、尿細管から再吸収も分泌もされることがほとんどないから、純粋に糸球体で濾過される物質として、**糸球体濾過量を測定できるよきマーカー**になるわけやな。

なるほど。だから、糸球体濾過量を測定できるわけだ。

補足すると、実はクレアチニンは尿細管から分泌される量も一定量あるため、GFR≒Ccrなのね。そこで「**イヌリン**」という物質が使われることもあるの。だけど、これは人体には存在せず、使うとなると点滴静注が必要なのであまり用いられないのよ。でも、より正確な測定が必要な場合は、**イヌリンクリアランス**が行われることもあるのよ。

いずれにしても、検査するには蓄尿といってな、尿を貯めなあかん。24時間な。

24時間！！　そんなの辛すぎます！

せやな。けど、1日の総クレアチニン排泄量を調べよう思ったらしゃあないこっちゃ。

そこでね、GFRの"推算式"っていうのがあるの。年齢と血清クレアチニン値のみでGFRを推定する式が考案されているのよ。この式を用いて慢性腎臓病の病態が5段階に分類されてることを考えると、とても重宝されているのよ。

その式はまた調べておきます。

ほんで、GFRの基準値は覚えとるか？

はい。これは覚えやすいので。**100**です。

単位は？

う〜〜ん、さっきの話の中で出てきましたね。確か、mL/分だったような。

OKや。つまり、1分間に約100mLの血漿が糸球体で濾過されとるってこっちゃな。

🙂 計算してみましょう。1分で100mLということは、1日（60分/時×24時間＝1,440分）で144,000mLつまり144Lね。

😐 すさまじい濾過量ですね。

🐶「腎臓では1日に約150Lの血漿が濾過される」っていう教科書的知識は、これが根拠ってこっちゃ。

尿から分かること、次にRPF

🐶 次に大事な腎機能検査、それは**腎血漿流量（RPF）**の測定や。

🙂 またややこしそう…。

🐶 腎臓の中を流れる血漿の量を求めるわけやけど、ここでもう1回腎臓の機能の復習をせないかん。といっても、シンプルな質問、尿の生成に必要な3つの過程は？

🙂 はい!!　それはOKです。**濾過**、**再吸収**、**分泌**です。

🐶 よっしゃ!　成長したな!　つまり、腎臓内を流れる血管から尿細管へ不要物質を除去する仕組みは、濾過のみならず、**分泌!　分泌!**もあるわけやな。この**分泌**を忘れたらアカン!

🙂 分泌!　分泌!ってしつこいですね。

🐶 ほんでな、**糸球体濾過量（GFR）**を求める場合は、クレアチニンという糸球体でもっぱら濾過される物質に注目したわけやけど、今度求めるのは腎血漿流量や。そのためには、1回の腎循環で血中から100%除去され、なおかつそのすべてが尿中に排泄される物質のクリアランスを求めたらなあかん。

😐 そんな都合のいい物質があるのですか？

🐶 それがあるんや。その代表選手が、**パラアミノ馬尿酸（PAH）**やな。

🙂 ドラクエの呪文みたいですね。

😊 PAHは、腎臓を1回通ると（腎動脈→腎臓→腎静脈）、ほぼ完全に血漿中から消失するのよ。つまり、理論上、腎臓を通る前のPAH量は、尿から排泄されるPAH量と等しくなるわけね。だから、PAHクリアランスを求めれば、それが腎血漿流量となるわけね。

🐶 基準値も覚えといてな。PAHクリアランスの基準値は**550mL/分**や。これが腎血漿流量なんやな。

尿の量・色・濁り

👦 ん〜、まだ腑に落ちない部分もありますが、なんとなく腎機能測定については理解できました。ただ、尿については一番最初に僕が言った色とか濁りとかの性状、そして量も重要でしょ？

🐶 もちろんや。量的には一日約1.5Lが正常尿量なんやけど、こいつは多すぎても少なすぎてもアカン。**2L**とか**3L**と多いのは「**多尿**」、少ないのは**400mL以下**の「**乏尿**」、**50mL以下**の「**無尿**」って言うとる。

👦 夏の暑いときにたくさん汗をかくと尿が少なくなって色が濃くなりますよね。

🐶 せや。そのときの尿は水分含量がめっちゃ少ななる。汗でロスした水分を補正しようとしとるわけやな。

　あと、色や濁りも要注意や。<u>尿路に出血</u>があったら**赤色の尿**が出たり、肝臓疾患があったら抱合型の<u>ビリルビンが増加</u>するから**黄褐色の尿**になる。

👩 ちなみに、正常尿でも淡黄色をしているのは、**ウロクロム**っていう成分で、**胆汁が代謝されたもの**に由来するのよ。

👦 ってことは、オシッコの色もウンチの色も両方胆汁の成分ってわけですね。そういえば、僕、オロナミンCを飲んだらすっごくオシッコが黄色くなりました。これはどういうことですか？

🐶 オロナミンCには大量のビタミン類が含まれとるわけやけど、ビタミンの中でもビタミンB群に黄色を呈するものが含まれとってな、余分な水溶性ビタミンは尿から排泄される、その影響やろな。

👦 へ〜、そうなんだ。

🐶 次に、**尿の濁り**は感染症が原因の一つに考えられるな。具体的には膀胱炎や腎盂炎、それから性感染症なんかもあるわな。

あと、タンパクも重要ね。**一日の尿タンパク総量は150mg以下なの**だけど、それより多い状態を**タンパク尿**というのね。糸球体腎炎やネフローゼ症候群などが原因となるわね。

最後に一ついいですか？　なぜ糖尿病患者さんは頻尿になるのでしょう。

糖尿病患者はたいてい常に血糖値が高い。ちゅうことは、糖（グルコース）が腎臓で大量に濾過される。グルコースが水を引き込む力を発生させるから、<u>濾液が通る尿細管側の浸透圧が通常よりも高くなるわけや</u>。するとやな、本来原尿に含まれる水分がどんどん血液側に再吸収されて尿量が調節されるはずやけど、原尿側の浸透圧が高いと、水分の**再吸収量が抑制**されるってわけや（**図6.2-1**）。

あ〜、なるほど。だから結果的に尿量が多くなるわけだ。

これは、**高浸透圧利尿**って現象ね。

今回はいろいろ勉強になったな。やっぱりつくづく思うけど、腎臓ってホンマに大事な臓器や。なんちゅうても体内に発生した老廃物を除去、さらに余分な水分やミネラルも排除してくれるわけやからな。

納得です！　今日もためになるお話、ありがとうございました！

図 6.2-1　高浸透圧利尿

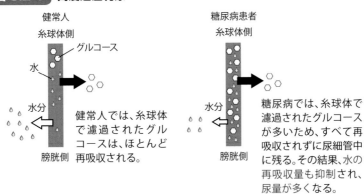

健常人
糸球体側
グルコース
水
水分
膀胱側
健常人では、糸球体で濾過されたグルコースは、ほとんど再吸収される。

糖尿病患者
糸球体側
水分
膀胱側
糖尿病では、糸球体で濾過されたグルコースが多いため、すべて再吸収されずに尿細管中に残る。その結果、水の再吸収量も抑制され、尿量が多くなる。

尿

- ☑ 腎臓は血液を濾過し、尿を産生する。
- ☑ 腎機能を評価するための指標として、糸球体濾過量（GFR）と腎血漿流量（RPF）が用いられる。
- ☑ クリアランスは、腎臓による血中のある物質の排泄機能のことを指し、以下の式で表される。

$$クリアランス = \frac{（尿中のある物質Xの濃度 × 単位時間あたりの尿量）}{血漿中のある物質Xの濃度}$$

＊単位時間というのは1分間で表される

- ☑ 糸球体濾過量の算出にクレアチニンクリアランス（Ccr）が多く用いられ、基準値は約100mL/分である。
- ☑ Ccr≒GFRのため、より正確にはイヌリンクリアランスが用いられることがある。
- ☑ 腎血漿流量の算出にパラアミノ馬尿酸クリアランスが用いられ、基準値は約550mL/分である。
- ☑ 一日の正常尿量は約1.5Lである。一日尿量が多い状態を「多尿」、少ない状態を「乏尿」、ほぼない状態を「無尿」という。
- ☑ 尿の性状（潜血の有無、濁り、粘性など）は、種々の疾患と関連する。
- ☑ 尿タンパク、尿糖、尿潜血はすべて異常である。

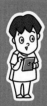

3　腎不全

もし腎機能が徐々に低下したら……

先生、最近つくづく思います。どうしてもっと1年生のときに解剖生理学を勉強しなかったのかって。

今頃気づいたんか?　それ、ずっとワシ言うとったで。で、なんで最近なんや?

いま実習で腎臓内科に配属されているのですが、腎機能が低下する病気ってホントにたくさんあって、その原因を理解しようと思うと、結局解剖生理学の知識がいるんです。

実習いうてもまだ現段階やと、それほど深く関わってへんと思うで。4年生になったら病気の原因だけやなく、治療の理解にも解剖生理学の知識がいるっちゅうことに気付くと思うわ。せやから、今の時点でそれに気付いてよかったやん。

そうよ。4年生の国家試験前に解剖生理学の重要性にやっと気付く学生もいるくらいだから、今のうちにしっかり勉強しておくことが賢明よ。

確かに。ありがとうございます。

でね、先生、**腎不全**ってあるじゃないですか?　これはどうも病名というよりは、腎臓の機能の状態を指している用語のような気がするのですが、その理解で合ってますか?

おうとる。

腎不全に限らないわ。肝不全、心不全、呼吸不全、多臓器不全、免疫不全など、不全がつく用語はたくさんあるわ。これらは、いわゆ

る「不完全（完全ではない）」という意味ね。つまり、臓器や組織が本来もつ機能を100％としたら、それよりも低い状態を意味するの。不全の程度は、その患者さんが抱える疾患の重症度によって変わってくるのね。ほとんど機能していない場合もあれば、若干の機能低下の場合もあるの。だから、腎不全というと、重症度はわからないけど、腎臓の機能が完全な状態ではないという意味で使われるのよ。

せやな。だから、医療者はなんとかしてその患者さんの病状の悪化や進行を食い止めようと努力する。ただ、腎不全の場合、急性と慢性があるんやけど、**慢性腎不全**と診断されたら基本的にはもう回復が見込めんのや。残念なことに。

あっ、その慢性っていう用語、これは病理学で出てきたと思うのですが、確か、「ずっと続く」という意味ですね。

そや。急性というのは一般には数時間から数日っていう意味やけど、慢性は数か月から数年かけてじわじわっと進行するイメージやな。ただ、**急性腎不全**の場合は原因や重症度にもよるけど、適切な治療をすれば回復することもあるんや。

急性と慢性では全然違いますね。

急性腎不全・慢性腎不全

そういうこっちゃ。ほな、せっかくやから、急性腎不全と慢性腎不全についての代表的な原因疾患を見ていくとするかな。

　悪いけど、坂本さんお願いできるかな。

かしこまりました。

急性腎不全

まず、**急性腎不全**だけど、おおよそその定義は「急速な腎機能低下によって体液の恒常性が維持できなくなった状態」とされていて、**尿毒症症状**や**高窒素血症**などの検査値異常、それから**乏尿**も場合によっては出ることがあるの。

😊 で、これらは適切な治療によって回復することもあるわけですよね？

😈 そういうこっちゃな。ただし、急性ということもあって素早い診断と原因の解明、そして原因の除去・治療が行われる必要があるのは言うまでもないけどな。

😊 了解です。ところで、急性腎不全になる原因って何があるのでしょうか？

👩 原因は大きく分けて3つ、①腎臓そのものの障害（**腎性**）、②腎臓へ流れる血液量の著減（**腎前性**）、③腎臓から先を流れる尿路の閉塞などの異常（**腎後性**）に分かれるわ。

😊 腎前性と腎後性というのはなんとなく分かりますが、腎性というのはどういうものですか？

👩 例えば、**自己免疫疾患による腎障害、薬剤や造影剤などの腎毒性物質による尿細管障害（急性尿細管壊死）**なんかが重要ね。

😊 なんか恐ろしいですね。確かに薬の副作用の注意書に腎毒性ってよく目にします。

🐶 せやせや、急性腎不全やったら、あのことも言うとかなアカンな。

👩 先生、HUSでしょうか？

🐶 せや。さすが坂本さん。

　　以前（1996年）、日本ですごく問題となった感染症で、**病原性大腸菌O-157**による**溶血性尿毒症症候群**というのがあったんや。HUSというのは、この長い病名を略した言い方やな。

👩 確か、時の厚生大臣がかいわれ大根をテレビの前で食べて見せるっていうのがありましたね。懐かしいわ。

🐶 せやったな。えっとな、当時、その病原性大腸菌っていうのが一体どこに潜伏しとるんか、何が感染源なんか当初はわからんかったんや。で、一時「かいわれ大根」が原因とちゃうか？って言われたことがあって、かいわれ大根の生産者がえらい風評被害受けてもうてな。それで当時の衛生法規の最高責任者である厚生大臣が会見開いて皆の前で食べて、潔白を国民に訴えたっちゅう話やな。

そんなことがあったのですね。それで、この感染症がなぜ急性腎不全を起こすのですか？

この細菌から出される**ベロ毒素**っていうのがあってな。それが赤血球を破壊（溶血）したり腎臓の糸球体や細動脈の血管内皮細胞に障害を与えることで急激な腎不全が起こるんや。現在では、生肉、井戸水なんかが感染源と言われとる。この疾患は重篤な場合には致死性となることもあるから、決して軽視できん要注意疾患や。今でもたまに感染のニュースは耳にするからな。

生肉は気をつけないといけませんね。あと加熱不十分とか。僕、焼き肉屋行ったら必ず生肉を取る箸と焼けた肉を口に運ぶ箸を分けてます。でないと、生肉触った直後の生菌が口に入ったらいやじゃないですか。

とてもいい心がけね。それでこそ医療従事者よ。

ありがとうございます。

慢性腎不全

では、慢性腎不全というのはどういう病態ですか？

これはすごく多岐に渡るわね。まず、**慢性腎不全**という病態の定義だけど、「数か月～数年の経過で腎機能が徐々に低下し、最終的には末期腎不全に至り、生体の恒常性維持が不可能になる病態」とされているわ。

……。とっても悪そうな雰囲気だけど、具体的にどう悪いのかはイメージできないですね。

前回勉強した糸球体濾過量（GFR）という腎機能の程度を表す数値があったでしょ。慢性腎不全は**GFRが50mL/分以下**（基準値は100mL/分以上）か、あるいは**血清クレアチニン値（Cre）が2.0mg/dL以上**（基準正常値は1.0mg/dL未満）が持続する病態で、不可逆的な腎機能障害なの。

クレアチニン…そういえば実習中にすごくよく耳にしました。

クレアチニンは、解剖生理学でも必須の知識や。これは、元は筋肉

細胞から排出される老廃物でな、腎臓によってゴミとして尿中に排泄される。尿細管から再吸収も分泌もされへんことは前回説明したわな（p.180）。ほんで腎機能の低下によって排泄機能が弱まると体内のクレアチニンの量がだんだんと増えてくるわけや。

あくまでも目安なのだけど、クレアチニンの値と腎臓の残存機能をある程度予測する方法があるの。例えば、クレアチニンの値が「5.0mg/dL」だとするわね。そこで、この値の逆数をとるの。

ということは、1/5ですか？

そうね。1/5というのはつまり0.2じゃない？　これを%に変換したら？

2%？

ほんまかいな！

すみません、20%です（汗）。

そうよ。つまり、その患者さんの腎不全の状態（残存する腎臓の機能）は約20%ということになるの。これは教科書的ではないものの、臨床ではある程度病状を反映する目安に用いられるのよ。

なるほど。そのように数字で表すとすごくわかりやすいですね。では坂本先生、慢性腎不全の原因疾患というのは？

今の日本で最も多い慢性腎不全の原因疾患は「糖尿病」なの。

やっぱり…。

末期腎不全になると、積極的治療方法がなく透析を余儀なくされるわけだけど、2015年の透析新規導入患者の原因疾患第1位は**糖尿病性腎症**なの。なんと、その割合は43.7%もあるわ。

恐ろしく高い数値ですね。

せやな。以前は、現在第2位の慢性糸球体腎炎が一番多かったんや。それが今では完全に逆転してもうた。糖尿病いうても、その原因はいろいろやけど、やっぱり現代の日本人の生活習慣それから高齢化が大きく影響しているのは間違いないやろな。

納得せざるを得ませんね。

ちなみに、**慢性糸球体腎炎**は全体の16.9%、それに続くのは**腎硬**

化症の14.2％よ。

🐶 慢性糸球体腎炎もいろいろな病型があってな。**IgA腎症、微小変化群、巣状分節性糸球体硬化症、膜性腎症、膜性増殖性糸球体腎炎**とまあぎょうさんあるんや。

👧 この中で最も予後が悪いといわれているのが、**膜性増殖性糸球体腎炎（MPGN）**よ。

👦 どうしてこうもたくさんの病気があるのでしょう？

👧 さっき挙がった慢性糸球体腎炎はすべて**自己免疫が原因の疾患（自己免疫疾患）**なのだけど、その他にも**膠原病や感染症、薬剤性**の腎炎など様々なものがあるわ。

🐶 ほんまは治療のこととかも話したいところやけど、まあ解剖生理学の領域やからこれくらいでええやろう。基本的には原因に対する処置を適切に行うって考え方やな。

👦 ところで、慢性腎不全って進行性で不可逆的っておっしゃったじゃないですか？　すると、治療は最終的にはお手上げなのでしょうか。

🐶 進行を遅らせるために、（減塩などで）血圧コントロールしたり、過度な運動を控え、高カロリー低タンパク食の励行など腎臓病患者さんにとってごっつい苦痛な生活を送ってもらうんや。けど、非情にも病気は徐々に進行し、最終的には**末期腎不全**になってまうんや。

👧 そうなると、今の医療では**透析か腎移植**しか治療方法がないのよね……。

👦 いずれにしても患者さんや家族に多大な負担やストレスがのしかかりますね。

🐶 そういうこっちゃ。透析やと、一般には**血液透析**が行われるんやけど、これは週に3〜4回、1回の透析につき5時間くらいベッド上で安静にしてもらわんといかん。その上、血液を体外に出して濾過するため毎回腕の血管に針を穿刺する必要があるんや。これらは本当に患者さんにとって多大な苦痛、ストレス、負担、不自由を被ることなんや。

👧 移植に関してもそうね。他人から臓器をいただく「**献腎移植**」は何

年も待たないといけないからかなり難しい。幸い腎臓は2つあるから「**生体腎移植**」が可能なのだけど、日本移植学会倫理指針によると、提供者は原則親族（6親等以内の血族、3親等以内の姻族（配偶者側の親族））に限られるのね。

家族って、配偶者（妻または夫）も可能なのですか？ それだと血液型やHLAでしたっけ？ これらが異なる可能性がありますよね。

それが今の医学では可能なの。もちろんドナー（提供者）とレシピエント（受給者）の一定の条件および移植にまつわる前処置が必要なのだけどね。

医学の進歩はごっついからな。せやけど、たとえ家族といえども、ちゅうか家族やからこそ、臓器提供者っちゅうんは2個ある腎臓の片方がなくなるわけやから、今の日本の長い平均余命を考えたら決してたやすい決断やないわな。ましてや腎臓を摘出する手術自体も絶対安全とは言いきれんし。

そっ、そうですね……。

臓器移植を受けた患者側も、拒絶反応を抑えるために移植後ずっと免疫抑制剤を内服せなあかん。ちゅうことは感染症にも気を付けなあかんってこっちゃな。せやけど根本的に命に代えられんことも直視せないかん。ホンマに難しいデリケートな問題や。

そうですね。あ〜〜、僕、看護師って病気とその治療方法や看護的ケアのことだけを学べばいいと思っていましたが、今お聞きした、"答えのない問題"とでも言えばいいのでしょうか？ それらに対し、どのように患者さんや家族さんと向き合っていくか、そういったこともすごく大切なんだなと思いました。

せやな。いろいろ分かってくれたみたいやな。今日はこのくらいにしとこかな。

まとめやで！

腎不全

- ☑ 腎不全とは、腎機能が低下し体内の恒常性維持に支障をきたした状態である。
- ☑ 腎不全には、急性腎不全と慢性腎不全がある。
- ☑ 急性腎不全は、原因によって、腎性、腎前性、腎後性に分けられ、適切な治療をすれば回復することもある。
- ☑ 慢性腎不全とは、徐々に腎機能が低下する不可逆的な病態である。
- ☑ 慢性腎不全の原因で最も多いのは、糖尿病、次いで慢性糸球体腎炎である。
- ☑ 末期腎不全になると、透析治療または腎移植が必要となる。
- ☑ 慢性腎不全の病態の進行を遅らせるために、食事療法が励行される。

4 酸塩基平衡

血漿（血液）のpHはどうやって正常に
保たれるの？

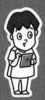

先生！　僕自信があります！

何がや？　突然。

ほとんどの医療系学生が「酸塩基平衡」のところで、もがき苦しん
でいます！　僕、医療系学生の代表として、そのことを声を大にして
言いたい！

ん？　で、それがどないしたんや？

はい。きっと、この『ほんまかいな！』で「酸塩基平衡」の説明が
なされることを期待している読者が多いと思うのです！　ですのでぜ
ひご説明を！

ご丁寧に読者代表の意見言うてくれておおきに。ちゅうか、浜田君
はどないなんや？　さんえんきへいこう。

えっ？　ぼ、僕ですか？　僕はそりゃあ大丈夫ですよ！

ホンマか？　ほな、呼吸器の換気能が低下したらアシドーシス or
アルカローシスどっちになりやすい？

あっ、あるかとーしす、でしょうか。

なんやそれ！　大したことないやんか！　やっぱり浜田君もその酸塩
基平衡わかりませんグループの団長やな。

はい。ウソつきました。僕もその説明を受けたい一番の学生です！

素直に最初からそう言うたらええのに…。そのせいで上10行ほど無
駄になってもうたがな。

すみません。

🐶 ほな、まずはな。正常値、つまりワシらの血漿pHの正常値はいくつや？

👦 それは大丈夫です。「7.35〜7.45」です。

🐶 よっしゃ。ちなみに「7.4±0.05」と表記してもええな。ほな次聞くで、なんでこんな狭いpH域に厳密に調節される必要があるわけや？

👧 根本的な設問ですね。

👦 えっ？　それはですね、きっとですね、それが一番体にとっていいからです。

🐶 なんじゃその子どもみたいな回答。pHもそうやけど、体温もワシらは大体37℃に調節されているわな？

　これはな、体内で起こる化学反応を仲介するめっちゃ重要なタンパク質、つまり**酵素**、酵素の活性が一番高いpHや温度っていうのが決まっとるから、体内で厳密に調節されとるわけや。『**なんでやねん！（p.72）**』でも酵素の特徴「**基質特異性**」「**最適温度**」「**最適pH**」は勉強したで。

👦 そうでした、そうでした。だから、かなりの高熱が続いたらヤバイわけだ。

👧 そうね。これを体内の**恒常性（ホメオスタシス）**っていうのよ。

🐶 よっしゃ、ほな次。どないしてこんな狭いpH域に調節できるのか、その仕掛けについて知っとかなアカンな。

👦 確かに、そこは気になりますね。

🐶 そこで出てくる重要な概念が「**緩衝作用**」ちゅうやつや。

👦 ヤバイ！　頭が痛くなってきました。

👧 「緩衝」って漢字に注目してね。「衝撃（衝突）を緩やかにする」っていう意味でしょ？　つまり、「緩衝作用」って、酸や塩基などpHを乱す物質が入ってきても（衝撃）その影響を最小限に（緩やかに）する作用のことをいうのね。

😊 へ～、そうなんですか。クッションみたいですね。

🐶 よっしゃ、ほな、実際ワシらの体内でどんな感じで緩衝作用が発揮されとるか、そこを勉強せなアカンな。緩衝作用をもたらす仕組みに関する役者は「**重炭酸イオン系**」「**リン酸イオン系**」「**ヘモグロビン系**」といろいろあるけど、大事なのは「**重炭酸イオン系**」や。

😮 重炭酸イオンというのは確か、HCO_3^- でしたね。

👓 そうね。**炭酸水素イオン**ともいうわね。

🐶 この重炭酸イオンはどないしてできるか、ええか、今から化学式が出てくるで。

😊 はっ、はい（唾をゴクリ）。

🐶 登場人物は単純や。二酸化炭素（CO_2）、それから水（H_2O）やな。

🐶 はい。そこはOKです。

🐶 この2つはな、血液中の酵素（特に赤血球内の**炭酸脱水酵素**）の仲介によって、**炭酸**になりよるんや。「$CO_2 + H_2O \rightleftarrows H_2CO_3$」やな。

👓 「H_2CO_3」が**炭酸**ね。CO_2とH_2Oが結び付いただけのもの。Hが2つ、Cが1つ、Oが3つと**反応前後で元素数が合う**でしょ。

😮 なるほど。

🐶 で、この酵素は次の反応も仲介する。つまり、「炭酸→重炭酸イオンと水素イオン」やな。ここでHCO_3^-が出てくるわけや。

👓 化学反応式で書けば、「$H_2CO_3 \rightleftarrows HCO_3^- + H^+$」ね。上の式とまとめると、

「$CO_2 + H_2O \rightleftarrows H_2CO_3 \rightleftarrows HCO_3^- + H^+$」（これをA式とここでは呼ぶ）となるわね。

😊 「$\rightleftarrows$」ってどういう意味ですか？

🐶 そのときの状態によって「←」となったり「→」となったり、つまりどっちの反応も起こるってこっちゃ。

😮 どういうことでしょ？

👓 例えば、CO_2が通常よりも多くなった場合、それを下げるために

H_2Oと結びついてH_2CO_3になる反応が促進されるのよ。"下げるために"という擬人化した表現を使ったけど、CO_2という反応材料が多くなれば、H_2Oと結びつく確率が"必然的に"高くなるわけだけどね。

なるほど。そうすれば「→」向きの反応が促進されるわけだ。すると、もしCO_2が通常よりも少なくなったら、それを補うために「←」向きの反応が促進されるのですね。

そういうことよ。左右の偏りを正してバランスを整え一見静止した状態が「平衡」ね。もちろん「H^+」（酸）の増減が起こっても同じようにこのような緩衝作用が働くってわけね。

つまり、ある物質が極端に増加しても、それを緩和させ、他との量的なバランスを保持する仕組みが「緩衝作用」ちゅうわけやな。

pHとは

よっしゃ。深まってきたところでめっちゃ重要なこと。そもそもpHの値は何で決まるんや？

……。

ここはとても大切よ。pHはその溶液のH^+の濃度で定まるのよ。ちなみに、［H^+］という風にカッコ［x］を使うと「xの濃度」という意味になるのよ。

濃度？

せや。濃度っていうても通常はめちゃくちゃ低濃度やから、指数で表される。例えば、［H^+］＝$1×10^{-10}$ mol/Lってな感じやな。

単位はmol/Lね。だからこれは「1 かける 10のマイナス10乗。モル パー リットル」って読むの。つまり、1L（リットル）あたりH^+が何モル入っているかって意味ね。

で、pHは、「［H^+］の値の逆数に常用対数をかました数字」として定義されとる。

あ〜きっと、みんなそれ理解できないと思われます。

わかったわ。まず、逆数というのは分母と分子をひっくり返すこと。ここでは、マイナス10乗（$^{-10}$）のマイナスを取ればいいだけよ。

すると、1×10^{10}となりますね。

そう。その次に常用対数、つまり$\log_{10}$をつけるのね。すると、$\log_{10}1\times10^{10}$となるわね。「$1\times$」というのは結局あってもなくても同じ意味だから、$\log_{10}10^{10}$となるの。

どや、浜田君。高校のときに指数・対数計算っていうのやったやろ？この数字を簡単にしたらどないなる？

確か、乗数は前に出せるのでしたね。ということは、$10\times\log_{10}10$でしょうか。

そう。よく覚えてたわね。で、$\log_{10}10$というのは「10を何乗すれば10になるか」という意味だから、つまり「1」なのよね。だから、$10\times\log_{10}10$というのは、$10\times1=10$。だから、pHの値は「10」となるの。

なんだ、結局H^+の濃度の乗数がそのままpHの値になるってわけですね。

そういうこっちゃ。例えば、$[H^+]=1\times10^{-3}$ mol/LやったらpHは「3」やな。ただ、$1\times10^{-\bigcirc}$という形になってれば単純なんやけど、「10」の部分が10以外やったらこの単純化した考えは通用せえへん。そこは注意せないかんとこや。

　次に大事なことや。結局pHというのはH^+の濃度で決まるってことがわかった。H^+が増えれば増えるほど、当然$1\times10^{-\bigcirc}$は大きくなる。すると、○の中の数字は小さくなるわけや。

乗数にマイナスが付いているからですね。

せや。だから、H^+の濃度が高くなればなるほど、pHの値は低くなる。それに伴って酸性度が強くなるわけや。

　まとめると、**H^+が増加**すれば、$1\times10^{-\bigcirc}$も増加する（**○の数字は小さくなる**）、pHの値は小さくなり、**酸性度が高くなる**（**酸の強さが増す**）。そういうこっちゃ。

😮 酸と塩基（アルカリ）の境界はどこですか？

🐶 ナイスクエスチョンや！　それは中性のこと、つまりpHが「7」のときや。この数字を境に、**これより小さい数字が酸性**、**大きい数字が塩基性（アルカリ性）** となるわけや。

👧 ここ、すごくポイントよ。図で表すと次のようになるわね（**図6.4-1**）。酸性度はpHの数字が小さくなるほど強くなって、塩基性度はpHの数字が大きくなるほど強くなるの。**一番強い酸性のpH値は0、塩基性のそれは14ね**。とても大切よ。

😟 う〜〜ん、僕の頭ではかなり限界に達していますが、何となくわかります。

🐶 よっしゃ。ここで、アシドーシスとアルカローシスを理解しよか。アシドーシスというのは、酸＝アシッド（acid）からきとる。アルカローシスというのはアルカリ（alkaline）からきとる。だから、最初に出てきた正常値から異常に酸性側に傾いた状態つまり7.35未満を「アシドーシス」、逆に塩基性側に傾いた状態つまり7.45より高い状態を「アルカローシス」っていうんや。

😊 なるほど、なるほど。分かってきたぞ。

図 6.4-1 **酸性と塩基性**

pH	0	1	2	…	7	…	12	13	14
$[H^+]$	1	10^{-1}	10^{-2}	…	10^{-7}	…	10^{-12}	10^{-13}	10^{-14}
$[OH^-]$	10^{-14}	10^{-13}	10^{-12}	…	10^{-7}	…	10^{-2}	10^{-1}	1
$[H^+ \times OH^-]$	10^{-14}	10^{-14}	10^{-14}	…	10^{-14}	…	10^{-14}	10^{-14}	10^{-14}
液性	酸性 ←			中性		→	塩基性（アルカリ性）		
血漿 pH	アシドーシス			正常 7.35 7.45		アルカローシス			

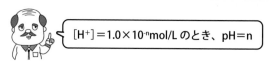

$[H^+]=1.0 \times 10^{-n}mol/L$ のとき、pH＝n

アシドーシス、アルカローシスの病態

ほな、なんでそういうことが起こるんかや。病態は4つ。

知ってます!　①呼吸性アシドーシス、②呼吸性アルカローシス、③代謝性アシドーシス、④代謝性アルカローシスですね。

せや。いよいよ仕上げに近づいてきたな。まず①**呼吸性アシドーシス**や。

呼吸が原因のアシドーシスっていう意味ね。もし、呼吸器に異常があって換気能が低下しているとしたら?

うまく呼気を吐き出せないから、きっと、体内のCO_2がだんだんと増加すると思います。

せや。ほな、pHはどないなるやろか?

CO_2が増加すれば、水H_2Oと反応して、先に挙げた式(A式)の右側(→)の反応が促進します。

すると、結果的にH^+が増加するわね?

はい。「$CO_2 + H_2O \rightarrow H_2CO_3 \rightarrow HCO_3^- + H^+$」ですから$H^+$が**増加**します。

すると、体内のpHはどうなる?

H^+が増加するということは、酸性に偏り、pHが低下します。

せや!　理解できたみたいやな!　これが、呼吸性アシドーシスやな。

なるほど!　わかりやすい!!　では先生、②**呼吸性アルカローシス**はどういう病態ですか?

呼吸運動が抑制されることの逆を考えたらええわけや。つまり、呼吸運動促進や。

過換気症候群とかがその具体例ね。

確か、この呼吸発作は若い女性に多いのでしたね。

せや。国家試験でもよう出とるな。

　過換気っていうのは、呼気を出しすぎてまう、つまり、体内のCO_2が出すぎてまう。そうすると、A式はどうなると思う?

減ったCO_2を埋め合わせるために左向き（←）の反応が促進しますね。つまり、「$CO_2 + H_2O \leftarrow H_2CO_3 \leftarrow HCO_3^- + H^+$」でしょうか。

せや。これはつまり、**H^+が消費される**ことで**減少**するわけや。ほんで、さっきの酸性の逆、**塩基性（アルカリ性）**になるわけやな。

酸（H^+）と塩基（OH^-）の総数（著者注：正確には両者の積（掛け算））は一定（1×10^{-14}）だから酸が減ると必然的に塩基が増えるのね。

ガッテンです！　では先生、代謝性のアシドーシス・アルカローシスの病態と原因は何ですか？

まず③**代謝性アシドーシス**やけど、これは体内の代謝システムの異常によって**酸性物質が蓄積**してまうことが原因なんや。**糖尿病、腎不全**がめっちゃ重要な原因疾患の例やな。

どうしてそれらがアシドーシスを引き起こすのでしょう？

糖尿病っちゅうのは、ぶっちゃけグルコースを燃料として細胞のATPを作る機構が著しく低下する。せやから、否応なしに脂質を燃やすわけや。それはそれで燃料としては使える。ほんでもな、脂ばっか燃やしとったらどうしても厄介者が出てきよる。それが「**ケトン体**」ちゅうやっちゃ。

その厄介者が体内に蓄積してしまうのよ。「ケトン体」っていうのは、**アセトン、アセト酢酸、ヒドロキシ酪酸**を総称した用語なのだけど、後ろ2つの物質名に「酸」が付いてるでしょ？　これらはいみじくも**酸性物質**なのね。

なるほど。だから糖尿病が進行すればケトン体つまり**酸性物質が増加**してアシドーシスになるわけだ。

　では腎不全が原因というのはなぜですか？

腎臓の機能の一つに、「分泌」っていうのがあったわな。

あっ、先生のおもしろいたとえ話、おもちゃ箱の話だ！　『なんでやねん！（p.212）』で習いました！

せやったかいな。で、腎臓は体内の**余分なH⁺を分泌機能によって排泄**し、尿の成分として体外に出すっちゅう機構がある。もし腎不全になったら、その機構が低下するから酸つまりH⁺を体の外に出す機能も低下するってわけや。

だから、酸性に偏ってしまうわけですね。

せや。それが、アシドーシスやな。

理解しました。では先生、④**代謝性アルカローシス**はどういう病態でしょ?

まず、この原因は、例えば**過度な嘔吐**というのが挙げられるな。

あっ、わかった! 嘔吐物には少なからず胃液、つまり胃酸が含まれます。すると体内の**酸の喪失**によって体がアルカリに偏ってしまうってわけですね。

そういうこっちゃ。

あと、④の原因には**低カリウム血症**もあるのよ。血中のカリウム（K⁺）の低下によって細胞内のカリウムが血中に出るのだけど、そのかわりに血中のH⁺が細胞内に入るの。つまり、血中の酸（H⁺）の喪失によってアルカリ性へシフトするのね。

なるほど。随分わかったような気がします。

代償

最後に、「**代償**」作用をおさえとこか。

大小?

ちゃう! 代償や。これはな、例えば、腎臓が悪くなって体が酸性に偏ってしもうたら、生体は呼吸運動を促進してなるべく二酸化炭素を追い出して酸の発生を極力抑えようとするんや。そうやってできるだけpHの異常を最小限度に食い止めてやろうという体内の恒常性維持反応のことやな。逆に、呼吸器がアカンかったら腎臓が頑張って酸性状態を正そうとする。もちろんアルカリ性への反応もそうや。

代償作用は臨床において特に重要ね。体の一部に機能低下が起こっ

CHAPTER
6
泌尿器 ― 4 酸塩基平衡

てもまた別の場所がカバーしてなんとか恒常性を維持しようとするの。

へ〜、やっぱり人体はうまくなっていますね。でも、できたら代償は一時的なものにしておきたいです。ずっとカバーし続けるのは難しそう。

おっ、なかなかセンスが養われてきたようやな。浜田君の言うとおりや。

先生、肝臓がダメになったらどの臓器も肝臓の代償役にはなれませんよ。

わかっとるわ。酒はワシの生きがいや。でも、おおきに浜田君、気遣ってくれて。

まとめやで！

酸塩基平衡

☑ ヒトの血漿pHの正常範囲は7.35〜7.45である。

☑ pHの維持には、重炭酸イオン系、リン酸イオン系、ヘモグロビン系などの緩衝系が重要である。

☑ 重炭酸イオン系の平衡式は、「$CO_2 + H_2O \rightleftarrows H_2CO_3 \rightleftarrows HCO_3^- + H^+$」である。

☑ 上の平衡式によると、多少のH^+の増減が起こっても、その影響（pH）が最小限にとどめられる（緩衝作用）。

☑ pHは水素イオン（H^+）濃度で決まる。

☑ 血漿pHが7.35よりも低い状態をアシドーシス、7.45よりも高い状態をアルカローシスという。

☑ 血漿pHの異常は、その原因によって、呼吸性アシドーシス、呼吸性アルカローシス、代謝性アシドーシス、代謝性アルカローシスに大別される。

第7章
神経系

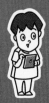

1 神経伝達物質

うつ病は神経の情報伝達の病気！

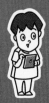先生、先週の実習で患者さんと話をしているとき、「精神科の薬を飲んでる」って言われました。たまたま受け持った2人の患者さんが、2人とも精神科の内服薬を服薬されていました。おふたりの話を聞いていると、あまり精神科の病気のような感じがしなかったです。

病名は何て言うてはったか覚えてるか？

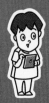確か、統合失調症とうつ病っておっしゃっていました。これまで精神科の病気はなんか近寄りがたかったんですけど、案外身近にあるんだなって思いましたね。

せやな、昨今の激しい競争社会やからな、無理ないわな。まぁでも、精神科の薬も日進月歩でどんどんいい薬が出てきとるしな。

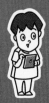薬が精神にも効くってなんか不思議ですね。精神科は薬理学が特に重要ってことがよくわかります！

いやいや、精神科の疾患はもちろん薬理も大事やけど、その前に、解剖生理学も大事や。統合失調症にしても、うつ病にしても、その機序や治療は解剖生理学的な仕組みの理解が必須やしな。

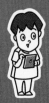統合失調症はとても複雑ね。この疾患は元々その人が備えていた脆弱性にストレスなど後天的な要素が加わることで発症すると現在では考えられているわ。なんと100人に約1人という高率でみられる精神疾患よ。

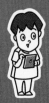僕も少し調べたのですが、症状は様々ですね。人間の精神活動って本当に奥が深く複雑だなって思います。

うつ病

- 🐶 統合失調症の原因はかなり複雑やから、とりあえず今日はうつ病を先に勉強しよか。

- 👧 うつ病も発症時期は広範囲だけど、近年特に高齢者での発症が増加傾向にあるらしいわよ。

- 🧑 うつ病…ですか…僕もよく試験前に気分が落ち込むことがあるんですが…うつ病なんですかね？

- 🐶 「気分の落ち込み」や「悲しみ」とは違うんや。うつ病もきちんとした診断基準があるんやけど、今日は解剖学の勉強や。特にうつ病の薬が、「人間の体の構造でどこに効くのか」を勉強してほしいな。

- 🧑 えっ？　うつ病の薬って、人間の心に何となく効いている感じではないのですか？

- 🐶 そんないい加減なことあるかいな！　いやしくも病院で処方されている内服薬なんやさかい、ちゃんとターゲットとなる構造物がある。つまり、薬を内服して、腸管から吸収され、血液中に入ってからターゲットとなる臓器や臓器系まで辿り着いて薬効をもたらすんんや。

  ほな、うつ病の薬はどの臓器系をターゲットにしとる？

- 🧑 うーん。この章では「神経」を勉強しているから、きっと「神経系」ですね。

- 🐶 せやな、ただ、神経系いうても人間の体の中に神経はぎょうさんある。神経系の分類の話、覚えとるか？

- 🧑 はっ、はい。『なんでやねん！（p.230）』で習ったとおり、**中枢神経系**と**末梢神経系**がありまして、中枢神経系は脳と脊髄といった比較的体の中心にあるものです。

- 🐶 よっしゃ。で、末梢神経は**脳神経**と**脊髄神経**に分かれるんやったな。ほんでな、うつ病の薬が効くんは基本的に「中枢神経系」の脳内の神経細胞に対してなんや。

- 🧑 へぇ〜、すごい。薬効は細胞レベルなんですね。神経細胞はイメー

ジできます。『なんでやねん！（p.224）』で習いました。神経は自ら電気的興奮（インパルス）を発生させ、それを末梢組織や中枢に伝える役割を担っているんでしたね。

よう覚えとった。おかげで今日のワシの話も進めやすくなるわ。ただ、今日注目すべきは、**神経細胞と神経細胞の接続の部分**の話なんや。

接続？

せや、例えば人間は一人で生きていけへんのとおんなじで、神経細胞もピンでは仕事ができん。神経細胞は他の神経細胞とつながってネットワークを形成して生きとるんや。この接続はめちゃくちゃ重要や。

確か、神経細胞は、長いヒモのような構造と、細胞体から細く伸びる短いタコ足みたいな構造がありましたよね。

変なたとえやけど、まあそんな感じや。

長いヒモを**軸索**、短いタコ足を**樹状突起**っていうのよ。軸索は神経によって長さがまちまちなのだけど、末端部分を「**終末（神経終末）**」といって、他の神経細胞の樹状突起に接する形で連絡するの。この部位を「**シナプス**」と呼んでいるわ。ちなみに、1つの神経細胞がもつ樹状突起は何千もあると言われているの。だから、神経同士のシナプスやそれに伴うネットワークはもはや天文学的な数なのね。

神経伝達

このシナプスこそが今日のテーマやな。

なるほど。神経細胞が存在できる数は物理的にも限りがあるから、このような無限大のネットワークによって高次の処理が可能になるってわけですね。

おっ理解しとるやんか。

ほな、最初にいくつか押さえときたい用語がある。神経の興奮が軸索を通って末端（終末）まで来たとする。そしたら？

次は、シナプスを超えて隣の神経に興奮を伝えないといけませんね。

せや。ここで、神経細胞から別の神経細胞に情報が伝わることを「**神経伝達**」っていうんや。

別に「へ〜」って感じですが…。

先生は、神経伝導と神経伝達をしっかり区別しなさいっておっしゃっているのよ。

そっか！　神経細胞の興奮が軸索内を伝わっていくことが「神経伝導」で、その情報がシナプスを経由して別の神経に伝わることを「神経伝達」っていうわけですね（**図7.1-1**）。びみょう〜〜〜！！

「伝達」と「伝導」、用語の違いに注意してね。

今日の勉強はその「伝達」の方や。情報を送る側の神経細胞はシナプス前細胞といい、情報を受け取る側の神経細胞は**シナプス後細胞**という。

確か、「伝導」は活動電位という電気が末端まで伝わっていく現象ですが、「伝達」も電気が伝わるのですか？

図 **7.1-1**　神経伝達

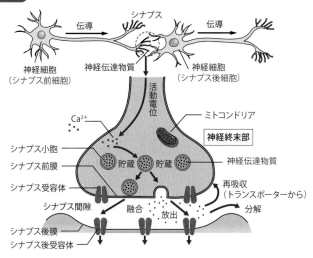

（増田敦子．"調節する：シナプスでのバトンタッチ"．新訂版　解剖生理をおもしろく学ぶ．東京，サイオ出版，2015，155-6．より転載）

🐶 ありがとう、よう間違えてくれた。そこや、そこがポイントや。うつ病の薬はまさにこのシナプスに効くもんやから、もし、シナプスでの神経伝達が電気的に起こるもんやったら、薬も電気に関するものにせないかん。

🐶 それはさすがに無理っぽいですね。

🐶 せやな。「神経伝達」は物質の受け渡しによって行われるんや。

🐶 その物質のことを「神経伝達物質」っていうのね。

🐶 けっこうそのまんまのネーミングですね。

🐶 シナプス前細胞の終末にこの神経伝達物質が蓄えられとる。で、活動電位（興奮）が軸索を通り、終末まで来ると！！！

🐶 来ると！！？

🐶 神経伝達物質のシャワーや。

🐶 え？

🐶 要するに、**シナプス前細胞から神経伝達物質が放出されてシナプス後細胞にそれを浴びさせるの。** 向かい合った神経終末末端と樹状突起末端の間はほんのちょっとした**隙間**があって（シナプス間隙：距離としては20nm）、その空間が神経伝達物質の移動が起こるスペースね。神経伝達物質を受けたシナプス後細胞はこうして興奮（電気信号の発生）し、再び伸びた軸索へと興奮伝導が起こるの。

🐶 なるほど、なるほど。すると薬効を考えると、その神経伝達物質がどうやって伝達を起こすのか、その仕組みをもう少し勉強しないといけませんね。

🐶 （珍しく前向きやな？）そのとおりや。シナプス前終末にはシナプス小胞という膜に包まれた袋があって、**この中に神経伝達物質が貯蔵**されとる。活動電位がシナプス前細胞の終末まで達すると、そのシナプス小胞が軸索の端っこの膜まで移動して**膜同士が融合**しよる。するとシナプス小胞の中身が細胞外空間にむき出しになるから中に貯蔵されとった神経伝達物質がシナプス間隙へ放出（リリース）されるってわけやな。

この膜融合には**カルシウムイオン（Ca²⁺）の流入が必要**ってことも重要よ。

それからその神経伝達物質はシナプス間隙を移動し、シナプス後細胞の表面にある受容体（レセプター）にくっつく。

それでめでたし、めでたしですね。

まだめでたしちゃう！

どっ、どういう意味ですか？

これで終わりやない。実は、**神経伝達物質の回収機構**があるんや。

どういうことですか？

神経伝達物質はありすぎてもアカンし、ずっと受容体にくっつきっぱなし（継続刺激）も困る。神経がギンギンになって興奮しすぎることになってまうさかいな。

確かに、夜にギンギンになりすぎても困りますもんね。

せやろ！　ワシも困る。って、ほんまかいな！
　で、シナプス前終末には**トランスポーター**（再取り込み口）という部位があって、放出された神経伝達物質を再び取り込み（**再吸収**）、シナプス小胞に充填するんや（**図7.1-1**）。すごいやろ！

スゴイ！　リサイクル効果もありそう。で、それがうつ病の薬とどういう関係が？

神経伝達物質の種類

ワシも疲れてきたから、うつ病の薬の話をして〆よう。ここからは神経伝達物質の種類の勉強や。

えっ！　神経伝達物質って一つじゃないのですか？

なんちゅうおめでたい考えや。全部合わせると数十種類以上もあるといわれとる。でも心配せんでええ、今の時点で重要になっとる数種類だけに絞るさかい。

ありがとうございます！！

神経伝達物質は大きく分類すると代表的なものは以下の4つよ。

1. アミノ酸類：グルタミン酸、γ-アミノ酪酸（GABA）、アスパラギン酸、グリシンなど
2. アセチルコリン
3. モノアミン類：ノルアドレナリン、ドーパミン（「ドパミン」ともいう）、セロトニン、ヒスタミン
4. ポリペプチド類：エンケファリン、エンドルフィン、バソプレシン、ソマトスタチン、ニューロテンシンなど多数

聞いたことがあるような、ないような物質ですね。アセチルコリンは神経と筋の接合部で分泌されるって『なんでやねん！（p.345）』で習いました。

そうね。ちなみに、これらの中には**抑制性伝達物質**というのもあって、例えばγ-アミノ酪酸（GABA）は有名ね。シナプス後細胞がGABAを受け取ると、興奮がむしろ抑制される方向に働くのよ。

モノアミンってなんですか？

「モノmono」はギリシャ語由来で「1」を表す。ついでに「ジdi」は2、「トリtri」は3、これらは生化学でもよく使う表記やな。ちなみにモノレールは1本のレールで走る列車やな。せやから、モノアミンいうのはアミンが一つの化合物や。

では、アミンというのは？

アミンはアンモニアの水素を炭化水素残基で置換した化合物の総称のことよ。

それで、神経伝達物質の中で、うつ病と関連しているものはどれですか？

おっ、直球勝負で来たな。実は、<u>うつ病いうのは、神経伝達物質そのものの異常やなく、作用する**量が不足**しとることと関連があるんや。</u>

つまり、質ではなく量的異常ね。

うつ病は、脳内の神経伝達物質「セロトニン」「ノルアドレナリン」**が減ってまう病気**と考えられとる。そもそもこれらの物質は、精神の安定ややる気を起こさせたりする生理作用をもたらすから、減少した

ら無気力で憂うつな状態になってまうってわけやな。

ということは、うつ病の治療薬としては、神経伝達物質が増えるようにしたらいいわけですね。

せやな。でも直接増やすんは実は難しい。そこで、例えばSSRIという薬がある。

暗号みたいな名前ですが、略語でしょうか？

Selective Serotonin Reuptake Inhibitorsの略語で、日本語に直すと、**選択的セロトニン再取り込み阻害薬**よ。

さっき出てきた再利用するためのトランスポーターは覚えとるか？神経伝達物質のリサイクルに関わる分子やな。そもそも神経伝達物質っちゅうのは、放出された後、i）拡散によってどこかに消えてゆく、ii）受容体に結合する、iii）その辺にうろうろする、iv）トランスポーターによって回収される、のいずれかの経過をたどる。せやから、iv）**のシナプスに放出されたセロトニンの再吸収を阻害**することで、少なくともその経路による神経伝達物質の減少が抑えられるから、結果的に効果をもたらすセロトニンの量を増やすことができる、こないな作戦や。

間接的に増やすっていうわけですね。すごいですね、考えた人。
では、その他にも薬はあるのですか？

同様の作用を持つうつ病の薬（抗うつ薬）として、**SNRI**というのがある。

これも略語ですよね。

そうよ。Serotonin-Norepinephrine Reuptake Inhibitorsの略語で、さっきの薬はセロトニンに対してだけの作用だけど、この薬は**セロトニンとノルアドレナリンの再吸収を阻害**し、シナプス間隙における存在量を増加させることによって効果をもたらすの（**セロトニン・ノルアドレナリン再取込み阻害薬**）。その他にもいろいろ薬はあるのだけど、患者さんの病状を見ながらまさに匙加減で治療していくのよ。

211

うつ病患者さんは周りからの理解が得られんことも多く、結構つらい思いをされてる。軽い気持ちの励ましや応援は厳禁や。むしろしっかりと病気であることを自覚してもらって、ゆっくり休んでもらうのが一番なんや。

そうですね。看護師としてとても重要と思います。今日は薬理学で詳しく習う前に、シナプスの解剖生理学的な仕組みについて理解できてよかったです。やっぱり解剖生理学は、医学の基本中の基本ですね！

うまく締めてくれたな。おおきに！

まとめやで！

神経伝達物質

- ☑ 神経細胞は長い突起「軸索」と短い突起「樹状突起」を持ち、軸索末端は終末（神経終末）となる。
- ☑ 神経終末と他の神経の樹状突起はわずかなすき間を開けて接しており、この部分を「シナプス」という。
- ☑ 神経終末には神経伝達物質が含まれ、興奮が終末までくると神経伝達物質がシナプスへ放出される。
- ☑ 神経伝達物質は、他の神経細胞の受容体に結合し、効果を発揮させる。
- ☑ 役割を終えた神経伝達物質は速やかに処理（再吸収）される。
- ☑ 神経細胞内で情報が伝わることを「伝導」といい、ある神経細胞内の情報が他の神経細胞に伝わることを「伝達」という。
- ☑ ある種の神経系の疾患は、神経伝達物質の効果が低いまたは高くなることが原因となる。
- ☑ 神経系に作用するある種の薬物では、神経伝達物質の効果持続性に影響を及ぼすものが含まれる。

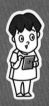

2　髄膜と頭部外傷

頭部外傷！
出血の場所は硬膜の内？　外？

🐶 浜田君は自転車に乗るとき、ヘルメットしてるか？　噂では毎朝かなり飛ばして自転車乗っとるらしいやんか。

😀 誰がそんなこと言ってたんですか？　いつも朝起きたら授業開始15分前ですから、急がざるを得ないんです。

🐶 なんでや？　もっと早く起きたらええやん。

😀 いつも夜遅くまで勉強してるんでつい…。

🐶 信用するかせんかは別として、ヘルメットはしといた方がええ。交通事故にあったら大変や。頭部外傷は重症化する可能性があるんや。

😀 いきなり脅かさないでくださいよ。じゃあ決まりですね。今日は頭部外傷について教えてくださ～い！

頭部外傷

🐶 おっしゃー。ここは多くの人が難しいと感じてるところやし、浜田君も頭部外傷について勉強したらヘルメットする気にもなるやろう。

😀 (なんか強引な気が…) 頭部外傷といえば、出血とか骨折とかのイメージがあります。

🐶 せやな。とにかくぶつけることで生じることやから、出血や物理的な障害が起こるわけやな。その中でも今日は出血に重点を置いて勉強しよか。

😀 脳は大切な臓器だから、しっかり頭蓋骨で守られていますよね。

👧 もちろん。あと脳の保護という意味では、骨の外にある頭髪や頭皮

図 7.2-1 頭蓋骨周辺

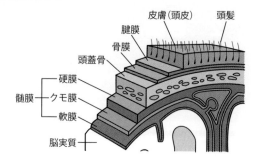

皮膚（頭皮）　頭髪
腱膜
骨膜
頭蓋骨
硬膜
髄膜 ― クモ膜
軟膜
脳実質

の存在も重要よ。頭皮は他の部位の皮膚よりすごく厚いんだから。

でも、先生の場合は頭髪による保護機能は期待薄ですね…。

ほっといてんか！　その代わり皮膚が厚ぅなっとるわ。
　　ほなら次、頭蓋骨の内側の層にはいきなり脳がくるんか？

えっと、頭蓋骨と脳実質の間には、膜が何枚かあったような…。

しっかりしてや！　**硬膜**、**クモ膜**、**軟膜**、「膜3人組」や（**図7.2-1**）！

そんな用語ありましたっけ？

ないけど浜田君が覚えやすいように思うて、今作ったんや！

むしろ「膜3兄弟」の方がいいかと…。それはそうと、確か、硬膜
はかなり丈夫な膜でしたね。

せや。ええこと言うてくれた。今回のポイントは、外傷の結果、硬
膜の<u>外側で出血</u>するか、<u>内側で出血</u>するかや。

了解です。

急性硬膜外血腫

まず硬膜外で出血して「血腫」として貯留するものとして、**急性硬
膜外血腫**がある。

出血源となる血管は何なのですか？

出血源は硬膜に存在する動脈（**中硬膜動脈**）または静脈（**板間静脈**、
上矢状静脈洞、**横静脈洞**）といわれとる。

😊 "硬膜動脈"って名前、そのまんまですね。

🐶 油断しとるところで質問を一つ。硬膜動脈は、内頸動脈から枝分かれするか、外頸動脈から枝分かれするか、どっちや？

😣 う〜ん。硬膜は頭蓋骨の内側にあるから内頸動脈！！

🐶 ブー！　外頸動脈や。確かに頭蓋骨の外側はすべて外頸動脈の守備範囲やけど、外頸動脈の守備範囲はもう少し広くて、<u>硬膜までは外頸動脈から還流される</u>。つまり、**硬膜動脈は外頸動脈由来や！**

😲 う〜ん、出ばなをくじかれたな…。それでは治療はどうするのですか？

🐶 ちょっと待ってや、治療の前に診断やな。患者さんを外見からだけで「硬膜外血腫！」って分かるわけないやろ？

👩 診断のためには、適切な診察と検査が必要よ。診察は神経学的所見が重要になってくるわね。

🐶 疾患の重症度を知ることも大事や。頭部外傷の重症度を表す尺度として代表的なものはグラスゴー・コーマ・スケール（Glasgow Coma Scale：GCS）とジャパン・コーマ・スケール（Japan Coma Scale：JCS）がある。これは『なんでやねん！（p.248）』で勉強した。でも病院によってどっちを使うかは微妙に違うから両方覚えとかなあかん。

😊 画像検査も必要ですよね。CTとかMRIですか？

🐶 おっ、最近実習に出てる成果が表れとるな。CTかMRIの他、単純X線による検査やな。

👩 頭部外傷の成人の場合の多くが、X線によって中硬膜動脈を断裂するかのような頭蓋骨の**線状骨折**を認めるのよ。

🐶 とにかく頭部外傷は時間勝負やから、より短時間で検査できるCTを利用することが多い。画像の特徴としては、受傷部位に**血がたまっている白い領域**が「凸レンズ」みたいに見えるんや（**図7.2-2**）。これは、後で出てくる**硬膜下血腫とは違う特徴**（所見）なんや。

👩 このとき、血腫の増大による脳室の圧迫所見が確認できるのよね。

😊 治療は重症度に応じて施されるのですか？

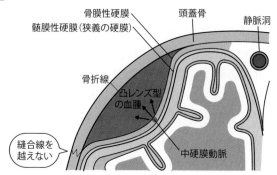

図 7.2-2 硬膜外血腫

骨膜性硬膜
髄膜性硬膜(狭義の硬膜)
頭蓋骨
静脈洞
骨折線
凸レンズ型の血腫
縫合線を越えない
中硬膜動脈

（画像診断まとめ：急性硬膜外血腫とは？症状からCT画像診断まとめ！
https://遠隔画像診断.jp/archives/10376. より転載）

🐶 意識障害などの重篤な症状が出てる場合は、手術でたまっている血液を取り除いて、脳の圧迫を解除せんといかんな。

🧑 取り除くってどうやってするのですか？

👩 開頭手術が必要ね。ちなみに、急性硬膜外血腫の特徴は、外傷後数分から数時間は「**意識清明期**」といって本人の意識がハッキリしている時間があるの。その後、**急激に意識レベルが低下**することもあるのよ。

🧑 頭蓋骨があるから開頭せざるをえませんね。でも開頭って想像しただけで恐ろしい。

🐶 せやな。

硬膜下血腫

🐶 ほな、次は**硬膜下血腫**にいこう。硬膜下というのは硬膜の内側（脳に近い側）ということやな。硬膜下血腫は急性と慢性があるんやけど、さっき出てきた硬膜外血腫と硬膜下血腫の違いを明確にすることがポイントやな。

🧑 ここも結構試験に出そうですね。

🐶 まず、発症の仕方が硬膜外血腫と少し違う。最も典型的な発症の

仕方は、頭部外傷により脳表に脳挫傷が起こり、その部の血管が損傷されて出血し、比較的短時間で硬膜下にたまるというものなんや。

なるほどさっきは硬膜動脈からの出血でしたが、今回は脳表面の血管からの出血ということですね。

ということは？

内頸動脈由来ということですね。

そういうこっちゃ。でも出血源となる血管が動脈か静脈かははっきりとはわからんことも多い。原因は、交通外傷、殴打などであって、あらゆる年齢層に見られるんやけど、特に**高齢者に多いのが特徴**や。

硬膜下血腫は高齢者に要注意ですね。

高齢者に多い疾患なのだけど、なかには小児の発生例もあるの。しかもその原因は先の原因に加えて…、虐待もあるのよね。特に乳幼児に対する暴力的な揺さぶりが契機となって外傷を生じることがあってね、これを「**揺さぶられっこ症候群**」というのよ。

それから硬膜外血腫より全身状態も重症なものが多いから特に注意や。症状を見て、早めに手術が必要なこともある。

画像所見も硬膜外血腫と異なる、とおっしゃっていましたよね。

CT所見では、急性・慢性硬膜下血腫ともに脳表を被う「**三日月型**」の白い領域として現れることがポイントや（**図7.2-3**）。凸レンズのようになる硬膜外血腫と違うところやな。

比較的硬い硬膜を圧迫するのか、柔らかい脳を圧迫するのかによってこのような所見の違いが表れるのよ。

これも重要なところですね。では、同じ硬膜下血腫でも急性と慢性で違うのですか？

せや。読んで字のごとく経過が違う。急性硬膜下血腫は受傷直後に意識障害の症状が出る。慢性硬膜下血腫の病態はゆっくり進行やな、頭部外傷後慢性期（通常2〜3か月後）と呼ばれる時期に硬膜と脳との隙間に血腫がたまるんや。

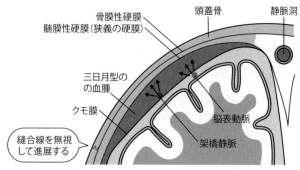

図 7.2-3 硬膜下血腫

骨膜性硬膜
髄膜性硬膜(狭義の硬膜)
頭蓋骨
静脈洞
三日月型のの血腫
クモ膜
脳表動脈
架橋静脈
縫合線を無視して進展する

（画像診断まとめ：急性硬膜下血腫を徹底まとめ！CT画像のポイント！
https://遠隔画像診断.jp/archives/10394. より転載）

👦「慢性」の定義ですもんね。でも脳を圧迫するということには変わりない。

🐶 そのとおり。そして、高齢者でより見られやすいってことも急性硬膜下血腫と共通しとる。

👧 それと、慢性硬膜下血腫は**アルコール多飲者に多い**の。慢性の場合、血腫が徐々に拡大されるから症状が出るまでに時間がかかるの。本人は外傷の記憶がないことも多いのよ。

👦 ゆっくり進行するんだったら、なかなか診断や原因がわかりにくそうですね。

🐶 症状は、頭痛、片麻痺や歩行障害、それと認知障害とかやな。脳梗塞と症状が共通してるから診断がつきにくい時もある。原因は一般に**頭部外傷**で、脳と硬膜をつなぐ架橋静脈の血性貯留液が血腫として成長するとされとるんや。

👦 なるほど、慢性硬膜下血腫は静脈からの緩やかな出血なのですね。

🐶 せや。治療は、手術による積極的な血腫の除去が推奨されとる。実はこの病態は頭部外傷の中でも死亡率が高いんや。でも患者は高齢者が多かったり、再発もあったりして、なかなか対応が難しいというのも実情や。

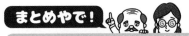
慢性といえども要注意ですね。今日も勉強になりました。

まとめやで！

髄膜と頭部外傷

☑ 髄膜＝{硬膜＋クモ膜＋軟膜}

☑ 硬膜の外側で出血する急性の病態を急性硬膜外血腫という。

☑ 硬膜は外頸動脈から栄養を受ける。

☑ 急性硬膜外血腫は髄膜に存在する血管の出血が原因となる。

☑ 急性硬膜外血腫のCT像は凸レンズ様の所見が現れる。

☑ 硬膜下血腫には急性と慢性がある。

☑ 硬膜下血腫は脳表に存在する血管からの出血が原因となる。

☑ 硬膜下血腫のCT像は三日月型の所見が現れる。

☑ 硬膜下血腫は高齢者が多いが、急性硬膜下血腫の場合は小児や
乳幼児の発生例も看過できない。

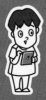

3 脳幹の構造と機能

パーキンソン病の救世主になり得るか！ iPS細胞

先生、この前テレビを見ていたら、iPS細胞をパーキンソン病に使う臨床試験が始まるっていうニュースを見ました。なんだかかっこいいっすね。

ほんまやな。夢の治療が始まったかもしれんな。でも浜田君は地道に勉強していかなあかんで。

そんな肩透かし…。そんなに僕の熱をさまさないでください！！

まぁ医療者としてちゃんと正しい知識をもっとこうってこっちゃ。ちょうどいい具合にこの章の勉強になるキーワードを今言うてくれた。「iPS細胞」「臨床試験」それから「パーキンソン病」やな。ほな最初に「iPS細胞」と「臨床試験」を簡単に解説しとこかな。

（あっ、今日のテーマがパーキンソン病になってしまった…）ご親切にありがとうございます。

iPS細胞

iPS細胞、これはもう知らん人はおらんやろってくらい有名やな。でも、その意味とか由来を知らん人も結構多いと思う。まず、iPS細胞はinduced Pluripotent Stem cellの略で日本語では「人工多能性幹細胞」っていう意味や。

この細胞は知ってます。「様々な組織や臓器の細胞に分化する能力と、ほぼ無限に増殖する能力をもつ多能性幹細胞」ですよね。

そうよ。京都大学の山中伸弥教授が2006年に作製に成功し、

2012年という驚異の早さでノーベル医学・生理学賞を受賞された
のよ。

これって確か皮膚などの細胞からでも作れるのですよね。ほぼほぼ
無敵ですね。

iPS細胞が発見される前提には、同じような性質のES細胞
（Embryonic Stem cell：胚性幹細胞）というのがあった。これ
も再生医療に期待されたわけやけど、避けられへん問題点があった
んや。それは、ES細胞の作製には胚盤胞っていう、いわば将来個体
（ヒト）になる潜在性を持った状態の胚を加工して作られるんや。加
工してもうたら、当然、もうその胚からは個体発生できひん。せやか
ら、非倫理的やろうちゅうことや。あと、仮にES細胞でいろいろな
細胞ができたとしても、それは他人の細胞由来やから移植の時の拒
絶反応も問題になるんや。

だから、既に分化した生体の細胞で、胚を壊すことなく、しかもど
の人の細胞であっても作ることができるiPS細胞というのがいかに画
期的か分かるわね。

そんな背景があったのですね。

臨床試験

ほな次に臨床試験について。臨床試験とは、薬剤や治療法の人体
に対する効果や作用を評価するために行われる科学的研究のこと
な。

人体実験っていう人もいますよね。

その言い方は好きやない。確かに実験に近いところもあるけど、たい
ていはその前にきちんとした培養細胞での基礎研究、それから動物
実験を行って安全性はおおむね確保された状態で行われるし、そも
そもそういう前提がないと実際の医療で使うわけにはいかんのや。
臨床試験なしで薬を使うこと、それこそ一か八かの賭けになってし
まって倫理的に許されんのや。

（珍しくちょっと興奮気味？）確かにそのとおりですね。

パーキンソン病

さて、後のキーワードは「パーキンソン病」ですけど、これが解剖学と何かつながるのですか？　あまりピンとこないのですが…。

これから浜田君はいっぱい病気のこと勉強すると思うけど、できるだけ、いや必ず、"どの部位が問題"になっとるんかを常に意識することが大事や。

早速ネットで調べてみると、「パーキンソン病は、手足が震え、こわばり、動かしにくくなる神経難病で、脳の中で中脳黒質のドーパミン分泌細胞の機能の低下が主な原因であると考えられています。この中脳黒質は、解剖学的に脳の線条体と言われる部分から神経のつながりがあり、パーキンソン病の病態を理解するためにはこのつながりが重要」（http://www.care-mane.com/news/1170.html?CID=&CP=1）ってことですけど、なんのこっちゃ、ですね。ネットも不親切ですね。

いいや、ネットなんか当てにせんときちんと勉強せなあかんってこっちゃ。今、解剖学的用語が出てきたな、言うてみ。

「中脳」でしょ、「線条体」もそうですね。

おっしゃ。その2つから勉強しよう。中脳ってどこにある？

中枢神経系（脳＋脊髄）である脳の中の一部ですね。脳は、大脳、中脳、小脳に分かれています。

「大、中、小」ってライスのサイズやないんやから、なんか抜けてへんか？

調子よくっていいじゃないですか！

調子はええけど、抜けがあったら意味ない。橋、間脳、延髄はどこいったんや！？

あ……（汗）

脳幹って覚えとるか？

間脳とまちがえたらあかんのう（間脳）…って教わりました。

（汗）せやったかいな。とりあえず、中脳、橋、延髄をまとめて脳幹と呼ぶ。ま、臨床では間脳も含めて脳幹ってまとめる場合もあるけどな。たとえていうたらシイタケの柄の上の部分や。

思い出しました！　間脳、中脳、橋、延髄が脳幹としてまとめられているってことは、何か共通点があるんですよね。

すばらしい。教科書には間脳、中脳、橋、延髄の各々についていろいろ書かれとるけど、大脳とはずいぶん見た目も機能もちゃうな。脳幹は苦手とする学生が結構多いんや。

『なんでやねん！（p.265）』で少し触れた気もしますが、脳幹は大脳にある神経細胞の神経線維（軸索）の通り道なんですよね。

それもある。運動性の神経路（**下行性伝導路**）と感覚性の神経路（**上行性伝導路**）がたくさん通っとる。その通り道は無論、脊髄につながっとるんや。

　脳幹は神経路としての機能のほか、最低限知っといてほしいのは、

　1．多数の**脳神経が出入り**し、多数の**神経核が存在**する。

　2．**自律神経機能の中枢**が存在する。

　3．**意識**と**覚醒**に重要な神経回路（脳幹網様体）があるとされる。

　4．その他

ということなんや。「その他」ちゅうのは、実は脳幹はまだわかってへんことがあまりにもぎょうさんあるから、それに敬意を払って、それと分かるようにしときたいワシの崇高な信念や。

ってことは、覚えるのは1〜3でいいわけですね。脳神経って、まさか、『なんでやねん！（p.232）』で出てきた12対の神経で、変な覚え方させられたアレですか？

せや、アレや。

「1の神経核」というのも重要語よ。<u>神経細胞の細胞体が密集して若干濃く見える領域</u>なの。大脳皮質に「灰白質」という同じような領域があるのだけど、それとは区別しているの。「2の自律神経の中

枢」というのは、例えば、嚥下、嘔吐、せき、くしゃみ、唾液分泌、排尿、呼吸、循環などの中枢が脳幹の中にあるの。

では、「3の意識とか脳幹網様体」っていうのは？

脳幹の内部に、神経細胞体と神経線維が交錯して存在し、白質とも灰白質ともいいがたい部分があるの。ここに末梢からの感覚情報の一部が入力されて、それに呼応するように**大脳皮質神経細胞へ幅広く投射・刺激**するのよ。

大脳皮質の活動が上がるということは、意識レベルや覚醒レベルが上がるってことですね。

せや。すばらしい！　このシステムを「**上行性網様体賦活系**（じょうこうせいもうようたい ふ かつけい）」っていうんや。

　ほな、いよいよ中脳の機能とパーキンソンの本質に迫っていこか。中脳の中に黒質っていう領域がある。まっ、ここも神経核の一種や。さらに黒質は、**緻密部**と**網様部**（および外側部）に大別されとる（図**7.3-1a**）。

先生、先ほど**線条体**っていうのがありましたが、これも中脳にあるのですか？

ちゃう。それは**大脳基底核**っていう大脳の中にある神経核のことや。大脳基底核は具体的には、**被殻**（ひかく）、**淡蒼球**（たんそうきゅう）、**尾状核**（びじょうかく）および**前障**（ぜんしょう）という部分の総称で、ここは大脳皮質と視床、脳幹とを結び付けとる神経核の集まりなんや（図**7.3-2**）。

図7.3-1 中脳

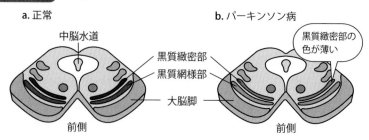

a. 正常 b. パーキンソン病

黒質緻密部の色が薄い

中脳水道
黒質緻密部
黒質網様部
大脳脚
前側　　前側

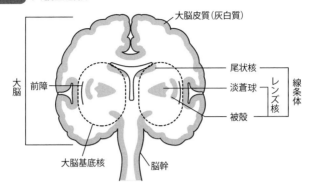

図 7.3-2 大脳基底核

大脳皮質（灰白質）

尾状核

淡蒼球 ｝レンズ核 ｝線条体

被殻

前障

大脳

大脳基底核　　脳幹

ここでポイントよ！　《尾状核と被殻》を併せた部位を「**線条体**」、《被殻と淡蒼球》を併せた部位を「**レンズ核**」というのよ。

ますますややこしい（泣）。まず神経核という細胞体の群れが脳幹や大脳の中にあり、中でも大脳基底核は大脳皮質と脳幹を結び付けている神経領域ってことで、線条体は大脳の中にある尾状核と被殻を合わせた領域ってことですね。

バッチグーや。

では、生理学的にはこれらは何をしているのですか？

神経と神経の間もしくは筋肉を動かす神経の調整役やな。わしらがロボットみたいにカクカクした動きやのうてスムーズな動き、絶妙な力加減、そして距離感の把握ができるんは、複数の神経や筋肉がしっかり制御されて可能となっとるわけや。これらの機能に大脳基底核がめっちゃ重要ってこっちゃ。

確かに、その複数の筋肉のめいめいが勝手に動いたら成り立ちませんよね。調整役となる神経細胞も必要ですもんね。

せやから、大脳基底核が障害されると**運動機能に異常をきたすこと**は容易に想像できるわな。「動く」「動かん」の問題やなく「スムーズにうまく動かん」ってことになるんや。

で、先生、パーキンソン病で問題となっているのは中脳の黒質です

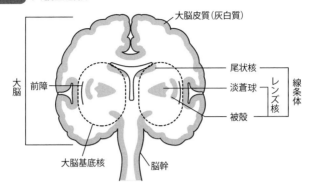

よね。

せや。**黒質の緻密部**といわれとる部位は**ドーパミン産生神経細胞（ドーパミン作動性ニューロン）**を多く含んどる領域で、広くドーパミンを中枢内に投射（ドーパミンを放出）しとるんやけど、とくに「線条体」に投射しとるんや。パーキンソン病では、黒質の神経細胞が機能を失ったり減ってしまっとる。ほなら、運動能力にごっつい影響が出てまうわけや。

中脳のスライス標本（水平断）では、黒質緻密部の色が薄くなることが確認されるの（**図7.3-1b**）。パーキンソン病患者さんは、**無動・寡動、安静時振戦、筋固縮、姿勢反射障害**などの運動症状がよく知られているわ。これを四大症状というのよ。

そんな！　どうしてですか!?　なんとかならないのですか？

せやな。今、世界中で研究がなされてるわけやけど、残念ながら未だに解明されとらんのや。

えっ、じゃあ、脳内のドーパミンが足りなくなるのだったらドーパミンを補えばいいんじゃないですか？

せやな。それが一つの治療方法で、実際L-dopa（レボドパ）っていう薬が使われとる。でも、根本解決にはなっとらん。根本は、黒質の中にある神経細胞が変性し、機能を失っとることやからな。

パーキンソン病は**神経変性疾患**に分類されるのよ。神経が一度変性すると元に戻らないのは知っているわね。だからiPS細胞を使った臨床試験がすごく有望になってくるのよ。

ヒトのiPS細胞（人工多能性幹細胞）からドーパミンを分泌する神経細胞を体外で作っておいて、それをパーキンソン病の患者の脳に移植する世界初の臨床試験やな。うまいことその神経細胞がドーパミンを産生してくれたらええな。

ぜひ期待したいですね。

ついでに知識を増やしておこう。パーキンソン病とある意味対極的な位置にある疾患がある。p.204で紹介した統合失調症やな。統

合失調症は青年期に好発する疾患で幻覚や妄想などの症状が現れる。その原因としては「脳内のドーパミン量が増加してるため」と言われとるんや。

つまり、パーキンソン病はドーパミンが少なすぎて困る、統合失調症はドーパミンが多すぎて困る、そういうことですね。

ええ感じでまとめてくれたな。せやから薬は全く逆の効果を持つものを使う。つまり、統合失調症の患者には脳内のドーパミン量を減らすように作用する薬を使用するわけやな。

精神科や脳神経系の病気がいかに解剖学・生理学とつながっているか、身にしみました。これからもしっかり勉強しようと思います。疾患を勉強する際はいつも解剖学を思い出さなければダメですね。

まとめやで！

脳幹の構造と機能

☑ 脳幹＝{中脳＋橋＋延髄}

☑ 脳幹には生命維持に必要な各種中枢が存在する。

☑ 脳幹の中には、灰白質でも白質ともいえない領域「網様体」が存在する。

☑ 脳幹網様体は意識の賦活に関与する。

☑ 中脳の黒質には、ドーパミン産生ニューロンが存在し、パーキンソン病は中脳の黒質の変性が起こる。

☑ iPS細胞＝induced Pluripotent Stem cellは再生医療への応用が期待されている。

4 大脳の機能局在と運動性 伝導路（下行性伝導路）

左の脳梗塞によって
体の右側に麻痺が起こる？

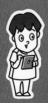

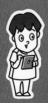先生、僕の小学校時代からの友人が理学療法士を目指していて、今僕と同じように実習中なんです。

😀 お互い励まし合っとるところやな。

😀 励まし合っていますが、愚痴も言い合ってます…（笑）。

😀 とどのつまり、実習に入ったら「解剖生理をもっと勉強しとけばよかった…」ってこっちゃろ？

😀 なんで分かるんですか？

😀 それはどの学科でも一緒やからや。で、その友人は今どんな実習をしとるって言うてた？

😀 理学療法士だから理学療法です。今は脳梗塞の後遺症で右足が麻痺している人の歩行訓練をしているって言ってました。その患者さんは左側の血管が詰まったらしいのですが、友達はなぜ右足が麻痺したのかわからないって言ってました。

😀 アカン！ こら解剖生理学の理解が足らんわ。まぁそのあたりはみんな苦手やからな。よっしゃ、そしたら今日は脳梗塞の話、それからその病態理解に役立つ解剖生理の話をしょうか。

脳梗塞

😀 まず、脳梗塞ちゅうのは、脳の神経細胞が血流不足などが原因で壊死してまう脳血管疾患の一つやけど、厄介なことに脳はホンマ範囲が広い。

😊 脳は大脳、間脳、小脳、脳幹でした。で、脳幹は中脳・橋・延髄でした。

😼 せや。今言うてくれたすべての部位で梗塞が起こり得る。せやから症状によってどの部位の梗塞かを知ることが大事や。

😊 ちなみに、脳血管疾患は、**脳梗塞**の他にも、**脳出血、クモ膜下出血**などが含まれることも覚えておいてね。つまり、血管の病気というのは「血管が詰まる」か「血管が破れる」ということが多いわけね。

😼 ついでに、それらを**脳卒中**って呼ぶこともある。突然症状が出るからな。

😊 了解です。で、その患者さんは、右上肢・右下肢の麻痺と、言葉が出にくくなったということです。

😼 医学用語で言うと**右片麻痺**と**構音障害**ってこっちゃな。手足を動かす運動機能の中枢は大脳にあるから、大脳の脳梗塞やな。実際大脳の脳梗塞が一番多いんや。

😊 今先生が言われた「運動機能の中枢は大脳にある」ことも大事だけど、大脳にはその他に、**体性感覚野、嗅覚野、視覚野、聴覚野、味覚野、言語野などの中枢がある**こともすごく大切よ。大脳の決まったところにこれらの領域があって、これを「**機能局在**」というのよ（**図7.4-1**）。

図7.4-1 脳の機能局在

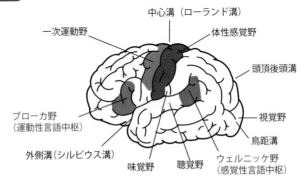

中心溝（ローランド溝）
一次運動野
体性感覚野
頭頂後頭溝
視覚野
鳥距溝
ブローカ野
（運動性言語中枢）
外側溝（シルビウス溝）
味覚野
聴覚野
ウェルニッケ野
（感覚性言語中枢）

😲「話す」ことと「理解する」機能は大脳の、右だったか左だったか、どちらかにあると習いました。

🐼 言語野のことやな。「話すこと」を司る**ブローカ野**（運動性言語中枢）、「理解すること」を司る**ウェルニッケ野**（感覚性言語中枢）、不思議なことにこれら言語野は多くの人が左側の大脳半球にあるんや。右側にある人もいるっちゃいるけどその差は圧倒的や。もっとも、右利きの人と左利きの人では言語野の左右の所在頻度は変わるんやけどな。

😲 ってことは、構音障害がある患者さんは、多くが左大脳半球に脳梗塞が起こったと考えればいいですね。

🐼 論理的に考えれるようになってきたな。そのとおりや。

😲 心筋梗塞でもそうでしたが、脳梗塞の原因となる血流障害は、**血栓症や塞栓症**が多いんですか？

🐼 せやな。脳に血流を送る動脈に動脈硬化が起こると、動脈の壁の内側に血栓ができやすくなる。血液が少しドロドロするからやといわれとる。

😲 その動画はテレビで見たことがあるような気がします。血栓が増えたり大きくなったりで、血管が詰まると脳梗塞が起きるんですよね。

🐼 もう一つ、塞栓症も忘れたらあかん。血栓症と塞栓症との違いは、『なんでやねん！（p.181）』で詳しくやった。塞栓症は、離れたところでできた血栓などが飛んできて血管を詰まらせるんやったな。

😲 あ、はい。なんとなく覚えています（汗）。

🐼 多いパターンは心臓の中で血栓ができることがあって、その血栓が飛んで行って、脳の血管を詰めてしまうことや。

😊 心房細動っていう不整脈知ってる？　心室細動ではないわよ。

😲 心室細動はいわゆる心停止の状態ですね。心房細動は、心臓の中の部屋つまり心房が規則正しく収縮せずに細かく震えているような状態の不整脈ですよね。

🐼 せや。心房の中の血液の流れが悪くなるから、心房の中で血の塊（血栓）ができやすくなる。できた血栓は脳以外にも手や足や腹部臓器

に飛んで行ってしまうことがあるから要注意やな。

心房細動によってできた血栓がなぜ脳に行くのかは解剖学で説明できるのだけど…。

左心房→左心室→上行大動脈→大動脈弓→左総頸動脈→内頸動脈→Willis動脈輪、それから…。

Willis動脈輪→前・中・後大脳動脈ね。それから椎骨動脈から脳へ行くルートもあったわね。あと脳への血管の特徴として「終動脈」というキーワードも重要よ。『なんでやねん！(p.192)』を復習してね。

了解です。でもこの患者さんに不整脈はなかったようです。

ちゅうことは血栓症やな。原因血管と考えられる<u>中大脳動脈は両側大脳半球外側の大部分を栄養しとる</u>（図7.4-2）。せやから、この血管の梗塞が脳に与える影響は大きい。それとついでに、さっき坂本さんが言うてくれた脳への栄養血管の椎骨動脈は、脳幹部分へも栄養しとることも必ず覚えといてほしいな。

つまり、この患者さんは中大脳動脈に関係しているということですね。

せやろうな。可能性としては、左中大脳動脈か中枢の左内頸動脈、そのどっちかの血栓症やろな。

あれ？　でも麻痺しているのは右腕と右脚ですよ。逆じゃないですか？

ううう……これも『なんでやねん！（p.266）』で勉強した重要事項やで。まず、運動情報を運ぶ神経は下行性伝導路の一つで「○○

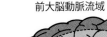 **脳外側面の栄養血管**

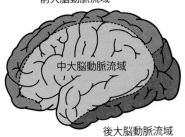

前大脳動脈流域

中大脳動脈流域

後大脳動脈流域

路」と呼んどったやろ？

🧑 錐体路です！！

🐼 せや、それを説明してみ。

🧑 （『なんでやねん！』を見て）錐体路は大脳皮質の運動野にある神経細胞からスタートする。この神経の線維（軸索）は、大脳の内包後脚→中脳の大脳脚→橋の橋縦束→延髄の錐体へ行く。ここで、約8割の神経は反対側に交差して、下行する…そうか！

🐼 思い出したか？

🧑 思い出しました！　<u>左大脳皮質の運動野にある神経細胞は、右上肢と右下肢につながっている</u>のですね。だから右上肢と下肢が麻痺したんですね。

🐼 ようやく話がつながった感じやな。一応言うとくと、延髄の錐体で交差せんかった残り2割の神経線維も脊髄レベルで結局は交差しよる。せやから、<u>上肢・下肢の運動（および感覚）のすべてが反対側の大脳とつながっとる</u>ってこっちゃ。

🧑 なるほど、なるほど！！　やっと理解できました。では治療について知りたいです。

脳梗塞の治療

🐼 急性期の治療が大事や。症状が出たらできるだけ早く治療をすれば、症状が戻る可能性もある。

👩 血流不足で<u>壊死してしまう直前に血流が再開できれば、脳細胞は壊死しなくて済む</u>わけね。

🐼 せや。症状が出て、つまり発症して6時間くらいが勝負や。血栓をなくさなあかん。

🧑 脳にできた血栓ですよ、どうやってなくすのですか？

🐼 一つはできた血栓がそれ以上大きくならんようにする抗凝固薬がある。それは**ヘパリン**という静脈中に投与する薬や。でもこれはできてしもうた血栓を溶かすまでの力はない。

😊 血栓溶解薬はもう少し強い力が必要なんですね。

🐶 せや。rt-PA（アルテプラーゼ）とかウロキナーゼなどを用いた血栓溶解療法がある。でも副作用も起こり得る。

👧 血栓を溶かしてしまうくらいだから、その患者さんにとって生理的に必要な（出血を阻止するなど）血栓も溶かしてしまうの。

🐶 せやから出血しやすくなる。大きな手術の後や、もうすでに体のどこかで出血しているような人には使うことができん。出血がますますひどくなって、それこそ命取りや。

😊 そういう場合はどうすればいいんですか？

🐶 例えば、カテーテルを血管内に入れて、その先端で血栓を壊したり、血栓を回収したりすることができるときもある。ただ、薬物治療にしても、物理的に血栓を除去するにしても発症後の時間制限（rt-PAは4.5時間）があるから、そこは慎重にせんといかんな。

😊 なるほど、専門病院に運んでもらうことが大事ですね。

🐶 そのとおり。診断してからの病院同士の連携が大事や。
　　ほんなら脳梗塞は大脳梗塞が一番多いんやけど、梗塞といえばもう一つ、小脳梗塞を勉強しとこ。

小脳梗塞

😊 小脳梗塞は、症状が大脳梗塞の時とは違うんですか？

🐶 症状は違うし、わかりにくい。手足の麻痺といった症状が出るわけやないんや。

😊 他の病気と間違えられそうとか？

🐶 そのとおり。症状としては、「ふらつき」「めまい」とか「嘔吐」とかがあるのが特徴的や。そもそも小脳の機能が、**四肢・体幹を協調的に制御**し、**平衡感覚を保持**するということを考えると、その機能障害が理解できるやろ？

😊 は、はい。先生、これも小脳を栄養する血管に血栓症が起こるんですか？

😈 小脳の細かい動脈を全部覚えることは難しいけど、脳底動脈から枝分かれするということは知っといてな。

😊 脳底動脈？

😈 さっきいうた左右の椎骨動脈が合わさって脳幹の腹側を走る血管やな。そこから小脳に行く血管が分岐してきよる。

👩 念のために紹介しておくと、脳底動脈から小脳へ向かう血管は、上から上小脳動脈、前下小脳動脈、後下小脳動脈ね。

😊 坂本さん、マニアですね。

😈 いやいやマニアちゃう。医療者やったらしっかりそこまで勉強せんといかんのや。

😊 がんばりま〜〜っす！

😈 あっ逃げよった。次の講義でもっかい同じ質問したろ。

まとめやで！

大脳の機能局在と運動性伝導路（下行性伝導路）

- ☑ 脳＝ {大脳＋間脳＋小脳＋脳幹}
- ☑ 大脳は、特定の場所に、運動野、感覚野、視覚野、聴覚野、味覚野、言語野などの領域があり、これを機能局在という。
- ☑ 脳梗塞とは、脳の神経細胞が血流不足などの原因で壊死してしまう脳血管疾患の一つである。
- ☑ 不整脈の一つ、心房細動によって心臓内に血栓が生じ、それが脳梗塞を引き起こすこともある。
- ☑ 脳の栄養血管は、左右の内頚動脈とともに左右の椎骨動脈である。
- ☑ 脳梗塞の主原因は、血栓症または塞栓症である。
- ☑ 運動性伝導路の錐体路は大脳の運動野から始まる。
- ☑ 錐体路は、延髄または脊髄で交差する。
- ☑ 右側の大脳運動野の損傷は、左側の運動機能低下を招く。

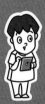

5　脳神経

やっぱり覚えきれない脳神経12対！

先生、僕、言い残したことがあるんです……。

なんや改まって。どないしたんや？　腹でも減ったんか？

『なんでやねん！（p.232）』で脳神経12対の覚え方までは教わりましたが、でもその中身を教わっていません。きっとこの本の読者は「脳神経について先生に教えてほしいな〜」ってみんな思ってるはずです。

まっ、それは浜田君自身が教わりたいっていうことを遠回しに読者の希望ってことでじわじわワシにせがんどる、そういうこっちゃろ？

いいえ、あくまで読者のためです！

読者のためでもあり、浜田君のためでもあるわけね（笑）。

そういうこっちゃな（笑）。ほなしゃあない、脳神経について勉強しよ。

脳神経の復習

まずな、**脳神経**いうのは末梢神経の一部、つまり脊髄神経（31対）と同じ階層の用語や。それで、脊髄神経の神経の機能としては、運動性、感覚性、自律神経性（交感神経・副交感神経）があった。せやけど、**脳神経は交感神経の線維を持たんのや。**

脳神経は交感神経を持たない！？　そんなの、不公平じゃないですか。

公平と不公平の意味がワシにはわからんけど、その代わり脳神経にあって脊髄神経にない神経機能といえば？

顔面部を支配している！！

支配分布としてはそうやけど、神経の機能的な違いというのは、「**特殊感覚**」を担うとるところや。

特殊感覚は、**嗅覚、味覚、視覚、聴覚、平衡覚**のことね。

確かにそうですね。すべて顔面部にありますからね。

脳神経を覚えるときは、神経の種類つまり、a.**運動神経**（運動根）なのか、b.**感覚神経**（感覚根）なのか、c.**副交感神経**なのか、あるいはd.**複数の機能を持つ神経**なのかを覚えておくことが大事やな。

了解しました。

それから、脳神経は、文字どおり脳と末梢組織をつなぐわけやけど、12対のそれぞれが脳のどこから出るかっていうことも大事なことや。

すべて大脳から出るわけじゃないですもんね。

大脳（の嗅球）からはⅠ嗅神経が、**間脳**からはⅡ視神経が、**中脳**からはⅢ動眼神経・Ⅳ滑車神経が、**橋**からはⅤ三叉神経・Ⅵ外転神経・Ⅶ顔面神経・Ⅷ内耳神経が、**延髄**からはⅨ舌咽神経・Ⅹ迷走神経・Ⅺ副神経（Ⅺは**一部脊髄**から）・Ⅻ舌下神経が出ているのよ（**図 7.5-1**）。脳梗塞や脳出血のときに脳のどの部位に傷害が生じたのかによって脳神経のどれに不具合が生じるかを結び付けるためには、

図 7.5-1 脳神経底面図

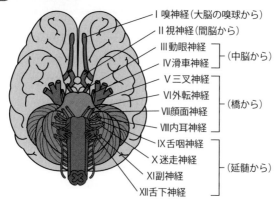

Ⅰ嗅神経（大脳の嗅球から）
Ⅱ視神経（間脳から）
Ⅲ動眼神経
Ⅳ滑車神経 ─（中脳から）
Ⅴ三叉神経
Ⅵ外転神経
Ⅶ顔面神経 ─（橋から）
Ⅷ内耳神経
Ⅸ舌咽神経
Ⅹ迷走神経
Ⅺ副神経 ─（延髄から）
Ⅻ舌下神経

この知識が重要になるわね。

脳神経の機能

😺 ほな、脳神経の機能に入っていこか。覚悟はできとるな。ちょっと長うなるで。

● I 嗅神経

🐼 これは特殊感覚の一つ**嗅覚情報を脳（嗅球）に伝える**ための感覚神経や。鼻腔上部の嗅上皮に嗅神経がおる。嗅球から先は、嗅索→外側嗅条→嗅三角→一次嗅覚野へと伝わっていくんや。

👧 嗅神経は、篩骨の篩板にある小さないくつかの小孔を通り抜けて嗅球に達するのよ。

● II 視神経

🐼 これは特殊感覚の一つ**視覚情報を脳に伝える**ための感覚神経や。眼球底から出る視神経はまず視交叉まで行って、その後、線維の半分（鼻側由来）が視交叉で交差し、その後、視索→**外側膝状体**→視放線→後頭葉（**1次視覚野**）へと伝わっていくんや。

👧 線維のもう半分（耳側由来）は交差せず、そのまま同側の後頭葉に伝わっていくのよ。

● III 動眼神経

🐼 これは2種類の神経がある。一つは運動神経、もう一つは副交感神経。運動神経は**眼球運動を担う外眼筋**（上直筋・内側直筋・下直筋・下斜筋）それと上眼瞼（まぶた）を開ける**上眼瞼挙筋**を支配。副交感神経は、**瞳孔括約筋と毛様体筋**を支配する。

👧 瞳孔括約筋は瞳孔を収縮し光量を調節する筋、毛様体筋はレンズの厚さを調節する筋ね。

● IV 滑車神経

🐼 これは運動神経のみ。**眼球運動を担う外眼筋**（上斜筋）を支配する神経や。

Ⅴ三叉神経

「さんさ」と読む（「さんしゃ」やないで）。三叉神経は2種類の神経がある。感覚神経と運動神経や。橋から出た三叉神経（脳神経で最も太い）はすぐ3つに分かれる。**眼神経**（V₁）、**上顎神経**（V₂）、**下顎神経**（V₃）や。これらが細かく枝分かれして顔面部・前頭部の皮膚・粘膜の感覚を司る。それから、皮膚やないけど、口の中の感覚も担当しとる。**舌の前2/3の知覚**、それから上下の**歯列の感覚**も三叉神経や。もちろん**眼球表面の知覚**もな。これが感覚神経の役割。

それから運動神経は、下顎神経に混じって、**咀嚼筋**（咬筋、側頭筋、外側翼突筋、内側翼突筋）を支配しとる。

俗にいう"顔面神経痛"は実は間違いで、正しくは「三叉神経痛」ね。くれぐれも顔面神経は顔面の皮膚感覚を担当しないから注意ね。

せやな。それ、大事なポイントや。

Ⅵ外転神経

これは運動神経のみ。**眼球運動を担う外眼筋**（上斜筋）を支配する神経や。

Ⅶ顔面神経

これはスゴイで！　3種類の神経すべて集結や！　つまり、運動神経、感覚神経、副交感神経を含んどる。運動神経は、顔面にある**表情筋**を支配する。感覚神経は特殊感覚の一つ、**舌の前2/3の味覚**を担当する。副交感神経は、**唾液腺**（顎下腺、舌下腺）と**涙腺**を支配する。

さっきの三叉神経と間違ったらダメよ。顔面神経は味覚（三叉神経は知覚）を伝えるの。あと、大唾液腺は全部で3つあるけど、そのうち2つが顔面神経支配よ。涙腺への支配があることも忘れないでね。

よっしゃ、どんどんいこー。

Ⅷ内耳神経

これは特殊感覚の**聴覚と平衡覚を脳に伝える**ための神経や。聴覚器

の蝸牛（音情報を感受）から出る**蝸牛神経**、前庭と三半規管（平衡覚・体の回転運動）から出る**前庭神経**が合流し、内耳神経になることに注意してな。合流するいうても経路は別々や。蝸牛神経は橋の中の腹側および背側蝸牛神経核に入る。ここで多くの神経は交差して上行し、外側毛帯を経由して**下丘**に入る。下丘から**内側膝状体**に行き、聴放線を経由して最後は側頭葉の**1次聴覚野**に行くんや。

　それから前庭神経やけど、これは延髄の前庭神経核に入った後、小脳、大脳、脊髄、脳幹とまあいろいろなところに行きよる。運動制御に関与する部分に幅広く情報を伝えるって感じやな。

視覚の伝導路では外側膝状体、聴覚の伝導路では内側膝状体を経由することに注意してね。

せやな。さっ、次。

これも3種類の神経の盛り合わせや。運動神経と感覚神経は、**咽頭にある筋**（運動）**と感覚**を支配する。あと感覚神経は特殊感覚の一つ、**舌の後1/3の味覚**と**知覚**を支配する。副交感神経は**唾液腺（耳下腺）**を支配する。

舌咽神経は舌の後方感覚で知覚と味覚の両方を担当していることに注意ね。

これも3種類の神経のオンパレードや。まず運動神経と感覚神経は、**咽頭や喉頭部の筋**（運動）**と感覚**を支配する。ちなみに、迷走神経の隠れ機能として、咽頭部分の特殊感覚である**味覚**も担当しとる。

ビールは舌ではなくのどで味わうというのは、ある意味理にかなっているわね。

坂本さんの勢いのええ飲みっぷりには、こういう生理学的な意味が含まれとったんやな。勉強になるわ〜。

　それから、なんといっても迷走神経の役割のメインは副交感神経や。**頸部・胸部・腹部の内臓**の多くを支配しとる。つまり、下腹部

CHAPTER

7

神経系 ─ 5

脳神経

の一部臓器を除いてほとんどの臓器に分布しとる神経や。ちなみに、脳神経12対の中で内臓を支配するのはこの神経だけや。

● XI副神経

これは運動神経のみ。頸部の運動を担う**胸鎖乳突筋**と**僧帽筋**を支配する神経や。

● XII舌下神経

これも運動神経のみや。舌の運動を担う**舌筋**（外舌筋・内舌筋）を支配する神経や。

　以上、どや、覚えられるか？

す、すみません。ちょっと気を失いかけてました。

これをいっぺんにすべてというのは大変だけど、国家試験には必ず脳神経について出題されるわ。クラスメイトとクイズ形式で問題を出し合って覚えていくのがいいと思うわ。

せやな。例えば、「舌の前2/3の味覚を担当する神経はな～んだ」みたいにな。

あっ、そういえば以前「目を閉じる（眼瞼を閉じる）動作を行う神経は何？」的な問題が看護師国試に出題されたわ。何だと思う？ちなみにⅢ動眼神経じゃないわよ。

え？　でもⅢ動眼神経は上眼瞼挙筋支配ですよね。

アホ。上眼瞼挙筋の名前を考えてみぃ。上＝うえ、眼瞼＝まぶた、挙＝上げる、筋＝骨格筋や。つまり、眼瞼を開けるための筋や。

ん～～。

これはね、**眼輪筋**が行うの。眼輪筋は眼の周りにある表情筋の一つね。

そっか！　つまり顔面神経の担当ですね！

そうよ。まだまだたくさんうっかりミスするものがあるから、しっかり勉強しましょうね。

ありがとうございました。意外に運動神経のみや特殊感覚神経のみっていう神経が多いですね。だからⅢ・Ⅴ・Ⅶ・Ⅸ・Ⅹをしっかりお

さえとけばよさそうですね。

そういうこっちゃ。それが脳神経のポイントやな。また機会があったら脊髄神経（31対）の方も勉強しよ。ほな今日はここまで。

ありがとうございました。

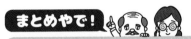

まとめやで！

脳神経

☑ 神経系＝中枢神経｛脳＋脊髄｝＋末梢神経｛脳神経（12対）＋脊髄神経（31対）｝

☑ 脳神経は、運動性、感覚性、自律神経情報を伝える。

☑ 脳神経に含まれる自律神経は、副交感神経である。

☑ 脳神経は特に顔面部に存在する特殊感覚を担う。

☑ 脳神経の出入りと脳との関係：大脳→Ⅰ、間脳→Ⅱ、中脳→Ⅲ・Ⅳ、橋→Ⅴ～Ⅷ、延髄→Ⅸ～Ⅻ

CHAPTER 8

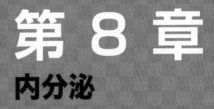

第8章

内分泌

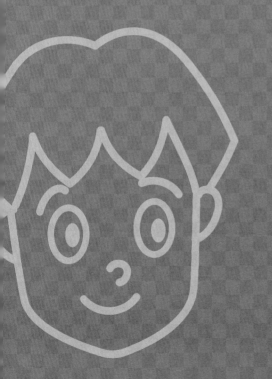

1 視床下部・下垂体ホルモン

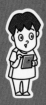

たくさんあるホルモン名はゴロで覚えてしまおう！

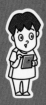 この前先輩に聞いたんですが、内分泌で一番苦労したのは視床下部・下垂体ホルモンだったそうです。

ふ〜ん。まぁいろいろあるからな、そこから出るホルモンは。

　視床下部は内分泌の上位中枢やけど、実質、下垂体に指示を出しとるだけやから、とりあえず下垂体から出るホルモンをしっかり勉強したらええんとちゃうか？

そう言っていただけると少し安心です。でも、その下垂体から出るホルモンでさえ膨大にありますよね。

下垂体ホルモン名

まっ、そやな。ほなら、こんな覚え方はどうや。"まえばはプロがつくったせいこうなふくせい（前歯はプロが作った精巧な複製）"。

なんですか！？　それは？

下垂体前葉から出るホルモンはぎょうさんあるし、それらをゴロで覚えてまおうっちゅうわけや。ワシが昔予備校で教えとったとき、このネタようつこうたんや。どや、覚えやすいやろ？

う〜ん、ちょっと解説していただきたいです。

これはね、私も先生から教わったのよ。

　前歯＝前葉、プロ＝プロラクチン、精＝成長ホルモン、巧＝甲状腺刺激ホルモン、複＝副腎皮質刺激ホルモン、製＝性腺刺激ホルモンよ。

それ、むちゃくちゃ画期的じゃないですか！

せやろ。あとは、それぞれのホルモンの役割をおさえたら終いや。

でも先生、下垂体から出るホルモンは前葉だけでなく、後葉もありました。

もちろんや。でも、後葉からは2つだけや。これはもうサクッと覚えてしもたほうが早いな。

その2つのホルモンの名称は分かる？

バソプレッシンとオキシトシンです。

そう！　すごいわね。ちなみにバソプレッシンは**抗利尿ホルモン**とも言うわね。

よっしゃ。これでホルモン名はバッチリやな。

視床下部と下垂体の関係

ほな次は、視床下部と下垂体の関係を理解してもらおうかな。

　なんといっても視床下部は**内分泌系の上位中枢**って呼ばれとるから、いうなれば内分泌の最も偉いやっちゃ。企業の組織で例えたら会長、つまりCEOってとこやな。

ヒトの体の中にもそんなエライ方がいるのですね。

その会長が社長に向かっていろいろ指示を出しよる。

社長？　これまたエライ方が出てきましたね。その方は、下垂体のことですね。

そうよ。ちなみに**下垂体**は、**内分泌系の下位中枢**って呼ばれているのよ。

で、その会長が社長に出す指示、つまりホルモンは次のとおりや（**図8.1-1**）。

　　・副腎皮質刺激ホルモン放出ホルモン（CRH）
　　・甲状腺刺激ホルモン放出ホルモン（TRH）
　　・成長ホルモン放出ホルモン（GHRH）
　　・成長ホルモン抑制ホルモン（ソマトスタチン）（GIH）

- プロラクチン抑制ホルモン（PIH）
- 性腺刺激ホルモン放出ホルモン（ゴナドトロピン放出ホルモン、GnRH）

先生……。やっぱり僕、気分が悪くなってきました。

浜田君、気持ちは分かるけど、よく見てみて。

- 副腎皮質刺激ホルモン放出ホルモン
- 甲状腺刺激ホルモン放出ホルモン
- 成長ホルモン放出ホルモン
- 成長ホルモン抑制ホルモン（ソマトスタチン）
- プロラクチン抑制ホルモン
- 性腺刺激ホルモン放出ホルモン（ゴナドトロピン放出ホルモン）

ほら、すべてのホルモン名の尾っぽには放出ホルモンまたは抑制ホルモンが付いているわね。これを取ると、

- 副腎皮質刺激ホルモン（ACTH）
- 甲状腺刺激ホルモン（TSH）

図 8.1-1　視床下部と脳下垂体：神経と内分泌系の接点

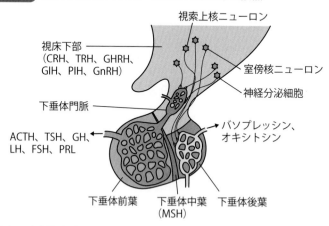

（奈佐吉久．"内分泌系：視床下部と脳下垂体"．Web版 Hybrid Book 動画マスター機能形態学．東京，廣川鉄男事務所，2016，255．より転載）

246

　　・成長ホルモン（GH）

　　・プロラクチン（PRL）

　　・性腺刺激ホルモン（ゴナドトロピン）（LH, FSH）

になるじゃない。これらって、**下垂体ホルモンそのもの**なの。だから
さっき紹介した「前歯はプロが作った精巧な複製」に「放出ホルモン」
か「抑制ホルモン」を付ければ視床下部ホルモンができ上がるのよ。

ほんとだ。そうするとややこしさが緩和されますね。あっ、あと先生、
ソマトスタチンって、確か膵臓から出るホルモンでもあったような。

よう気付いたな。膵臓からもソマトスタチンは出とった。これは**イン
スリンやグルカゴンが効きすぎんようにブレーキ役**をしとるんやった
な。ここでも**成長ホルモンが効きすぎんようにブレーキ役**を担（にの）うとる。

　まあとにもかくにも、視床下部と下垂体は組織のトップとその側近
みたいなもんで、体の内分泌システムの相当な部分をコントロールし
とる、ごっつぅ重役ってこっちゃな。

ところで、**下垂体門脈**って知ってる？

なんですかそれ。肝臓の門脈は知っていますが。下垂体にも門脈が
あるのですか？

『なんでやねん！』のp.193に書いてますがな。門脈の定義はもう1
回復習しといてや。

　で、坂本さんがなんでそんなことを聞いたかいうとな、**視床下部と
下垂体はその門脈でつながっとる**。せやから、視床下部でつくられ
たホルモンは、門脈を通って下垂体前葉に行きよるってわけや（**図
8.1-1**）。

なるほど。だから、すぐに会長（視床下部）の指令が社長（下垂体）
に届くわけだ。"つうと言えばかあ"の関係ですね。

そういうこっちゃ。

下垂体ホルモンの役割

ほな、いよいよ下垂体ホルモンの役割に話を進めよかな。

CHAPTER
8

内分泌

1

視床下部・下垂体ホルモン

まず、「○○刺激ホルモン」の形をとるホルモンやけど、これはストレートに解釈してくれたらええ。甲状腺または副腎皮質または性腺（卵胞と黄体）を刺激して、そこの部位から出るホルモンを分泌させたり、その部位を活性化させたりするわけやな。

具体的にいくわね、「**甲状腺刺激ホルモン（TSH）**」は甲状腺に作用して**甲状腺ホルモン**を出させ、「**副腎皮質刺激ホルモン（ACTH）**」は副腎皮質に対して**糖質コルチコイド**（グルココルチコイド）や**鉱質コルチコイド**（電解質コルチコイド）それから**男性ホルモン**（アンドロゲン）を出させるのね。そして「**性腺刺激ホルモン**」は「**卵胞刺激ホルモン（FSH）**」と「**黄体形成ホルモン（LH）**」をまとめたホルモン名なのだけど、性腺（卵巣または精巣）に作用して成長・成熟させたり、そこから出るホルモン（**エストロゲンやプロゲステロン**）を分泌させたりしているのよ。

それ、確か、ホルモンの分泌調節のところで習いました。フィードバック機構が働く部分ですね（『なんでやねん！』p.295）。

せや！　よう覚えとった！

では、プロラクチンと成長ホルモンというのは？

「**プロラクチン**」は、乳腺に作用して**乳汁の産生**を促進させる働きをもっとる。ちなみに、プロラクチンの「ラク」は「乳」という意味って覚えとくと便利や。例えば、ラクトースは乳糖やな。

　「**成長ホルモン**」は、全身の細胞、特に**筋骨格系の細胞**に対して**成長・肥大**させる働きをもっとって、特に幼少期や成長期の成長を担う大切なホルモンやな。ただ、成長も度を過ぎたらあかんから視床下部から**成長ホルモンの抑制**がかけられるんや（成長ホルモン抑制ホルモン（ソマトスタチン））。

いよいよ、下垂体後葉ね。

あっ、もう話が終わったのかと思っていました。そういえば下垂体後葉が残っていましたね。

下垂体後葉も実は視床下部からの指示を受けとる。っちゅうか、視

床下部の組織の一部という見方もできる。

どういうことですか？

図8.1-1をよう見てや。視床下部の中におる神経細胞（**視索上核ニューロン、室傍核ニューロン**）が実は**下垂体後葉ホルモンを作り**よる。で、その神経の軸索は、視床下部を超えて**下垂体後葉まで伸びてきとるんや**。作られたホルモンはその軸索の中を通って下垂体後葉まで達し、下垂体後葉の近くにある毛細血管の中に放出されるわけや。

このようなホルモン放出機構を「**神経内分泌**」っていうのよ。

すると、視床下部の中でバソプレッシンとオキシトシンが作られているわけですよね？

そういうこっちゃ。

えーっ！　僕、てっきり下垂体後葉でこれらが合成されて、なおかつここから血管へ分泌しているのかと思っていました。知らなかった…。「神経内分泌」、覚えておきます。

この2つのホルモンの役割は知っとるんか？

バソプレッシンは確か、血圧を上げます。

そうや。「バソプレッシン」という名前には、「バソ＝vessel＝血管」と「プレッシン＝press＝圧迫」で血管に圧をかける、つまり**血圧上昇**という意味が込められとる。一方、このホルモンは別名「**抗利尿ホルモン**」といわれるように**尿量減少**作用もあるんやな。尿量が減ればその原材料である血液量が増加するから結果的に血圧が上がる。つまり、**尿量減少と血圧上昇は表裏一体の関係**ってこっちゃ。

なるほど、別名がある理由がわかりました。
　　次の「オキシトシン」というのは、確か、射乳だったような…。

せやな。赤ちゃんがお母さんのおっぱいの乳首を吸ったり（吸啜刺激）、赤ちゃんの泣き声を聞いたりすると、**反射的に乳汁が分泌される**（射乳反射）んや。あとは、分娩時に発揮されるオキシトシンの役割も忘れたらあかんな。赤ちゃんが産道を通って出産する際に

は子宮筋の強烈な収縮力が必要や。正のフィードバック機構の一つとして勉強したやろ？　大きな力が必要なときに働く機構やけど、オキシトシンはまさに**出産時における子宮筋収縮**に大きく関与するんや。

やっぱり生きていくうえで、そして生物の種の保存のためという意味でも大切なホルモンがここから分泌されるのですね。これで視床下部と下垂体の関係、そしてホルモンの働きなどが整理できました。ありがとうございました。

……。

先生、どうされたのですか？

下垂体中葉

いやな、ちょっと考えとったんやけど、後々のことを考えたらやっぱり「下垂体中葉」のことにもふれとこかなって思って。

まだ話は続くのですね…。下垂体に中葉ってあるのですね。

そうや。前葉と後葉の間にな。ヒトでは痕跡が残る程度なんやけど、他の脊椎動物ではよう発達しとる部位なんや。

ここからも何かホルモンが出るのですか？

出る。「**メラニン細胞刺激ホルモン（MSH）**」っていうホルモンや。

メラニンということは色素ですね。

せや。メラニン細胞っていう色素細胞が皮膚や眼の網膜なんかにおるのは知っとるやろ？　このホルモンは、メラニン細胞の細胞質内での**メラニン合成を促進**させよるんや。

先生が中葉に触れるかどうかを迷っておられたのは、後々に内分泌疾患の病態に絡んでくるからよ。

なるほど。

そうなんや。アジソン病やクッシング症候群とか内分泌系の疾患でこのホルモンの分泌が亢進し、皮膚に色素沈着させることもあるんやけど、またその時に触れるわな（p.262）。

今度こそ終わりですね。どうもありがとうございました。

視床下部・下垂体ホルモン

- ☑ 視床下部から出るホルモンは、下垂体への亢進または抑制に働きかける。
- ☑ 下垂体前葉ホルモン＝プロラクチン、成長ホルモン、副腎皮質刺激ホルモン、甲状腺刺激ホルモン、性腺刺激ホルモン
- ☑ 下垂体後葉ホルモン＝オキシトシン、バソプレッシン
- ☑ 視床下部、下垂体、甲状腺・副腎皮質・性腺は負（または正）のフィードバック機構によって調節される。
- ☑ 下垂体中葉からは、メラニン細胞刺激ホルモンが分泌される。

2　血糖値調節ホルモン

血糖値を上げ下げする機構は不平等？

先生、僕思うのですが、なぜ血糖値を調節するホルモンってこんなにたくさんあるのでしょ。同じ役割を担うホルモンが複数あれば体内でどれが使われるかとか混乱が生じるんじゃないですか？

混乱？

はい。例えば、血糖値が高かったらどのホルモンが一番優先的に働いて、誰が脇役でって、喧嘩にならないのでしょうか。血糖値を下げるホルモンもそうです。

ふ〜〜ん、おもろいこと考えるんやな。喧嘩って、まあ生理学的には競合とか拮抗っていう用語があるけど、そういうことが起こらんか心配してるんやな？

そうです。ただ、それは建前であって……

本音は覚える用語をできるだけ少なくしたい、ってこっちゃろ？

バレました！

見え透いたウソね（笑）。ただ、浜田君。ちょっと気になったのだけど、血糖値を下げるホルモンも競合相手がいるって思っている？

はい。血糖値を上げるホルモンも下げるホルモンもたくさんあって、現場では学生を混乱させています。

血糖値に関するホルモン

ここは大切だから確認しておくけど、**血糖値を下げるホルモンは一つしかないのよ。**

え──！！！　先生、本当ですか？　血糖値調節ホルモンはたくさんあるので、てっきり下げるホルモンも複数あるのかと思っていました！

危うくまちごうて覚えるところやったな。まずはそこの整理からや。

　ええか、血糖値を下げるホルモン、それは**インスリン唯一つ**や。それから血糖値を上げるホルモン、これは分かるか？

はい。グルカゴンと、糖質コルチコイド、それから……。

たくさんあるっていっておきながら、全然出てこないじゃない（笑）。

あっ！　アドレナリンとノルアドレナリンだ。

そうね。あとは、成長ホルモンと甲状腺ホルモン、そしてエストロゲンも重要ね。

めっちゃ重要やからホルモン名と分泌場所をまとめとこな。

血糖値調節	ホルモン名	分泌場所
上昇	グルカゴン	膵臓ランゲルハンス島（A細胞）
	糖質コルチコイド（グルココルチコイド）	副腎皮質
	アドレナリン	副腎髄質
	ノルアドレナリン	副腎髄質・交感神経
	甲状腺ホルモン	甲状腺
	成長ホルモン	下垂体前葉
	エストロゲン	卵巣・胎盤
下降	インスリン	膵臓ランゲルハンス島（B細胞）

ほんで、最近の国家試験を見とったら "インスリンの働きを助ける" ホルモンというのも覚えといた方がええわ。「**インクレチン**」と「**アディポネクチン**」ってのがあるんや。

何ですか、そのスポーツジムみたいな名前のホルモンは。

インクレチンというのは、消化管から分泌されるホルモンでな、<u>インスリンの分泌を促す作用</u>があるんや。ただな、弱点があって、血中におるDPP-Ⅳという酵素によって**速やかに分解**されよるんや。インスリンが効きすぎるのを防ぐ仕組みなんやろな。

このDPP-Ⅳの機能を抑える医薬品が開発されていて、糖尿病の治療に使用されているのよ。

へ～、そうなんだ。

もう一つのアディポネクチンは、<u>インスリンの効きをよくする作用</u>があるんや。つまり、**インスリン抵抗性を改善し、血糖値の低下に役立つ**。その上このホルモンには、血圧や中性脂肪を下げる働きもあるから、医学研究の中でかなり注目されとるんや。

単純に上げる下げるだけではないのですね。では先生、ちょっと根本的な質問なのですが、血糖値を上げるホルモンはたくさんあるのに、<u>なぜ血糖値を下げるホルモンはインスリンのみなのですか？</u>　下げるホルモンがもしたくさんあれば、糖尿病患者さんがこんなにたくさんいなかったのじゃないですか？

それはおもろいことに注目したな。そういう疑問はめっちゃ重要や。

　ヒトでは血糖値を下げるホルモンとしてインスリンしかないっちゅうのはな、こういうこっちゃ。人類の長～い悠久の歴史を考えると、今のように、いつでも、誰でも、どこでも、好きなだけ、食べたい物が食べられるっていうのは、ごくごく最近のこっちゃ。もちろんそれは程度の差はあるで。それ以前は、狩猟生活が中心やから場合によってはなかなか食べ物にありつけず基本的には常に飢餓状態が続いとった。

飢えとの戦いですね。

せや。それでも脳組織は専らグルコースをエネルギー源とするし、他の組織のためにも血糖の維持をせないかん。それから目前に現れた獲物を自力で狩る際には一時的にせよ大きなパワーを出す必要が

あるから、血糖値を平常時よりもガンっと上げなあかん。せやから、人類の歴史上、血糖値を上げる術は何重にも身に付けとく必要があったわけや。

逆に、血糖値を下げる場面はとても少なかったのよね。

だから血糖値を下げるホルモンは一つだけでよかったってことですね。生存に有利な生物種が生き残り、それ以外の生物は自然淘汰されるという進化の厳しい一場面をみた気がします。

血糖値調節の実際

よっしゃ。議論も深まってきたところで最後に血糖値調節の実際というか、どうやって上げたり下げたりできるか、そこを触れて終わっとこか。

　まず、血糖値が上がる要因やけど、当然のことながら食後、食べ物が消化されて腸から血管に吸収されることで、血糖値が上がる。

それはそうですね。

それから、ホルモンによる血糖値上昇の方法やけど、**グルカゴン**を例に考えてみよか。ワシらの体内で糖の貯蔵庫、つまり**グリコーゲン**という形で蓄えている臓器・器官はどこや?

肝臓です。

筋組織もよ。

せやな。ただ、筋組織はエネルギー源としてグリコーゲンを自身のためだけに使うのであって、血液に放出するわけやないから、血糖調節という意味では肝臓のグリコーゲンが大事やな。

グリコーゲンって、確か、グルコースをたくさん連結させた巨大な分子でしたね。

いいね〜。それ、めっちゃポイントや! 血液中のグルコース濃度が低下してきたら、膵臓のランゲルハンス島の中のA（α）細胞がグルカゴンを出しよる。それが肝臓までやってきて肝臓内のグリコーゲンの端から削るようにグルコースを切り出して、それを血液に放出し

よるんや（**図8.2-1a**）。

グリコーゲンは巨大分子だから、グルコース（小分子）にしてはじめて肝臓から血液に送り出すことができるのよ。

そうやって血糖の低下を防ぐのですね。

あと、糖新生促進作用もありますね。

とうしんせい？？

せや。肝臓内のグリコーゲンにも貯蔵量に限度がある。せやから、**アミノ酸（糖原性アミノ酸）を材料にグルコースに変換する反応が**あるんや。これは生化学の中で詳しく習うんやけど、<u>めちゃくちゃ重要</u>や。この反応を「**糖新生**」っていうとる。

アミノ酸以外にも、**ピルビン酸やクエン酸回路に登場する物質も糖新生の材料になる**ことができるのよ。

糖以外の物質から糖を作る能力がヒトにあるってすごいですね。これも生存競争にとても大切そう。

そうね。この糖新生っていう反応だけど、主に**肝臓と腎臓の細胞内で行われる**の。

そうなんですね。肝臓は何でもやってますね。

図 8.2-1 **血糖値調節**

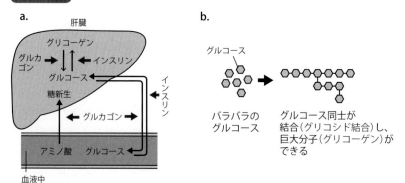

a.

肝臓

グリコーゲン

グルカゴン → ⇅ ← インスリン

グルコース

糖新生

← グルカゴン →

インスリン

アミノ酸　グルコース

血液中

b.

グルコース

バラバラの
グルコース

グルコース同士が
結合（グリコシド結合）し、
巨大分子（グリコーゲン）が
できる

次は血糖値を下げる方のホルモン、つまりインスリンについてや。インスリンは、血糖が高い状態のときに膵臓のランゲルハンス島B（β）細胞から分泌されるホルモンやな。このホルモンもやっぱり肝臓や筋肉に作用して、血中グルコースの臓器内への取り込みを促進するんや（図8.2-1a）。

だから、血液中の糖の濃度が低下するのですね。

そうね。で、肝臓や筋肉内に入ったグルコースはバラバラに蓄えるのではなく化学結合（グルコシド結合）によって多糖つまりグリコーゲンを作るわけね（図8.2-1b）。

インスリンは他にも機能をもっとって、血中のアミノ酸を臓器・器官内へ取り込ませるのを促進したり、脂肪の分解を抑制する作用やら、いろいろあるんや。

先生、確か膵臓から出るホルモンで「ソマトスタチン」というのもありましたが、あれは何をするのですか？

ええ質問や！　それを言うとかなアカンな。

　ソマトスタチンというのは膵臓のランゲルハンス島の中のD（δ）細胞から分泌されるホルモンなんやけど、これはインスリンやグルカゴンの分泌を抑制して、要するにこれらのホルモンが効きすぎんようにコントロールしてくれとるんや。

これはとても重要よ。インスリンが効きすぎると低血糖になってしまうし、グルカゴンが効きすぎると高血糖になってしまう。ちょうどいいところでホルモンの効きをストップさせるために、いわばブレーキ役としての機能をソマトスタチンが担うのよ。ちなみにソマトスタチンは、p.244で紹介した視床下部のほか、胃や十二指腸からも分泌され、基本的には機能の「抑制」に働くホルモンなのよ。

すごいですね。何重にも調節機構があるなんて。これぞホメオスタシスですね。でも、ちょっと歯車が狂ったら血糖調節もうまくいかな

さそう。

せやな。だから、暴飲暴食や過度の飲酒は控えなあかんな。生活習慣病は他人事やないからな。

先生もですよ（笑）。

まとめやで！

血糖値調節ホルモン

☑ 血糖値を上げるホルモンは多数存在する。

☑ 血糖値を下げるホルモンは、現在確認されているのはインスリンのみである。

☑ 糖新生とは、主に肝臓と腎臓で行われる糖以外の物質から糖を合成する仕組みで、血糖値を上げる働きがある。

☑ 膵臓のランゲルハンス島には、グルカゴンを分泌するA（α）細胞、インスリンを分泌するB（β）細胞、ソマトスタチンを分泌するD（δ）細胞がある。

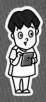

3　副腎皮質ホルモン

副腎と腎の関係やいかに？

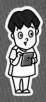 先生、副腎っていう臓器があるじゃないですか？　これって、腎臓とは全く関係がないのですよね？

なんや急に。それはなー、難儀な質問やな。ないといえばないし、あるといえばある。なんでや？

臓器名に「腎」の漢字が使われているってことと、腎臓のすぐ近くにあるので何か関係しているのかと思いまして。

腎臓も副腎も後腹膜器官やし、腎動脈から栄養をもろてるという意味では関係しとる。あとは、ホルモンでの関連性があるな。

そう！　それです！　ホルモン。副腎から出るホルモンってむちゃくちゃたくさんあるじゃないですか？　その中に腎臓に関係するホルモンがあったと思うのです。でもまずは、副腎から出るホルモンがなかなか覚えられなくて、これは一体どうしたらいいですか？

どうしたらええって言われても困るわ。まぁとりあえず、副腎の解剖とその機能の一つであるホルモン分泌を一つずつおさえなしゃあないんちゃうか？

やっぱりそうですよね…。

副腎の解剖

副腎はね、腎臓の上にあるのだけど、まるで腎臓の上にかぶせる帽子のような形をしているの。とても小さい臓器で重さは約10〜15gといったところね。副腎を縦に切ると、中に皮質と髄質を区別できる

組織があってね、それぞれ異なる機能をもつのよ（図8.3-1）。

それが**副腎皮質**、**副腎髄質**ですね。

そうね。これらは同じ臓器でいながら発生学的に起源が異なるの。

副腎皮質は3層構造、つまり表面から、**球状帯・束状帯・網状帯**からなるの。

副腎髄質はクロム塩っていう染色色素によく染まるため、クロム親和細胞って呼ばれる細胞が集まっているのよ。

その副腎皮質の3層からはそれぞれ別のホルモンが出るのですか？

そういうこっちゃ。**球状帯**からは主に**鉱質コルチコイド**（電解質コルチコイド）が、**束状帯**からは**糖質コルチコイド**（グルココルチコイド）が、**網状帯**からは男性ホルモンの**アンドロゲン**が分泌されるんや（**図8.3-1**）。今挙げたホルモンは**すべてコレステロールを材料**に作られるから、これらのホルモンを「**ステロイド**」って総称されとる。

えっ、でも先生、ステロイドって医薬品でもありますが、中身はこれらのホルモンのすべてを集めたものですか？

ちゃう、そういう場合は糖質コルチコイドを指すのが一般的や。ちょっ

図 8.3-1 副腎

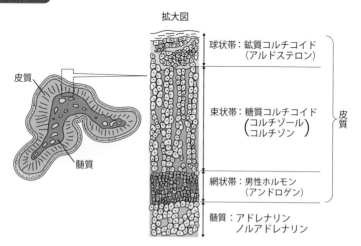

拡大図

球状帯：鉱質コルチコイド
（アルドステロン）

束状帯：糖質コルチコイド
（コルチゾール
コルチゾン）

網状帯：男性ホルモン
（アンドロゲン）

皮質

髄質：アドレナリン
ノルアドレナリン

皮質

髄質

とややこしいな。

復習だけど、これらのホルモンは勝手に出るわけではなくて、上からの指令…

はい！　副腎皮質刺激ホルモンですよね！？

バッチぐーや。

しかしあれですよね、これらのホルモンってたくさんの機能がありますね。

せやな。まあ試験に出やすいという観点でいえば、**糖質コルチコイド**の役割は、**糖新生の促進**、**抗炎症作用**、抗発熱作用、鎮痛作用、**免疫抑制作用**、情動・認知機能への関与、ストレスに対する耐性上昇なんかが大事やな。

糖新生っていうのはp.256で出てきましたね。抗炎症作用というのは、なんか実習中に聞いたことがあります。

そうね。疾患の中でも自己免疫疾患に分類される疾患ってたくさんあるわね。糖質コルチコイドは**強い免疫抑制**と**抗炎症作用**を発揮するから、ステロイド薬として臨床では重要な治療薬になっているのよね。

鉱質コルチコイド

ほな次は、鉱質コルチコイドやな。これは、代表選手として**アルドステロン**っていうホルモンがある。

あっ、それ僕知ってます。レニン-アンジオテンシンのところで出てきました（p.176）。

せやな。アルドステロンは、アンジオテンシンⅡによる分泌刺激もあるんやった。つまり、鉱質コルチコイドは副腎皮質刺激ホルモンとアンジオテンシンⅡの両方から分泌刺激を受けるってわけや。で、このホルモンの機能は、腎臓の集合管に対し、**Na^+の再吸収**と**K^+の排泄を促進**する。その結果〜？

Na^+とともに水も血管側に吸い込まれて、結果的に尿量が減少しま

す。

🐶 そやから？

😀 そやから？　尿量が減ってらくちん！

🐶 ほんまかいな！　血管内に水分が吸い込まれるってことは、血液量がアップ、そして血圧もアップするってこっちゃろ？

😀 はい。あっ、そうか！　先生が最初、「腎臓と副腎って関係があるといえばあるし、ないといえばない」とおっしゃった意味がここでハッキリわかりました！

　では網状帯からのアンドロゲンは、いわゆる体の第二次性徴としての男性化に関与しているってことですね？

👧 そうなのだけど、男性の場合は、精巣から分泌されるテストステロンの方が男性化への影響が強いからアルドステロンの影響は低いの。女性の場合のアルドステロンは、腋毛や陰毛の発生、そして性欲亢進などの発現をもたらすため、影響は強く出るのよ。

アジソン病

🐶 よっしゃ。ほな、少しだけ疾患に触れとこか。

😀 内分泌系の疾患ということは、ホルモン分泌の過剰もしくは不足が起こるってことですよね？

🐶 せや、話が早いな。ほな、2つの疾患を紹介するわな。1つ目がアジソン病、2つ目がクッシング症候群や。

　端的に言うとな、アジソン病は副腎皮質ホルモンの全体的な分泌不足が原因の疾患、クッシング症候群は糖質コルチコイドの分泌過剰が原因の疾患なんや。

😀 どうして過剰とか不足が起こるのでしょ。

🐶 そこや！　まずアジソン病やけど、原因は自己免疫もしくは副腎の機能を阻害する腫瘍なんかが原因やな。

😀 自己免疫ということは、自分の免疫が副腎皮質に傷害を与えるってわけですよね？

😾 そういうこっちゃ。

🐶 副腎皮質ホルモンの分泌が全体的に落ちるとどうなるのですか？

😾 いわゆる糖質・鉱質（電解質）コルチコイド、それから男性ホルモンのすべてが低下しよるから、**血糖値の低下**、**血圧の低下**、**ストレス抵抗性の低下**、女性なら陰毛の消失なんかが起こるんや。

👧 それからね、皮膚が黒くなるという症状もあるのよ。

🧑 えっ？　どうしてですか？

😾 あっ、それも大切やな。本来やったら、副腎皮質ホルモンが下垂体や視床下部の働きを抑制し、分泌過剰をブロックする（負のフィードバック）。けど、そもそも**アジソン病患者**では副腎皮質ホルモンが不足してるわけやから<u>ブロックが効かへん</u>。ほなら下垂体が「もっと副腎皮質刺激ホルモン（ACTH）を分泌せなアカン！」って勘違いしよる。ACTHは、p.250で紹介したメラニン細胞刺激ホルモンと構造が似とるんや。

🧑 すると、色素細胞が活性化し、メラニン色素がたまっちゃう。

😾 そういうこっちゃ。

クッシング症候群

😾 ほなら次の疾患、クッシング症候群や。
　これはな、**副腎皮質や下垂体に腫瘍ができること**などが原因で結果的に<u>副腎皮質ホルモン（糖質コルチコイド）分泌が過剰になって</u>、いろいろな症状が出る病気なんや。

🐶 なぜさっきの腫瘍は分泌抑制なのに、今回の腫瘍は分泌過剰な^{・・}のですか？

😾 ええ質問や。腫瘍による傷害もケースバイケースなんや。腫瘍というのは病理学できちんと定義を習うんやけど、要するに細胞の増殖が亢進して細胞数が増加しとる状態なんや。ちゅうことは、そこから分泌されるホルモンの全体量（総量）が増えてまうこともあるわけや。

🧑 そういうことだったんですね。腫瘍ができたら機能不全になってむし

CHAPTER
8

内分泌 ― 3

副腎皮質ホルモン

263

ろ分泌が低下するのかと思ってしまいました。

内分泌腺にできた腫瘍部分から過度なホルモンが分泌されることもあるという考え方はとても重要よ。あと、クッシング症候群の原因だけど、「**医原性**」っていうのも重要ね。

医原性？　ってなんですか？

自己免疫疾患などの病気の**治療目的で投与される外因性糖質コルチコイド**によって生じるタイプや。

そっか！　自己組織から分泌されるホルモンばかりでなく、薬として投与された糖質コルチコイドも結果としてクッシング症候群の原因になるってわけですね。

そういうこっちゃ。クッシング症候群の発生頻度は、どっちかいうたらこの医原性が多いから、医療従事者はこの症状のことをよく知っとかなアカン。

症状はどのようなものあるのですか？

高血圧、体重増加、筋力低下、中心性肥満、満月様顔貌（ムーンフェイス）、バッファローハンプ（水牛様肩）、高血糖、糖尿、多飲、あとは、腹部に**皮膚線条**を認める、などなどめっちゃ多彩や。

あと、糖質コルチコイドは免疫反応を抑制するから、感染症へのリスクが高い状態にあるのよ。その他、気分が変動しやすかったり、うつ病などの明らかな精神症状、多毛症や月経不順などもあるの。

せやな。それと原因が下垂体腫瘍やった場合は、クッシング症候群の中でも「**クッシング病**」って呼ばれとるんやけど、このときは**色素沈着**も起こるんやで。

さっき出てきた下垂体中葉からのホルモン（メラニン細胞刺激ホルモン）量が増えるからなの。

そうなんですね…。だから下垂体中葉由来のホルモンの存在もおさえておかないといけませんね（p.250）。しかし、いろいろと覚えることがあります…。

そうね。だからまずは解剖生理学的な基礎知識をしっかりさせること

が大切よ。疾患や治療、そしてその副作用のほとんどは基礎的な部分が元になっているからね。

副腎髄質

ほな最後に、副腎髄質。

あっ、まだ髄質が残っていたのですね。

副腎髄質から出るホルモン、それはアドレナリン、ノルアドレナリンやな。分泌量はアドレナリンが約80％、ノルアドレナリンが約20％とめっちゃ差があるんやけどな。ちなみに、《アドレナリン、ノルアドレナリン、ドーパミン》をまとめて**カテコールアミン**って呼んどる。

1点注意ね。ノルアドレナリンは副腎髄質以外からも分泌されるのだけど、**アドレナリンは唯一副腎髄質から出る**ホルモンなの。ここをしっかり覚えておいてね。

確か、交感神経の節後ニューロンから出る神経伝達物質はアドレナリンではなくノルアドレナリンでしたね。

せや。で、これらのホルモンの役割は、基本的には交感神経系の機能と似とってな、**血圧上昇**、**血糖値上昇**（糖新生亢進による）、**心拍数増加**なんかやな。

　まっ、今回の勉強はこんなもんかいな。

いや〜〜、今回も盛りだくさんでした。解剖生理学の知識がベースとなっているのがよくわかりました。今回もありがとうございました。

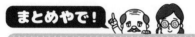

まとめやで！

副腎皮質ホルモン

- ☑ 副腎＝{副腎皮質+副腎髄質}
- ☑ 副腎皮質は、外側から、球状帯・束状帯・網状帯の3層を区別する。
- ☑ 球状帯からは鉱質（電解質）コルチコイド、束状帯からは糖質（グルコ）コルチコイド、網状帯からはアンドロゲンが分泌される。
- ☑ 鉱質コルチコイドは、下垂体からの副腎皮質刺激ホルモンおよびアンジオテンシンIIによる分泌刺激を受ける。
- ☑ アジソン病は、副腎皮質ホルモンの分泌不足が原因の内分泌疾患である。
- ☑ クッシング症候群は、糖質コルチコイドの分泌過剰が原因の内分泌疾患である。
- ☑ 副腎髄質からは、アドレナリン、ノルアドレナリンが分泌される。

第 9 章

生殖器系

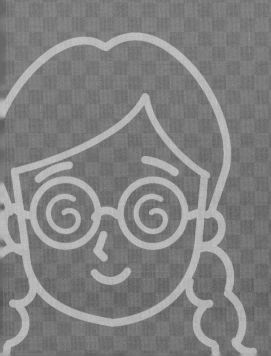

1　勃起と射精

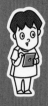

実は、めちゃくちゃデリケート？な
男性生殖器！

先生、僕たまに思うのですが、男女の体ってどうしてこうも違いがあるのでしょうか。

どないしたんや、急に…。何かあったんか？

ちょっと恥ずかしい話なのですが、僕は朝起きるといつもおチンチンが硬くなっているのです。朝は大抵おしっこがしたくなるのですが、硬くなると出にくいこともあります。どうして朝に硬くなる必要があるのか不思議です。こういうことはきっと女性にはわかりませんよね。

まぁ若い証拠やな。ワシも昔はそんなこともあったかもな。

　　よっしゃわかった。今回は男性の生殖器、そして勃起の仕組みについて勉強しよか。

待ってました！！

なんやそれ。待っとったんか！！！

精巣、精子

まずは精子工場としての精巣からや。**精巣（睾丸）**は、陰嚢の中にある左右一対、長さ4cm、幅2.5cmの楕円形の器官や（**図9.1-1**）。精巣の中はミカンの小袋のように小部屋（精巣小葉）が200〜300あって、各部屋の中に2〜4本の太さ約0.2mmの細い「**曲精細管**」が収まっとる。1本の曲精細管の長さは数10〜100cm、一側の精巣に約500本ある。ほなら、両側の曲精細管を合わせたら全長500mにもなりうるっちゅうから驚きやで！

すごい長さですね！

精巣を解剖して曲精細管をピンセットでつまむと、編んだセーターから毛糸がほどけるように曲精細管を取り出せるのを肉眼で観察できるわ。この曲精細管の中で精子細胞が作られるのよね。精母細胞が減数分裂を経て分化してくるというのは『なんでやねん！（p.309）』で勉強したわね。

先生、たまーにある、精巣に物をぶつけたとき声もでないようなあの激痛は何ですか？

なんやシャレか？　ワシも子どもの頃野球をやっとったさかい、その痛みはよう分かる。呼吸できひんくらい痛いもんな。

　それはな、精巣の周囲は「白膜」という結合組織の皮膜に包まれとって、この白膜に分布する神経が圧迫されて痛みを感じるらしいわ。生物にとって子孫を残すことは最重要機能の一つやから、精巣を守るための防御機構なんかもしれんな。

そういう意味では卵巣は腹腔内に存在するので外から衝撃を受けても緩和されるわね。私は2人がいう"激烈な"痛みというのはわからないわ。

えらい盛り上がってきたな。ほな、精子の話に移ろか。

　精子は、今話に出てきよった曲精細管の精上皮の一つ、精祖細

図 9.1-1　男性生殖器

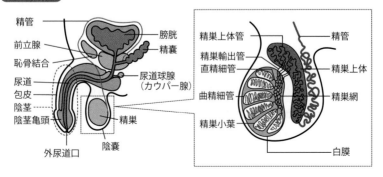

精管
前立腺
恥骨結合
尿道
包皮
陰茎
陰茎亀頭
外尿道口
陰嚢
膀胱
精嚢
尿道球腺（カウパー腺）
精巣

精巣上体管
精巣輸出管
直精細管
曲精細管
精巣小葉
精管
精巣上体
精巣網
白膜

胞から分化して作られる。しかも一生や。そこは卵巣との明らかな違いやったな。

年齢とともに精子数は減るのだけどね。以前、生まれた子のお父さんが80歳という話を聞いたわ。

で、曲精細管でできた精子は「精巣上体」に入っていって、精巣上体の頭部→体部→尾部の順に移動して成熟していきよる。ヒトの場合、精祖細胞から成熟精子になるまで64〜74日（約9〜10週間）もかかるっちゅうからビックリや。結構手間暇かかっとるんやな。

そんなにかかるのですか！　男性に性周期はないですけど、強いていえばこの9〜10週が性周期ってことですね（笑）。

おもろいこと言うな。

　精子は3部（頭部・体部・尾部）からなり、全長は約60μm、頭部の中はほとんどが核で、核の先端部は「先体（アクロゾーム）」っていう帽子みたいなんをかぶっとる。この中には受精の際に**卵膜を溶かす特殊な融解酵素**を含んどるんや。

そして精子の体部（中部）はミトコンドリアを含んでいて、尾部の鞭毛が活発に運動できるように必要なATPを供給しているのよ。

腟内に放出された精子は1分間に数mmの速度で子宮の卵管に向かって泳いでいきよる。ただ、射精後の精子は女性の体内で24〜48時間しか生存できひん。まさに熾烈極まりない競争やな。

なんか気の遠くなるような話ですね。競争率はいかほどなんでしょ。

ヒトの1回の射精は約3mLの精液が出て、1mLあたり1〜2億個の精子が含まれとるから、3〜6億個ってとこやな。

その何億という精子が一斉に卵細胞のもとへと遊泳するわけだ。

そうだけど、最終的に卵細胞に到達するのはほんのわずかよ（約1千個）。だから射精される精子の**濃度が少しでも低い**と妊娠のチャンスが劇的に減少しちゃうの。1mLあたり3〜4千万個以下になると妊娠は難しくなるというわ。

数だけやなく**形態異常**（異形精子）や**運動性の消失**なんかも**不妊**

の原因になるんやな。

ところで、どうしてこんなに大量の精子が必要なのでしょうか。

そう思うわな。

　子宮頸管内は**粘液**があって、精子の進行の妨げになっとる。精子はがんばって頭部先端にある酵素で溶かしながら少しずつ先へ進みよる。けど、1個の精子の持っとる酵素量はたかがしれとる。せやから精子がその関門を通り抜けるのに多くの精子がいるってわけや。

なるほど！　ある1個の精子が特別に優秀な受精能力を持つわけではなく、大勢の精子の協力体制によってほんのわずかな精子が最終ゴールにたどりつけるってわけですね。

そういうこっちゃ。でもな、粘液の他にもまだ試練は続くんや。卵細胞にやっと到達しても、中に侵入するには卵細胞の外側に付着してる卵胞細胞をかきわけて、卵細胞の外膜を破らなアカン。それにも一定数以上の精子が必要なんや。さっき言うてくれた協力体制やな。それで最終的に、精子"1個だけ"が卵の中に侵入できる。1個入ったら他の精子はもはや侵入できん。たった1個や。

えっ！　たった1個だけって、そんな仕組みがあるのですか？

1個の精子が卵の中に侵入すると卵細胞の壁に**バリアーが形成**されて、**複数個の精子が侵入するのを妨げる仕組み**があるの。これを「**多精拒否機構**」というのよ。

ちなみに、生物の種が異なる場合も精子と卵子の自然受精は起こらんようになっとる。

まさに数億分の1の確率！　恐ろしく高い競争率ですね！　僕がこうして生きていることが奇跡に思えます。

せやさかい、命を大事にせないかんな。

ところで先生、個人的な興味で恐縮ですが、精液のにおいってどうしてああいう何ともいえない生臭いにおいがするのですか？

あのにおいね、前立腺からの分泌液が原因よ。前立腺液は、精液全体の約20％を占める乳白色で、特有のにおいを与えている「ス

271

ペルミン」を含んでいるの。でも、ただにおいを放つだけじゃなく、精子に運動性や受精能力を与えるなど、ちゃんと生理機能をもっているのよ。

陰茎

ほな次は浜田君がいちばん聞きたい陰茎についてみていこか。

　陰茎は、柱状（棒状）の「**陰茎体**」とその先端の「**陰茎亀頭**」、それから「**包皮**」からなる。陰茎亀頭の先端には尿道が開口しとる（**図 9.1-1**）。

「**外尿道口**」ですね。

せや。ほんで、陰茎体の中には、左右一対の「**陰茎海綿体**」および1本の腹側中央に陰茎の根から亀頭まで続く「**尿道海綿体**」といわれる海綿様構造があって、それぞれの周囲には膠原線維からなる**海綿体白膜**に包まれとるんや（**図9.1-2**）。

「**海綿**」という用語は解剖学でよく出てくるわね。中がぎっしり詰まっている実質組織ではなく、中に小さな腔所が多数ある組織、いわばスポンジ状のイメージね。

図 9.1-2 　陰茎

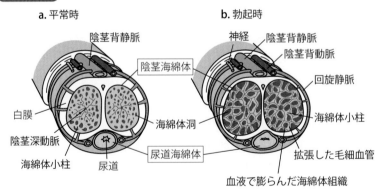

a. 平常時　　　　　　　　b. 勃起時

陰茎背静脈　神経　陰茎背静脈
陰茎海綿体　陰茎背動脈
回旋静脈
白膜　海綿体洞　海綿体小柱
陰茎深動脈　尿道海綿体　拡張した毛細血管
海綿体小柱　尿道　血液で膨らんだ海綿体組織

(Fazio L, et al. Erectile dysfunction: management update. CMAJ. 170(9), 2004, 1429-37.)

ちなみに、陰茎の方面を表す用語がややこしくって、亀頭が下向きのとき、前にくる側が背側、後にくる側が腹側なの。注意ね。それと、尿道は尿道海綿体の中を貫いているってことも大切よ。

🐶 で、その陰茎に性刺激を加えるとどうなるか。

😣 立ちますね！

🐶 コラ！　もうちょっと上品に表現せんかい！　「勃起」ってな！

😓 すみません…。
　先生、勃起って血液がたまることって何かの本で読んだことあります。

🐶 簡単にいえばな。でも実は、その仕組みは結構複雑や。
　陰茎海綿体は、網状の「**海綿体小柱**」とその間隙の不規則な静脈腔である「**海綿体洞（静脈洞）**」よりなる。この海綿体小柱の中を、**陰茎背動脈**と**陰茎深動脈**の小枝（ラセン動脈）がラセン状に蛇行して走っとる。ほんでな、おもろいことに、この動脈の先は"直接"海綿体洞（静脈洞）に開放しとるんや。

👩 つまり、陰茎の中は動脈と静脈が**毛細血管を経ずに**"直接"つながる構造、解剖学でいう「動静脈吻合」という特殊な血管系をもつ場所ということね。

🐶 性刺激や性的興奮で**副交感神経の働きかけ**でラセン動脈と小柱の平滑筋がゆるむと、多量の血液が海綿体洞に流れ込んでいきよる。そしたら陰茎は怒張充血により白膜がピンと張るまで膨大する。これが**勃起**や（**図9.1-2b**）。

👧 このとき、洞内から戻る血液は静脈に流出できないようになっているの。だから、勃起（怒張充血）が維持されるのよ。

😮 なるほど、その海綿体洞に血液が充満してビンビンな緊張状態になるのが勃起なのですね。

🐶 せや。さっきいうた丈夫な白膜のおかげであたかも陰茎の中には骨があるかのようにしっかりとした硬さをもつわけやな。

😮 では、尿道海綿体も陰茎海綿体のようにビンビンになるのですか？

🐶 尿道海綿体の構造も基本的には陰茎海綿体と類似しとる。けど、尿

道海綿体の周りの白膜はめっちゃ薄くて、しかも伸展性があるから陰茎海綿体ほどは硬くはならんのや。

確かに勃起していても亀頭はぷにぷにと柔らかいですものね。

この勃起は**副交感神経が優位のときに起こる**っていうのは『**なんでやねん！（p.238）**』でも勉強したわな。

はい。逆に、交感神経が高まっている（緊張している）ときは勃起が起こりにくいことも習いました。

せやな。今回はその理由もわかったな。それで、勃起中に継続的な性刺激を加えたら、やがては性感極期に達する。ほな今度は副交感神経から交感神経に切り替わって一気に**射精**が起こりよる。見事な神経の連携プレーや。

ところで、陰茎は性刺激による性的興奮以外にも勃起する場合があるのよ。健康な男性であれば朝お目覚めのときに起こるアレね。

"朝立ち"ですね。でも僕のは朝じゃないのに立つことがあります。それはなぜでしょ。

……。まっ、それは自分で考えとき。

　それで、射精が終わるもしくは性刺激が中断して勃起が終わろうとしたら、ラセン動脈の平滑筋が収縮し、新しい動脈血の流入が止まる。逆に、血液は静脈へ流出していきよるから、勃起は徐々におさまっていくわけや。

陰嚢の役割

ところで、陰嚢の役割って何か知っとるか？

はい。精巣を中に収めています。

せやな。ほな、陰嚢ってなんであんなところにあるんや？

確かに、どうしてあんなにぶらんぶらんとさせているのでしょ。女性みたいに腹腔内にあれば安全そうなのに。

陰嚢の皮膚の組織構造を少し説明するわね。陰嚢の表面はよく発達した脂腺と汗腺および色素（メラニン）沈着があるの。脂肪組織はなく、

274

薄く伸展性に富み、平滑筋線維で構成された「肉様膜」というのがあって、陰嚢の皮膚に小じわが多いのはこの肉様膜の収縮のためね。

その肉様膜っちゅうのは、交感神経の刺激を受けとるから、寒冷刺激や感情などによって収縮したり弛緩したりしよる。せやから陰嚢が外気に触れる表面積を自在に変化できるんや。つまり、一種のラジエーターとしての役割をもつわけや。

あっ！　精巣の中の精子が作られる最適温度って体温よりも低いって聞いたことあります。

そうね、だから陰嚢の中に精巣が入っていて体温よりも若干低い部分にぶら下がっているわけね。暑いときは特に陰嚢が弛緩してダランとぶら下がるの。逆に寒い時は陰嚢が収縮して体幹の方へ（上へ）持ち上げられ過度に温度が下がるのを防いでくれているの。

うまくなっていますね。今日も陰茎の勃起と射精、そして陰嚢の伸縮まですごく勉強になりました！

まとめやで！

勃起と射精

☑ 精巣の中には曲精細管が編んだセーターのように収容されている。

☑ 精細管の中の精母細胞が減数分裂を行い、精子が作られる。

☑ 精子は、精巣上体の中の頭部→体部→尾部へ進むにつれ成熟する。

☑ 射精後の精子の寿命は1〜2日である。

☑ 1回の射精で数億個の精子が放出される。

☑ 受精は1個の精子の卵細胞への侵入によって完了する。

☑ 勃起は、陰茎海綿体内の血液の貯留によって生じる。

☑ 勃起は、性刺激を与える、または起床時に起こる場合がある。

☑ 陰嚢表面には肉様膜と呼ばれる伸縮性に富む組織構造が存在し、精巣における精子形成の適正温度の調節に関与する。

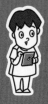

2 性周期と性ホルモン

凄すぎる
卵巣周期と月経周期の二人三脚！

この前、母性の授業があって、1年で習った「女性の生殖機能」の復習だったのですが、それがまったく頭に残っていなくて…。そもそも、1年のときに適当にすませていた僕が悪いのですが…。ホルモンの名前とか、とにかくいっぱい出てきて本当にややこしいのだけは覚えています。

せやから、そこをもう1回勉強したいってこっちゃな。

早い話がそうなります。どうか！　お願いします！

ワシも忘れた！

ええ ─── っ!!!　そんなこと言わないでお願いしますよ。

きっと坂本さんの方が詳しいと思うで。

卵子の形成

なんか、急な話の展開ね。まっ、いいわ。確かにここは難しいですしね。

　まず『なんでやねん！（p.306〜）』のおさらいからね。

　胎生9〜10週ごろ、**始原生殖細胞**が卵巣に入って分裂を繰り返し、約1000個の細胞集団になる。これが**卵祖細胞**ね。卵祖細胞はさらに分裂を繰り返し、**卵母細胞**になる。出生時の卵巣内には卵母細胞が100万〜200万個あるのだけど、思春期までに30万〜40万個に減るのね。それぞれの卵母細胞は卵胞上皮に囲まれ**卵胞**（原始卵胞）を形成しているの。思春期以降になると、28日周期で15

〜20個の卵胞が同時に成熟（原始卵胞→一次卵胞→二次卵胞）し、最終的に1個だけが最終段階の「**グラーフ卵胞（成熟卵胞）**」になり、その中心部にある卵母細胞が**排卵**されるのね。排卵は、左右の卵巣から交互にされることが多いの。排卵を終えた卵胞はこの後、「**黄体**」になるのね。黄体は受精が起こらなければ「**白体**」になり、退縮していくわ。年間12〜13回の排卵があるとすると、初潮から閉経までの年月を通算すれば<u>一生でおよそ500個の卵が排卵される</u>ことになるわね。排卵されなかった卵母細胞は退縮して、閉経後には卵巣内の卵は0（ゼロ）になるの。

頭がついていけてませんが、精子形成とは全く違うってことは覚えています。

ここからが本題よ。女性の生殖機能性のポイントは、①**性周期**（妊娠準備期間）と②**妊娠期**に分けて考えること。それから、両方とも性ホルモンとそれに付随する**生殖器の変化**が大事なのよ。

最初に大まかなポイントを言ってくださると助かります！

どういたしまして！

● 性周期

①性周期はね、互いに密接に関係する2つの周期があるの。「**卵巣周期**」と「**月経周期**」ね。要するに、<u>卵巣周期は卵巣の中、月経周期は子宮の中で起こる28日周期の変化</u>のことよ。

なるほど。

で、これらの周期を司る大元が、「視床下部―下垂体系」から分泌される性腺刺激ホルモン、つまり、「**卵胞刺激ホルモン**」と「**黄体形成ホルモン**」ね。

卵胞刺激ホルモンを「**FSH**」、黄体形成ホルモンを「**LH**」と表記することも覚えといてな。

思春期前はほとんど分泌されない性腺刺激ホルモンは、思春期になると分泌されはじめるの。

二次性徴のはじまりですね。

そうね。具体的には、FSHが主に「**卵胞の成熟**」に、LHが主に「**排卵の誘発**」と「**黄体の形成**」に寄与するの。

ホルモン名と役割がそのままですね。LHによる「排卵の誘発」以外は。

● **卵巣周期**

でね、それに同調するように卵胞から「**卵胞ホルモン（エストロゲン）**」が、黄体から「**黄体ホルモン（プロゲステロンおよびエストロゲン）**」が分泌されるの（**図9.2-1**）。

エストロゲン→プロゲステロンの順に分泌されるから、「エ・プロン」って覚えといたらええで。

ハハッ。面白い覚え方ですね。

つまり卵巣の中は、「卵胞の成熟→排卵→黄体の形成」の順に変化していくのね。

「排卵」は卵胞期にエストロゲンの濃度が高まり、それに触発されてLHが急激に上がることによって卵胞内の卵が放出されるの。

あっ！　性のフィードバックだ！

ちゃう！　正のフィードバックや。ほんまにもう油断もすきもないなー。

そうね。LHの高濃度刺激が卵胞からの排卵を誘発させる力になるのよね。

排卵はわずかな時間の出来事だけど、卵胞と黄体が存在する期間はそれぞれ約2週間ずつあるの。つまり、「**卵胞期2週間（1〜14日目）→排卵期（14日目）→黄体期2週間（15〜28日目）**」、これが「**卵巣周期**」よ（**図9.2-1**）。

なるほど。卵巣周期は卵巣の中の変化で、それが起こるには上位ホルモンである性腺刺激ホルモンの刺激が重要ってことですね。

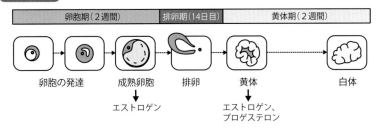

図 9.2-1　卵巣周期

| 卵胞期（2週間） | 排卵期（14日目） | 黄体期（2週間） |

卵胞の発達　　　　成熟卵胞　　　排卵　　　黄体　　　　　　　白体

エストロゲン　　　　　　エストロゲン、
プロゲステロン

月経周期

そうよ。さあ肝腎なのはここからよ。次は月経周期ね（図9.2-2）。

　エストロゲンとプロゲステロンって、実は子宮への働きかけもあるの。子宮は**エストロゲンの増加**に伴って子宮内膜の一番表層の「機能層」という部分の細胞が増殖するの。この時期が「増殖期」ね。内膜は増殖する前は1mmだけど増殖後は5〜6mmの厚さになるの。増殖期は排卵日の14日目まで続き、（卵巣の中の卵胞が排卵後、

図 9.2-2　月経周期

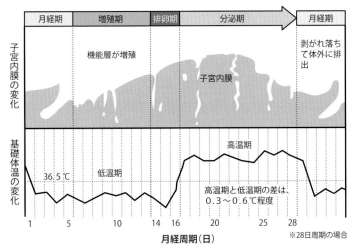

子宮内膜の変化

| 月経期 | 増殖期 | 排卵期 | 分泌期 | 月経期 |

機能層が増殖

子宮内膜

剥がれ落ちて体外に排出

基礎体温の変化

高温期

36.5℃　　低温期

高温期と低温期の差は、
0.3〜0.6℃程度

1　　5　　　10　　　14 16　　20　　　25　　28

月経周期（日）

※28日周期の場合

黄体へ変わると）黄体から分泌される**黄体ホルモン**（プロゲステロン）によって、子宮内膜は血管や分泌腺が発達するの。この時期が「**分泌期**」ね。まるで子宮がふかふかのベッドをこしらえて受精卵の着床を準備して待っているかのようね。もし妊娠しなければ、次第に黄体からのホルモン分泌が低下して分泌期も終わりを迎え、最終的には**機能層の膜が剥がれ落ちる**の。このときに出血を伴うの。この時期がつまり「**月経期**」ね。

🐶 あんまりええたとえ話やないけど、月経ってベッドの「シーツ交換」みたいなイメージやな。

🧑 つまり、卵巣から分泌されるエストロゲンとプロゲステロンの影響を受け、子宮内では、増殖期→分泌期→月経期の順に変化するってことですね。

👩 そうね。卵巣周期と同調して並びかえると、「月経期約5日間（1〜5日目）→増殖期約10日間（5〜14日目）→分泌期約2週間（15〜28日目）」の順になるのね。これを「**月経周期**」というのよ（**図9.2-2**）。

🐶 ちなみに、プロゲステロンは**基礎体温を上げる**働きを持つことも重要やな。

🧑 プロゲステロンは黄体から分泌されるので排卵後に体温が上がるってことですか？

👩 そうね。毎日基礎体温を付けると「**低温期**」（卵胞期と同じ時期）と「**高温期**」（黄体期と同じ時期）が現れるのが分かるわ（**図9.2-2下段**）。自分の性周期を把握することはとても重要ね。

🧑 結構複雑ですけど、分けて考えれば分かりやすいですね。

妊娠期

👩 もし、受精が起こり、着床が起これば、ここからが②妊娠期になるのよ。

🧑 そっか、まだ②妊娠期が残っていました。

よっしゃ、ここからはワシがしゃべろか。

　まず、精子と卵子が**卵管膨大部**で受精し、**受精卵**になる。そこで、この受精卵が、「**着床し、胎児（および胎盤等）が分娩されるまでの時期**」を「**妊娠**」っていうんや。臨床では、妊娠週数は最終月経第1日を起点として、**分娩予定日は40週0日とカウントされる。**妊娠するととにかく体に劇的な変化が出てくるんや。まず、子宮。子宮の中では胎児が育まれるし、胎盤も成長し、胎児の周囲を満たす羊水も含まれる。それに伴って子宮の平滑筋が肥大・増殖するわけやな。それから、乳房。妊娠したら乳腺細胞が急激に増殖する。乳輪は色素沈着が起こり乳房も乳頭もでっかくなるんや。

そのとき月経はどうなるのですか？

妊娠中は月経は止まる。もちろん排卵も抑制されとる。これは胎盤から分泌される性ホルモン（エストロゲンとプロゲステロン）の影響や。

胎盤からホルモンが出るのですね。

先生、それからhCGも重要ですね。

せやな。hCGというのはな、「ヒト絨毛性ゴナドトロピン」の略で**着床後14日目ごろ胎盤から分泌されるホルモン**なんや。これ自体の生理機能、つまり「黄体を刺激してプロゲステロンの分泌を促す」っちゅうことも大事なんやけど、妊娠時のみ分泌されるホルモンやから**妊娠検査薬としての用途**も重要な知識や。

あの、尿で分かる検査のことですか？

せや。このホルモンは尿中に排泄される。妊娠検査薬のキットの中にhCGに対する抗体が塗られとって、反応（抗hCG抗体とhCGが結合）すれば色の変化で陽性（妊娠徴候あり）か陰性かが分かるようになっとんのや。

着床は受精後約1週間で起こるので、受精日（排卵日）から換算すると、hCGが初めて現れるのは、1週間＋2週間＝3週間（21日目）ってことね。

これで、妊娠検査薬がいつから有効かが分かるわな。排卵後21日

CHAPTER
9
生殖器系 ── 2　性周期と性ホルモン

目っちゅうのは、月経予定日の1週間後ってことやろ。せやから、月経開始予定日より1週間後には妊娠したかどうかが、少なくとも検査薬では判定できるってこっちゃ。

若い女性は特に月経周期が乱れることが多いので、1週間月経がなかったら即妊娠というわけではないけれど、心当たりがあれば月経予定日の1週間後にはもう検査ができるってことよ。もちろん、あくまで家庭で行う簡易検査なので、確定診断は医療機関でないとできないわ。

今回のテーマも奥が深いですね。でもなんとなくすっきりしました。特に、ホルモンによって卵巣周期と月経周期が動き、それらは互いに連動しているのですね。今回もありがとうございました。

坂本さん、ありがとうな。ワシも勉強になったわ。浜田君、これで母性学はバッチリやな。

は、はい……（汗）

まとめやで！

性周期と性ホルモン

- ☑ 卵母細胞は、卵巣内に存在し、卵胞として成熟する。
- ☑ 卵母細胞は、正のフィードバック機構によって排卵誘発を受ける。
- ☑ 女性の性周期には、卵巣周期と月経周期が存在し、性腺刺激ホルモンの支配を受ける。
- ☑ 卵巣周期：卵胞期→排卵→黄体期
- ☑ 月経周期：月経期→増殖期→分泌期
- ☑ 黄体期はプロゲステロンの影響を受けて基礎体温が上昇する。
- ☑ 妊娠中は、母体が大きく変化し、月経（排卵）は抑制される。
- ☑ hCG（ヒト絨毛性ゴナドトロピン）は着床後14日目ごろ（受精後約3週間後）胎盤から分泌される。また、このホルモンは尿中に排泄されることから、妊娠検査薬のマーカーとして医療に利用されている。

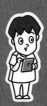

3 乳房

あのふくよかな乳房の存在意義は…

先生、単刀直入に言います。今回はおっぱいについてうかがいたいです。

なんや、浜田君が言うと単刀直乳に聞こえるわ。ほんでどしたんや急に。それはまじめな話か？

僕はいつでもまじめです！　個人的な興味も…、あることはありますが、今度の母性のテストに出るんですよ。

わかったわかった。そんな顔赤らめんでもええがな。

かわいいわね。

乳房とは

ほなまずは「おっぱい」は、解剖学的にいうと**乳房**やな。ちなみに、乳房の読み方は「にゅうぼう」な。「チブサ」ちゃうで。

　まず、乳房の中にある乳腺は本来皮膚腺の一種つまり**外分泌腺**なんやけど、女性生殖器の補助器官に含められとる。前胸部にふくらむ2つの乳房は思春期頃にふくらみはじめ、乳輪の大きさ（直径）も増してきよる。

先生、乳房の中って、ほとんどが乳腺組織なのですか？

そう思うやろ？　実は、乳房の9割が脂肪っていわれとる。個人差はあるけど乳房の大きさはこの脂肪の量の多い少ないで決まる。乳腺組織の多少ではないんや。

　で、乳房の先端中央には**乳頭（乳首）**が突出し、その周囲に色

素に富む**乳輪**がある。乳輪の皮膚には、多くの色素顆粒、色素細胞が含まれとるけど、その色や大きさも個人差や人種差が大きいんや。

前回、先生が説明してくださったのだけど、乳輪や乳頭はね、<u>妊娠すると色素顆粒がさらに増して黒褐色になる</u>のよ。

赤ちゃんが母乳の場所を見つけやすくするためですかね。

きっとそやろな。

　で、その乳頭部には十数本の「**乳管**」が注いどって、その乳管は枝分かれして乳房の中に広がり、乳汁の分泌腺としての「**乳腺**」の本体を作っとるんや（**図9.3-1**）。

乳腺には血管やリンパ管が多く分布するのだけど、特に妊娠後期や授乳期にはものすごく発達するの。ちなみに、男性の胸にも乳腺はあるのだけど、発達しない状態でとどまっているの。でも、エストロゲンを投与すると、男性でも乳腺が発達するのよ。

おもしろいですね。ということは乳腺の発達にエストロゲンが必要ってことがわかりますね。

そういうこっちゃ。

図9.3-1 **乳房**

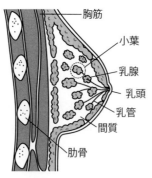

（上原茂樹. 妊娠の整理をふまえた なるほど！助産ケア技術：妊娠による乳房の変化. ペリネイタルケア. 32(4), 2013, 350より改変引用）

😊 ところで先生、乳頭はふやけないのですか？　赤ちゃんに吸われ続けたらふやふやになりそう。

😠 ふやけへん！　乳首にある小さなブツブツ（皮脂腺）からあぶら（皮脂）が分泌されとって、乳首周囲をコーティング・保護しとるんや。せやから赤ん坊にしゃぶられても大丈夫。ただ、乳頭って乳輪より外側に突出しとるのが普通なんやけど、ときどき陥没して乳輪内に引っこんでる人もいて、その場合、乳児の哺乳に支障をきたすこともあるんや。

👩 乳輪には多量の平滑筋線維、脂腺、汗腺のほか、特有な皮脂を分泌する**乳輪腺**（モントゴメリー腺orモンゴメリー腺）という一種の大汗腺があるのよ。

😊 乳腺以外にも汗腺やら脂腺やらたくさんあるのですね。先生、乳頭の乳管開口部を見ることってできるのですか？

😠 ん～～、肉眼で見るのは難しいと思うわ。ただ、乳汁を産生分泌中の乳房を圧迫したり、オキシトシン（射乳促進ホルモン）を用いて射乳を起こさせると、乳汁が射出する瞬間にその開口部を見ることができるらしいわ。

😊 でも不思議ですね。乳房は授乳のための生殖器官なのに、どうして妊娠または褥婦（じょくふ）の女性でない人までもあんなにふくよかで、しかも目立つところに乳房をもつ必要があるのでしょうか。なんか胸の大きい人を見ていると、かえって辛そうです。

😠 ほんまやな。単に赤ん坊に乳を飲みやすくするためなんやったら、あんなに大きく、丸く突き出した乳房より、サルみたいに乳首だけが長く伸びた乳房のほうが便利そうやのにな。

👩 それについては、真偽のほどは定かでないのだけれど、一説によると、乳房のふくらみは「おしりの模倣」だそうよ。

😊 どういう意味ですか？

👩 チンパンジーのメスって、発情（排卵）するとおしりが大きくふくらむじゃない？　これは性皮（sexual skin）といって、雄にそのこと

を知らせるための合図なの。チンパンジーはお尻の高さが相手の目の位置になるので、雄に見逃されることがないわね。

でも、ヒトは直立二足歩行だから、目の位置とおしりの位置にズレが生じますね。

そこがポイントなのよ！ つまり、おしりの役目がヒトでは胸に移譲され、ああいうふくよかな乳房が目の届く範囲につくられたって説なの。

ん〜、なるほど、それで動物のように発情期を持たんヒトは、いつも大きな胸をして男性を惹きつけておく必要が生じたってこっちゃな。

ですからヒトの乳房は授乳器官というより、セックス・アピールを目的として進化してきたって考えると、なるほどってうなずけますね。

いい得て妙やな。せやから世の男性は巨乳好きが多いってわけや。

妊娠時の乳房の変化

さて、次は妊娠時の乳房の変化を見ていこか。

　妊娠すると、妊娠8週ごろから乳腺の細胞は急速に増殖して脂肪の蓄積も伴って腫大しはじめる。これは**胎盤から出るエストロゲンやプロゲステロンの働き**と考えられとる。それから、さっき言うたように、乳輪への色素沈着も進んで、乳頭も大きくなってきよる。

貧乳の人でも、もちろん大きくなるのよ。

　それから、妊娠後期に胎盤から分泌される「hPL（ヒト胎盤性ラクトゲン）」というホルモンも胎児への**グルコース供給作用**という生理機能に加え、**乳腺発達**を促進するの。ただし！ いくら乳房が大きくなっても、乳汁はまだ出ないの。

えっ！ だんだん大きくなれば乳汁も出そうな気がするのですが…

妊娠後期になれば、一部乳汁産生が開始されるのだけど、出産するまでは分泌量はわずかしかないわ。

乳房が発達しても乳汁が出ないのは、何かメカニズムがあるのですか？

ナイス・クエスチョン！ 浜田君、腕上げたな！

妊娠中に乳汁が分泌されへんのはな、胎盤から出るエストロゲンが下垂体前葉からのプロラクチン（乳汁の合成を促すホルモン）の作用を打ち消すからや。もっと言うと、乳腺にあるプロラクチン受容体をブロック（拮抗阻害）しよるんや。

ところが、分娩後胎盤が娩出されると、そのエストロゲンの拮抗作用がなくなって、乳汁分泌が始まるの。

うまくなっていますね。

乳汁

ところで先生、乳汁ってずっと出るわけじゃないですよね。分泌の仕組みはどのようになっているのですか？

これもめっちゃ巧妙な仕組みがあるんや。

　乳児が乳頭を律動的に吸う（吸啜（きゅうてつ））と、その刺激と興奮が間脳の視床下部に達して、**下垂体後葉を介してオキシトシンが分泌される**。オキシトシンは乳腺に作用して、腺細胞をかこうように包む**筋上皮細胞**（収縮することができる特殊な上皮細胞）を収縮させて、**乳汁を乳管から乳頭に向けて放出**（射乳）させるんや。つまり、乳児が乳管を通して乳汁を吸い出すことが刺激となるわけやな。せやから、授乳を中止したら自然と分泌も止まるようになっとる。

でも実際は、赤ん坊の泣き声を聞いたり、何かにこすれたりして刺激を受けただけでも分泌されることもあるのよ。

なるほど。すると、お母さん（褥婦）の乳汁の分泌はいつまで続くのですか？　それからそのとき月経は？

乳汁の分泌は出産後から徐々に増加し、分娩3週間後には最大量に達するの。それ以降は乳児の発達に十分なだけの乳汁が供給され、分娩後6〜12か月は乳汁が分泌されるのが一般的よ。それから、授乳中は月経の現れ方が遅くなるのが普通なの。

　ちなみに、乳児の吸啜によって分泌されるオキシトシンは子宮平滑筋の収縮作用もあるので、妊娠によって広がった子宮壁（平滑筋

が主）を収縮させて元の子宮に戻す役割（子宮復古）があるのも重要なことよ。

🧑 乳汁ってどんな成分ですか？

🧑 味はわからないのだけど、乳汁には豊富な栄養素が含まれているの。加えて、乳汁中には感染に対する抵抗力を与えるための免疫グロブリンや白血球も含まれているのよ。これらは特に初乳に多いの。つまり、新生児の免疫系が発達するまでの間、母乳によって新生児を感染から防ぐことができるってわけね。

🧑 そのしょにゅ〜（初乳）って何ですか？

🧑 妊娠末期もしくは分娩直後に出るのが初乳ね。これは分娩後3〜4日経てから出る成乳（真乳）と異なり、蛋白特にγ-グロブリンを多く含んだ、やや黄味がかった乳汁なの。その色や特徴から**"黄金の液体"**って呼ばれているの。

🧑 へ〜、乳汁の成分って変わるのですか。

🧑 そう。基本的には乳汁って、**新生児の成熟に合わせて変化**するようになっているのよ。

🧑 といいますと？

🧑 出生時は腸管の発達が十分ではなく、新生児は糖質（乳糖）を十分消化できないのよね。そこで、初乳は乳糖が少なくタンパク質（多くが低分子タンパク質）やアミノ酸を多く含み、消化・吸収されやすいようになっているのよ。

🧑 なるほど！　アミノ酸だと小さい分子だから消化の過程が省けますね。

🧑 **成乳になると糖質の割合が増え、タンパク質の量が低下する**の。糖質の割合が増加することでカロリー（エネルギー）も増加するのね。

🧑 なるほど、成長とともに新生児もカロリーがたくさんいりますものね。

🐶 それとな、乳汁の成分でいうたらもっと驚くことがあるんや。早産で出生した場合、つまり未成熟で生まれた赤ん坊の場合や。

🧑 未成熟児だと成熟児より体がさらに未発達だ。

🐶 せや。そのときに産生される初乳はさらに糖質が少なく、タンパク質

やアミノ酸の多い組成となって、未成熟の腸管に適応するように変化しよるらしいんや。

すごい！

でもね、<u>乳汁にも弱点があるの</u>。例えば、**ビタミンKが少ない**、**母乳を介した感染**（HIVなど）、**薬剤やアルコールなどの児への移行**などがあるのよ。

乳癌

こんなすごい役割をもっとる乳房やけど、乳腺にはしばしば癌（乳癌）が発生するってことも臨床では大事やな。

若い人でも結構多い癌ですね。そして若くして命を落とすこともあります。僕の中で小林麻央さんの記憶は鮮烈に残っています。

せやな。だから早期発見や治療は重要やな。幸い、乳房は体の表面にあるから自分でもある程度触って確かめることができる。

でも、月経周期の時期によって乳腺の機能や硬さが一定しないので注意してね。

自覚症状とかあるのですか？

乳癌の自覚症状として最も多くみられるのは、乳房の"しこり"やな。あと、乳房の皮膚は非常に薄いから、乳癌の浸潤や炎症後の瘢痕化のために**乳房提靭帯**（クーパー靭帯）が引っ張られて<u>乳房の皮膚に"陥凹"を生じることがあるんや</u>。この徴候は、乳腺腫瘍を示唆するものとして重要なんや。その他の徴候もいくつかあるから、自分の身または大切な周りの人の身のためにも覚えといた方がええわな（**図9.3-2**）。

乳癌ってどのあたりにできやすいとかあるのですか？

ある。乳房の**外側上部から腋窩に向かう位置**や。ここは、乳腺の腋窩尾部（スペンスの乳腺尾部）といわれる**乳癌の好発部位**や。せやから、やっぱり平常から自分もしくは医療機関での触診が大切やな。乳房をつまんで持ち上げたり、鏡の前でバンザイしたときに皮

図 **9.3-2** 乳癌の症状

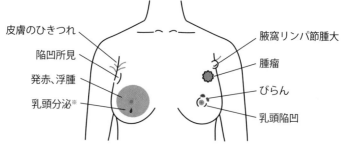

皮膚のひきつれ
陥凹所見
発赤、浮腫
乳頭分泌※

腋窩リンパ節腫大
腫瘤
びらん
乳頭陥凹

※乳頭から血の混じったような分泌物が出る。

膚に小さな凹みがあれば要注意や。

それから、同側の腋窩リンパ節はリンパ管と通じた最もよくみられる乳癌の転移部だから、しこりとして腋窩リンパ節の触知可能な腫大も乳癌によくみられる症状なのよ。

ところで、普通、乳房って男子や子どもはほとんど発育せえへんわな。

はい。そのはずです。

せやけどな、女性ホルモン（エストロゲン）投与以外でも、**内分泌疾患**（下垂体腺腫、副腎皮質機能亢進症、精巣機能障害など）、**肝硬変**など種々の原因で**女性化乳房**が起こることがあるんやで。

女性ホルモンの投与以外でもあるのですね。

そうよ。国家試験でもよく出題される例として、肝硬変って肝臓の機能が著しく低下する病態だから、肝機能の一つである「体内の余分なエストロゲンを分解する能力」が低下するの。すると男性ではわずかなはずの**血中エストロゲン濃度が上昇**し始め、乳腺に作用して大きくなるのよ。

へ〜〜、男性でも大きくなるのですね。ヒトのおっぱいって本当に奥が深いですね。今日は、おっぱいの雑学も含め、妊娠・出産・疾患のことをたくさん学びました。ありがとうございました。

まとめやで！

乳 房

☑ 乳房の構造の9割が脂肪である。

☑ 乳頭部には十数本の乳管があり、乳房内部の乳腺につながる。

☑ 乳輪には、多量の平滑筋、脂腺、汗腺、乳輪腺が存在する。

☑ 妊娠すると、乳輪や乳頭は黒褐色に変色する。

☑ 妊娠後期に分泌されるhPL（ヒト胎盤性ラクトゲン）は乳腺発達を促進する。

☑ 胎盤から分泌されるエストロゲンとプロゲステロンは乳汁の合成を抑制する。

☑ 分娩後、乳汁が合成・分泌される。

☑ 乳汁の成分は、児の成長段階によって変化する。

☑ 乳癌は乳腺から発生する上皮性悪性腫瘍である。

☑ 男性でも内分泌異常によって女性化乳房を生じることがある。

第10章

感覚器

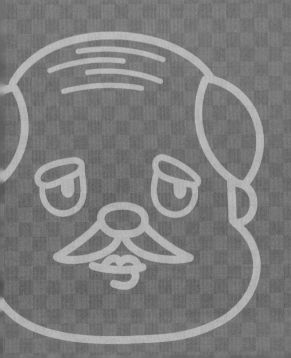

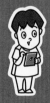

CHAPTER 10

1　嗅覚と臭物質

よくクンクンするけど、匂いはどこで
感じるの？

よっしゃ、感覚のトップバッターは嗅覚がええやろ。

嗅覚いいですね〜、匂いフェチにはたまりませんね〜。

何の匂いフェチなんや？

オールマイティです。何でもこいです（笑）。

ちなみに、「匂い」と「臭い」って意味の違い分かる？

きっと、臭いって「くさい」とも読めますので、「いいにおい」か「いやなにおい」かの違いかと。

広辞苑（第5版）によると、匂いとは、「①赤などのあざやかな色が美しく映えること。②はなやかなこと、つやつやしいこと。③かおり、香気。④（「臭」と書く）くさいかおり、臭気。⑤ひかり、威光。⑥おもむき、気品（以下省略）」とあるわ。つまり、「匂い」は「臭い」より広義のにおいを含み、「臭い」はどちらかというとあまり好ましくないにおいを指すのね。

大体あたってましたね。

嗅覚

盛り上がってきたところで、**嗅覚**について話を進めよか。

　嗅覚は味覚と似とる部分がある。感覚細胞を刺激する原因物質はどっちも「**化学物質**」や。それから、一般的な感覚刺激の情報は大脳皮質の感覚野に投射されるのが通例やけど、嗅覚と味覚は<u>大脳皮質以外に視床下部や大脳辺縁系にも連絡</u>されよる。

視床下部や大脳辺縁系は、**自律神経系の機能**、**情動**、**本能行動**に深く関与する部位だったわね。においや味がこれらの機能に影響するってことね。不快なにおいは本能的に注意信号と感じるわ。

　それから、化学物質による感覚って、出生時点である程度発達しているの。だけど、複雑なにおいや微妙な味の識別能力は生後に獲得されていくらしいわよ。

坂本さん、説明ありがとう。

嗅覚受容器

ほな、においを感じる最初のステップ、**嗅覚受容器**についてみていこな。

　鼻腔の上壁から鼻中隔や上鼻甲介にかけての嗅粘膜は、肥厚した「**嗅上皮**」とその表面を覆う粘液からなり、肉眼では淡黄色を帯びとる。ここに嗅覚情報を受け取る**嗅細胞**ってのがおるんや（**図10.1-1**）。

嗅細胞って、きっと膨大な数あるのでしょうね。

せやな。嗅細胞は鼻腔片側で約1,000万個あって周りの支持細胞に支えられとる。細胞の端からは**嗅小毛（線毛）**が上面の粘液層に根を張るように伸びとるんや。

図 10.1-1 **嗅覚受容器**

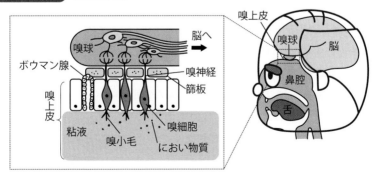

嗅細胞は神経細胞由来なのだけど、他の神経細胞と違って終生保存されるのではなく損傷すると新しい細胞と入れ替わるのよ。ひどい鼻風邪をひくと治ってもしばらく嗅覚が戻らないことがあるわね。これは嗅細胞の再生に多少の時間がかかるからなの。

そういうことですね。ところで先生、その嗅上皮にある粘液って、どこから分泌されるのですか？

嗅上皮の中にある「ボウマン腺（嗅腺）」っちゅう細胞が分泌しとる。

この粘液はにおいの発生にとても大切よ。吸気されたにおい物質は、この粘液に溶けこむ必要があるの。粘液に浸った嗅小毛がその物質と触れることで嗅細胞の興奮が起こるからよ。

この嗅細胞は、上方に1本の突起を伸ばしていきよる。この突起がほかでもない「第I脳神経つまり嗅神経」や。

えっ、でも、嗅粘膜よりも上方って確か頭蓋骨があって行けませんよね。どうやって上に行くのですか？

ええ質問や！　しっかり構造が頭に入っとるってこっちゃな。
　この突起は他の細胞のものと併せて約20本ずつの短い束になって、「篩骨の篩板」を通って（貫通して）頭蓋腔に入りよるんや。これが「一次ニューロン」や。

篩板には約1mmの小孔がたくさんあるの。そこを嗅神経は通るのよ。篩骨の篩は「ふるい」と読むわね。まさに、ふるいのような構造をしているのね。

一次ニューロンは脳の一部「嗅球」に入って、ここにおる僧帽細胞とシナプスを形成するんや。この僧帽細胞が「二次ニューロン」や。

鼻腔のすぐ上には脳があるってなんか不思議です。嗅球から先はどこに連絡されるのですか？

それは嗅覚伝導路を勉強せないかんな。
　簡単に言うとな、僧帽細胞の軸索突起はここから脳底部の嗅索・嗅三角っていうところを経て側頭葉の内側にある一次嗅覚野（嗅皮質）に達する。嗅皮質は辺縁系の一部やから、情緒や自律神経系

の反応と深く関連するわけやな。

匂いフェチの原因は辺縁系を通るからですね。

せやな。それから、条件反射にも関わっとる、つまり、唾液の分泌に影響する。ええにおいがしたらヨダレ出るやろ？　それやな。

なるほど。

ほんで、においは順応しやすいっていうの、知っとるか？

はい。確か、以前、坂本先生が彼氏の家に入った時の異臭は慣れるとおっしゃっていました。

ち、ちょっと！　そんなこと誰が言ったの！！　まっ、いいわ、たとえとしては悪くないし。

まぁまぁ、どっちゃでもええがな。とりあえずな、嗅覚っていうのは受容器そのものはごっつい鋭敏やけど、同じにおいが続くと**比較的早く順応する感覚**なんや。けどそれは、"一つの"においに対して持続すればっちゅう話で「**選択的疲労**」っていうんやけど、ある一つの匂いに順応したとしても"他のにおい"については感じることができるってわけやな。

先生、自分のウンチは臭くないけど、他人のウンチは臭い。これも順応ですか？

……。まぁおもろい発想やけど、それは順応とはいわんやろな。ちなみに、ワシは自分のウンチはやっぱり臭いって思うけどな。まぁいずれにせよ、自分の体から出た物やさかい、それが普通というか臭くても認めざるを得んちゅうのが実際のところやろな。

深い議論ですね…。一応、現在のところ臭いについては、**腋窩汗臭、精液臭、魚臭、麦芽臭、尿臭、ジャコウ臭、ハッカ臭、樟脳臭**の8つが**基本的なにおい物質**（臭物質）として提案されているのよ。ちなみに、「ジャコウ」というのはジャコウジカ（ジャコウネコ）の雄の生殖腺から分泌される物質で、高価な動物性香料なのよ。樟脳というのは芳香族化合物の一種で、衣類の防虫剤や芳香剤などに利用されているの。よくおばあちゃん家の押し入れなんかに入れてあ

るわね。

それと関連してるかもしれんけど、嗅覚の感度って個人差がむちゃく ちゃ大きいし、体調によっても変化するもんなんや。基本的に女性 は男性よりも敏感で、月経や妊娠時はより敏感になるっていわれとる。 つまり、男性より嗅ぎ分ける術が秀でてるわけや。

嗅覚は、有害物から身を守り、異性や食物の吟味に役立つのね。

確か、イヌはすごくにおいに敏感だとかって聞いたことあります。

警察犬がいるくらいやからな、ワシら人間よりはるかに高い嗅覚を 持っとる。イヌはヒトに比べ100万〜1,000万倍も閾値が低いんや。 それもそのはず、犬の場合、嗅細胞は1〜2億個くらいあるらしいわ。 ヒトとは桁がちゃう。

今先生が言われた「閾値が低い」って表現、感覚でよく出てくるの だけど理解できる？ 感覚が生じる（それと分かる）のにほんの少し の物質（刺激）でいいということ、言い換えれば「敏感」ってことよ。

面白いですね。今回もとても勉強になりました。嗅覚って、においの 元から多少離れていても感じられる感覚だからすごく便利ですね。そ ういう意味では味覚よりすごい！

そうね。味覚だと口の中に入れて初めて分かる感覚だけど、嗅覚は 近づきさえすれば嗅ぐことができるわね。

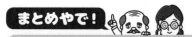

まとめやで！

嗅覚と臭物質

☑ 鼻腔の上壁周辺に、嗅上皮があり、嗅物質を受容する部位となる。

☑ 嗅細胞は約1,000万個あり、細胞の端から嗅小毛が生えている。

☑ ボウマン腺は嗅上皮に存在する粘液腺である。

☑ 嗅細胞は上方（脳側）へ突起を伸ばし、篩骨の篩板を貫通し、嗅神経を形成する。

☑ 嗅神経は脳の一部、嗅球に達する。

☑ 基本臭物質＝腋窩汗臭、精液臭、魚臭、麦芽臭、尿臭、ジャコウ臭、ハッカ臭、樟脳臭

☑ 嗅覚は順応する。

2 味覚と味蕾

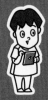

うま味(umami) は日本人が発見した!?

先生、僕つくづく思うのですが、美味しいものを食べ、それを美味しいと感じる、これって本当に幸せなことですよね。

なんや今日はやけに年寄りみたいなこと言うやんか。ワシも若い頃、よう京都や大阪、たまに神戸に出かけ、プラプラと食べ歩きしたもんや。

私も食べること大好きよ。休みの日はカフェで本読みながらランチって最高よね。最近はオシャレで美味しいお店がたくさんできてるわね。

いいですね〜。やっぱり食べられるってことはすごく大事なんだと思います。臨床実習に行くと、食べたくても食べられない嚥下困難の患者さんや消化器疾患の患者さん、それから、そもそも食べる意欲がまったくない方もたくさんいます。美味しく食べられるって実はすごく大切なことなんだと思います。

せやな。食事摂取は生物の存続に必須や。食べることに感謝すると同時に、食べられることにも感謝せないかんな。

味覚

ほな、決まりや。今回のテーマは「味覚」や。ちょうど今は秋の味覚、美味しいもんがたくさんあるなぁ。サツマイモ、南瓜、秋刀魚、松茸、栗、柿、銀杏、数えたらきりないな。

　　浜田君は、何か好きな食べ物あるんか？

はい！　僕はやっぱり焼肉が好きです！

🐶 焼肉！？　秋とは関係ないけどな。まぁええわ。ワシもこの年になっても焼肉好きやで。でも、どっちかいうと、赤身よりも白い平滑筋系のホルモンが好きやな。

👧 私もそうです。ミノやテッチャンって最高に美味しいですね。

🧑 ミノとテッチャンってどこの部位ですか？

🐶 解剖生理学勉強しとるんやったらそれくらい知っとかなあかん。ミノは胃、テッチャンは大腸や。たまにコテッチャンっていうのを聞くけど、あれは小腸の油をとったような加工品のことやろな。正式にはコテッチャンという部位はない。

🧑 先生、やけにホルモンに詳しいですね。

🐶 学生の頃、ホルモン屋でバイトしとったからな。京都の四条裏寺町通りを上がったとこにある古くてちっこい店や。今でもあると思うけどな。
　　さ、本題に戻ろか。まず、味覚の生理学的意義はなんや？

🧑 いきなり難しい質問ですね。美味しいものを食べて幸せを感じるぅ〜〜（^-^）ってことでしょうか。

🐶 なんじゃそれ。
　　味覚はな、①食物かどうかを区別すること、言い換えたら自身にとって**有害物かどうかを識別すること**、ほんで、②味わうことや咀嚼することによって食欲を高め、唾液を含めた**消化液の分泌を促す**ことに役立つことやな。

🧑 硬い話ですね。でも、納得です。

舌

🐶 ほな、味覚の受容器が備わる**舌**から勉強しよかな。

🧑 （鏡に向かって自分の舌をベーッと出している浜田君）

🐶 ちょうど自分の舌を見ながら勉強するのがええわ。
　　舌の構造はな、大きく分けて3部、**舌尖・舌体・舌根**や。

👧 一見難しい用語だけど、尖（尖っている）・体（中心体）・根（つけ根）は漢字で容易に想像できるわね。

この舌の表面をよく見てみ。プチプチっといくつかの乳頭があるやろ？

浜田君、顔赤いわよ。その乳頭じゃないわよ。

ホンマ油断もすきもないな〜。ここでいう「乳頭」っていうのはな、舌の表面にある「有郭乳頭・茸状乳頭・葉状乳頭・糸状乳頭」の4種類のことや（図10.2-1）。

な〜んだ（汗）。僕の勘違いでした。

ちなみに、口の中には他にも「乳頭」がつくものあるわよ。

ファーター乳頭！！

ほんまかいな！　それは消化管の十二指腸についとるやつやろ！

あっ！　耳下腺乳頭！！

えっ！　おー！　やるやないか！　まさか正解が出ると思わんかったわー。

（まぐれって、こわい）

その**耳下腺乳頭**って、よく見ると中央に小さな孔があって、耳の前方に薄く張る「耳下腺」でつくられた唾液が口の中に放出されるための開口部なのね。第2大臼歯の側方の頬の辺りにあるわ。

いい感じや〜。乳頭つながりでそういう知識をついでに入れとくのは勉強の効率を高められるからな。

　それでやな、この舌の表面にある乳頭の中に「味蕾（みらい）」ってのがあ

図 10.2-1 舌

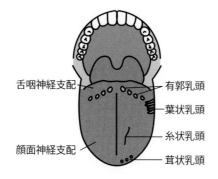

舌咽神経支配　　　　　　　　有郭乳頭

　　　　　　　　　　　　　　葉状乳頭

　　　　　　　　　　　　　　糸状乳頭

顔面神経支配　　　　　　　　茸状乳頭

るんや。

😊 味蕾は味物質の受容器ね。

😮 未来！？

😊 違うわよ、味蕾よ。味蕾を顕微鏡で見ると、まるで植物の蕾のような形をしているので、このようなステキな名前が付けられたのよ。

🙂 僕にはそのステキさがわかりませんが、でも覚えやすい名前であるとは思います。

😺 ほんでもな、ここで一つ注意することがある。<u>味蕾は4種すべての乳頭にあるんやなく、先が尖って角化しとる糸状乳頭以外の3種にある</u>、ここが注意や。結局、味蕾の約半数は舌体と舌根の境にある大型の有郭乳頭にあるんや。

😊 有郭乳頭って肉眼でもそれと分かる比較的大きめの乳頭だから、乳頭周囲に溝ができるの。でね、舌には**漿液腺（エブネル腺）**っていうのがあって、乳頭の周囲や表面についた付着物を洗い流しているのよ。乳頭周辺に食べ物などの付着物があると味を感じづらくなるじゃない？

🐼 せやから口腔内は常に清潔にしとかなあかんな。舌苔（舌の表面の苔）が多すぎたら味覚に影響するからな。

😊 それから、味蕾は今の乳頭部以外にも、**口蓋・咽頭・喉頭蓋**の粘膜にも散在しているのよね。

🙂 え！ 舌以外にも味蕾があるのですか！ 結構広い範囲にあるのですね。

🐶 ビールは「ノドで味わう」とか「のどゴシ」ってよくいわれるけど、それも味蕾の所在を考えたらなるほどって感じやろ（笑）？

😊 <u>それから、ノドに食べ物がつかえた場合の咳反射誘発に役立つわね。</u>味蕾があると触覚的な違和感とは違う感覚を生じさせられるから。

😮 うまくなっていますねー。そういえばさっき、「糸状乳頭以外の乳頭」とおっしゃっていましたが、同じ乳頭なのに糸状乳頭には味蕾がないのは不思議ですね。

確かにそうね。でも糸状乳頭にも役割があるのよ。糸状乳頭の先は尖った角化組織だけど、その先はのど側に向いているから、舌の上に乗った食べ物をのどに送って飲み込みやすくしてくれているのよ。

味蕾の構造

よっしゃ。ほなら、次は味蕾の構造についてやな。坂本さん、基本情報をお願いできるかな。

はい。舌上皮から分化する**味蕾**は成人で約10,000個あるといわれているわ。味蕾一つの中には約30個の**味細胞**があって、その他、**支持細胞**や**未分化の基底細胞**とともに花の蕾状の塊をなすの（**図 10.2-2**）。

味蕾の名前の由来ですね。

そうね。それで、味蕾の中央には「**味孔**」というのがあって、そこには味細胞から出た微絨毛「**味毛**」が集まっているの。

嗅覚でいう嗅小毛と同じように、ここにも毛が生えているのですね。

いい発想ね。感覚器の感覚刺激受容器って、表面積を広げるための「毛」が備わっていることが多いわね。

先言うとくけど、ワシの頭の毛を見んでええで！！

で、その味毛は、水に溶けた化学物質に触れることで興奮するの。

図 10.2-2　味蕾の構造

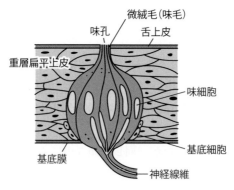

これも嗅覚とよく似ているわね。つまり、<u>唾液や食べ物に含まれる水分に化学物質（味物質）が溶け込み、味毛に触れることがまず大事</u>なのね。

なるほど。舌の表面を清潔にする意味が改めて分かりました。

そうね。それで、<u>味細胞の味毛で得た興奮は味細胞とシナプスを形成している味覚の求心性神経に伝達される</u>の。

味を感じる神経は、脳神経のときに習いました。確か……、**顔面神経（Ⅶ）**…、**舌咽神経（Ⅸ）**…、それと…。

迷走神経（Ⅹ）やな。迷走神経は咽頭や喉頭の感覚と運動を司る神経やから、この部位の味覚も担当するって覚えといたらええな。ちなみに、顔面神経と舌咽神経の味覚の舌の支配域は？

えっと、**舌の前2/3と後ろ1/3に分かれ**ていたような…。

せや。で、神経との対応はどないなってる？

う〜〜ん……。

答えは、**顔面神経が前**、**舌咽神経が後ろ**や。考えてみいな、実際の顔面は前方、咽（のど）は後方にあるやろ？　神経の支配域もだいたい解剖の位置関係になっとるんや（p.238参照）。

了解いたしました！

ところで、前回で嗅覚を司る嗅細胞は再生するっていったの覚えてる？

はい。味細胞はどうなのでしょう。

再生しよる。実は、味細胞の寿命は短く、上皮から脱落して約10日で新しい細胞と入れ替わるんや。味覚を伝える**求心性神経の終末が近くに存在する限り味細胞は絶えず基底細胞から新生される**んや。

でも、高齢者では味蕾の数が減少して味覚が鈍くなってくるのよ。

先生、味ってよく塩味とか甘味とか味を表現する呼称がありますが。実際何種類くらい味ってあるのですか？

ええ質問やな。味覚はもともと甘味、塩味、酸味、苦味の4つの**基本味**の混合で生じると欧米では考えられとった。けど、日本をはじめ

アジア系の諸国では、大昔からうま味も基本味に含め5つ基本味があるって考えてきたんや。21世紀に入ってうま味成分の一つであるグルタミン酸の受容体が味細胞の膜に発見されたことで、ようやくうま味が5番目の基本味として国際的に認知されるようになったんや。

つまり、塩味salty、酸味sour、甘味sweet、苦味bitter、うま味umamiの5つが味の基本味ということね。

umami（うま味）って日本語をそのままローマ字にしていますね。日本人が発見したってことが国際的にも認められた証拠ですね。

そうね。

「甘味」はショ糖（砂糖）が基本だけど、その他の糖やアラニン、人工甘味料、サッカリンなどでも生じるの。「塩味」は食塩の味（Na^+）だけど、他の陽イオン（Li^+）を有するものでも生じるのよ。「酸味」は水素イオン（H^+）を含むもの、例えばクエン酸やリンゴ酸、アスコルビン酸（ビタミンC）などで生じるの。「苦味」はバリン・ロイシンなどのアミノ酸やアルカロイドのほか、Na・K・Ca・Mgなどを含むものでも生じるの。「うま味」はグルタミン酸の他、イノシン酸などで生じるのよ。

よく、「舌の先で塩味を感じる」みたいに、舌の部位によって味の種類を感じる所在って決まっているのですか？

結論的には、NOや。確かに、これまでは、例えば塩味は舌先で感じるなど、舌の部位によって味覚の感受性が異なるとされてきた。けど、最近の研究によって舌の味蕾はどの部位にあってもこれらの基本味に反応する、つまり、舌には特定の味領域のポジショニングはないことがわかってきたんや（Collings, V.B., 1974, Perception & Psychophysics. 16：169-174）。でも、一部の味物質に対する感受性（閾値）に部位による差が認められているのも事実や。

味覚も順応するのでしょうか？　僕は大好きな焼肉をずっと食べても美味しいと感じますが…。

味覚も順応する感覚の一つやな。

味覚異常

ほな最後に、「味覚異常」について話して終わろかな。

味を感じる部分に不具合が生じるわけですね。味が感じられなくなるのはつらそうですね。

そうね。この味覚異常に、「味盲」というのがあってね、白人で多く25〜30%、日本人でも5〜10%の割合で認められ劣性遺伝形式を示すの。これの判定には苦味の標準液であるフェニルチオ尿素（PTC）というのが使われて、この味を感じることができるか否かで判定するの。ただ、この試験で陽性が出たとしても（つまり味盲）、すぐに日常の食物摂取そのものに大きく影響するってわけではないわ。

ほんでも、苦味は人体に不快感を与え有害シグナルになることが多いから、完全に無視はできんわな〜。

確かに、苦味も大切ですしね。

味盲以外にも味覚低下や異常が生じることがあるんや。味覚の情報を伝える伝導路に障害があるとか、味覚を司る**顔面神経の麻痺**、**亜鉛の欠乏症**、インフルエンザ様疾患後、ある種の薬物使用後などやな。

これらはすごく大事ね。ちなみに**亜鉛**（Zn）って、「味細胞の再生」に重要な役割を果たすの。だから**亜鉛の欠乏は味覚異常の原因になる**のよ。これは試験にもよく出題されるわ。

味を感じなくなるってやっぱりつらい。食欲って、味を感じるからこそ出るものですしね。

そうね。そして、味を感じるのは味覚以外の嗅覚も必要ね。

確かに、鼻をつまんだら味を感じにくいですしね。

そう。あと、味覚・嗅覚以外にも、食欲の増進には視覚・聴覚・触覚なども重要なわけだから、食欲って五感のすべてが関係して生じる欲求なのよ。

CHAPTER

10

感覚器 ― 2 味覚と味蕾

せやな。ついでにいうと、五感だけやなく過去の経験の記憶が強く影響して、食欲の増進や減退を起こすこともあるさかいな。

まさに人体機能のフル動員ですね。生物にとって食べることがいかに大切かわかります。今日もありがとうございました。

まとめやで！

味覚と味蕾

- ☑ 舌は、舌尖、舌体、舌根の3部に分かれる。
- ☑ 舌の表面に4つの乳頭（有郭乳頭、葉状乳頭、糸状乳頭、茸状乳頭）がある。
- ☑ 糸状乳頭以外の乳頭には味蕾があり、味物質を感知する味細胞がある。
- ☑ 味細胞は味毛とよばれる微絨毛を出し、味物質を感知する受容器を含む。
- ☑ 舌の前2/3の味覚は顔面神経が、後1/3の味覚は舌咽神経が、咽頭部の味覚は迷走神経が伝える（p.239）。
- ☑ 味の基本味＝甘味、塩味、酸味、苦味、うま味
- ☑ 味覚は順応する。
- ☑ 亜鉛の欠乏によって味覚異常が生じる。

3　視覚と老眼

近視、遠視、そして老眼の原理とは？

う〜〜ん、年取ると、かなんな〜。

先生、どうされたのですか？

老眼ですか？

そうなんや。こうやって距離を開けんと文字が見えんのや。

随分と大変そうですね。ところで、老眼って、どうして文字から距離を開けないといけないのですか？

水晶体の弾力が弱ってるからね。

老眼以外にも眼が悪くなる用語で「**近視**」と「**遠視**」ってありますよね？　これもよくわかりません。視覚は感覚器の中でも特によく試験に出るんですよ。

せやろうな。日常生活の中で視覚に依存する率ってごっつい高いから、目が見えんというのはホンマに不便や。解剖生理学の教科書も感覚器の中では断トツに頁数割いとるんちゃうか？　それと視覚は大抵トップバッターにきよる。せやから、なんやかんやで、ごっつい大事やな。

ちなみに、「老眼」は一般用語であって、医学的には「**老視**」というのよ。

近視や遠視は「光の屈折」という物理学が関与しとる。せやから、そこが理解できとるかどうかがポイントやな。どや？　高校の時に物理しっかりやっとったか？

先生…、僕、物理基礎は履修したつもりですが、さっぱりでした。

ぜひ、そのあたりから教えてください！

わかったわかった。ワシらが日頃、外からいろんな情報を得とるわけやけど、その情報の約80％が眼から入ってくるいうから、いかに視覚が大事か、容易に想像できるわな。ほなら、今回は光学の話も含まれるから若干難しくなるで。

　まずな、眼球の構造（**図10.3-1**）って実はカメラの構造と似とるってのはええか？

なんとなく聞いたことがあります。

実際に眼球のパートをカメラのパーツに当てはめてみると、「**虹彩**」はカメラの絞り、「**脈絡膜・強膜**」はカメラのボディ兼暗箱、「**角膜・水晶体**」は光の屈折系となるレンズ、それから「**網膜**」は光が像を結ぶフィルムやな。

ついでにいうと、まばたきするための「**眼瞼**」はシャッターね。

なるほど。

図 10.3-1　眼球の構造

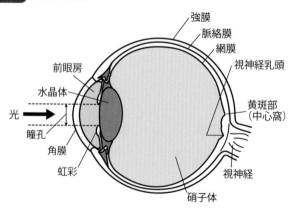

光の屈折

次は光の屈折についてや。

先生、「屈折」って聞いただけで寒気がするほど恐怖感を感じます。

だいじょぶ、だいじょぶ。超シンプルバージョンでいくさかい。まず、超基本から。

　ワシらが普段見てる（見えてる）主観的な視覚像って、それを得るためには、まず、光が眼に入ってこなアカンわけや。

は、はい。確かに。

その光の源（発生源）っちゅうのは、室外やったら太陽光や月明かり、室内やったら蛍光灯やLEDなどから放たれた**可視光線**のことや。

お月さまは確か、太陽の反射光かと…。

せやったな。で、その光線は、直接ワシらの眼に入ってきよる**直接光**か、ある物体を一度（ないしは複数回）照らした後反射した光がワシらの眼に入ってきよる**間接光**か、そのどっちかや。そこがまず超、超、基本やな。

基本の割には難しいですね、やっぱり。要するに、自分の目で見ているものすべてが、光が正体ってことですね。

ほな次、**図10.3-2**を見てな。上は空気の層、下は水層や。ここ

図 10.3-2　光の屈折

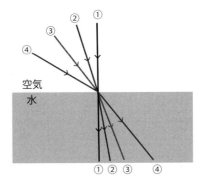

で光を真上から水面に対し垂直にまっすぐ下に向けて照らした場合（①）、その光はそのまままっすぐ下へ透過しよる。

なるほど。

この次、照らす光を少し寝かす（角度をつける）（②）。すると、空気層と水層の間で明らかな屈折が起こるってのが分かる。

ほんとだ！

で、調子にのってどんどん光を寝かしていくと（③④）、その光の屈折具合はどう見える？

寝かすほど、強く曲げられてる気がします。

せや！　その「気がする」で十分や。光の入射方向が横になればなるほどグッと強く曲げられるんやな。これでもう十分や。

意外と単純ですね。

よっしゃ、その調子や。ほな次は、**図10.3-3**のようなガラスを用意しよう。a.ガラスの表面が凸型、b.平坦、c.凹型やな。このガラス面に平行光を当てたらガラスを貫通した光の軌跡はどないなる？まずは「a」凸型レンズや。

光は平行だけど、ガラスの表面が弯曲していることに注意ね。光は**図10.3-2**のように異なる角度で入射すると考えられるわね。

う〜〜、むずかしい……。

よく考えてね。凸レンズの中心を通る光は入射角が0だから、そのまままっすぐ貫通。でも、中心から遠い（レンズの端の）光ほど入射角が大きくなるのが分かるわね。ということは？

中心から遠い光ほど大きく曲げられるってことですか？

図 10.3-3 **レンズを貫通した光の軌跡は？**

a. 両凸レンズ　　　b. 平坦レンズ　　　c. 両凹レンズ

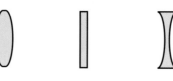

😀 せや。さっきは光の角度の方を変えたけど、今の話はガラス表面を彎曲させとる。でも、結局、光の入射角を変えたんと同じことや。

😮 遠い光ほど強く曲がり、中心に近い光は弱く曲がる…。あっ！　わかった！　こうなりますか？

（**図10.3-4a**を浜田君が描く）

👓 そう！　その一点に集まる部分を「**焦点（フォーカス）**」というのよ。

😀 なるほど。芸術ですね！　そうすると、図中央の表面が平坦レンズは屈折が全く起こらずそのまま光は透過するわけだ。

👓 それじゃあ、図右側の凹レンズはどうなると思う？

😀 凸の逆、つまり光は逆の方向に曲がると考えればいいですね。つまり、光が収束するのではなく、拡散していく。図で描けばこんな感じに進むのじゃないですか（**図10.3-4b**）？

👓 すばらしいわ。この光の屈折はとても大切よ。近視や遠視の意味もそうだけど、眼鏡の原理にも通じるからね。

😀 ほな、どちらも凸型のレンズ（ガラス）やけど、凸の彎曲度合いが異なる場合はどないや。弱い彎曲（薄い凸レンズ）、強い彎曲（厚い凸レンズ）。このとき、同じ様にレンズに平行光を入射したらどうなるか。

😮 屈折するのはわかりますが、屈折の仕方が異なりそうですね。

😀 せや。結論からいうてまうと、<u>彎曲が強い方が光は強く曲げられるからレンズと焦点との距離がより近くなる</u>。

図 10.3-4 光の軌跡

a.
　　　　光は収束する

b.
　　　　光が拡散する

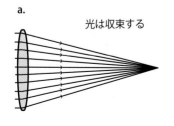
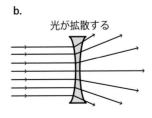

つまり、弯曲の強さと焦点距離には関連があるわけね。

なんとなくわかった気がします。弯曲具合が弱いレンズは弱く屈折するから焦点距離が遠くなるわけだ。

ここで、ヒトの話や。ある遠い場所にある物体から放たれた光は、眼球に到達するときには光の軸がほぼ平行になっとる。"鮮明な像"としての視覚を得るためには、フィルム役の網膜に"ちょうど"焦点が合う必要があるわけや。そのために眼球の各部位は、神経によって反射的に調節を行っとる。ええか、眼球の構造を思い出してや。眼球に入ってくる光は網膜に到達するまでの間、**眼前の空気層→角膜→前眼房→水晶体→硝子体**の順に進んで、やがて**網膜に達する**わけや（**図10.3-1**）。

はい、そうでした。

そこで、角膜と水晶体に注目すると、両方とも弯曲しとる上にさっき説明した媒質の違う部位でもあるわけや。だから光はグッと屈折しよる。さっきいうた凸レンズの原理やな。

なるほど、なるほど。

でも、角膜は、構造上調節機能に乏しく、常時一定の屈折を行っとるだけや。せやから、**屈折の"調節"**にあずかるのは誰やいうたら、それはまさにレンズの形をした**水晶体**しかおらんわけや。

そっか！　**水晶体は厚みを変えることができる**、それはつまり弯曲度合いを変えてることに他ならないってわけですね。

そういうことなんや！　せやから、水晶体自体の弾力性と毛様体筋の収縮・弛緩によって、水晶体の厚みが変わることで遠近調節がなされるってわけやな。そこは『なんでやねん！（p.322）』でも教えたけどな。

もうちょっと説明を付け加えるわね。今、眼球に対して平行光っていう話だけど、それは遠く離れた物体、つまり無限遠のものから放たれた光についての話ね（**図10.3-5**）。でも、実際、物体は無限遠のものばかりじゃないわよね。目前にある物体もあるわけで、それ

図 10.3-5 平行光と傾斜光の入射

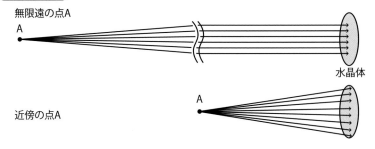

無限遠の点A

A

水晶体

近傍の点A

A

にも焦点を合わさないといけない。

あ、確かに。

その近い物から放たれた光って、<u>平行光ではなく拡散した傾斜光が眼球に入射してくる</u>わね。つまり、遠近差のある点Aから放たれる光は**図10.3-5**のようになるわね。

はい。

ところで、フィルム役である網膜は見たい物体が近かろうが、遠かろうが「レンズ〜網膜」間の距離って変わらないわね。

カメラはレンズ〜フィルム間距離を変えられるけど、ヒトの眼球はレンズ〜網膜間距離は変えられへん。

だから、遠近差のある物体に対し丁度網膜に焦点を合わせるためには、<u>レンズ（水晶体）の厚さを変える</u>以外ないの。近くのものは傾斜光（拡散光）が入射してくるからより<u>強く</u>曲げる（屈折する）必要があるわね。そのために**レンズはより厚みをもたせる必要がある**の。逆に遠くのものは平行光が入射してくるから近くの物体を見るときより厚さは薄いレンズでいいの。これが反射的に行う遠近調節の原理ね。

屈折異常

おおきに。ほな、ここで屈折異常の話や。

「**正視眼**」ちゅうのは、遠くを見るときの平行光線がレンズの厚さ

CHAPTER

10

感覚器

3

視覚と老眼

調節をせんでも網膜上にピタッと結像することをいう。これが正常やな。それに対して、遠くの物体の像が無調節で網膜上に結像せん状態でぼんやりとしか見えへん場合を屈折異常ちゅうわけやな。

🧑 どうして網膜に結像しないのでしょ?

😺 そこや。ここで、**近視・遠視・老視・乱視**っていう屈折異常が出てくるわけや。

👧 光の屈折が理解できていれば、それらがレンズ（メガネなど）によって矯正が可能なことも分かるわね。

🐶 まず「近視」っちゅうのは、眼軸（眼球軸、水晶体～網膜）が長いか屈折力が強い（水晶体が厚くなりすぎ）かで、いずれにしても**網膜の前で結像**する状態や（**図10.3-6b**）。

　　次、「遠視」っちゅうのは、浜田君想像できるか?

🧑 はい。近視の逆と考えればいいのですね。

　　つまり、眼軸が短いか屈折力が弱い（水晶体が薄くなりすぎた）かで、**網膜の後ろで結像**する状態ってことですね。

🐶 お〜〜、いいねぇ、そういうこっちゃ。

　　それからな、水晶体っちゅうのは、ワシみたいに年寄りになってき

図10.3-6 **遠近調節**

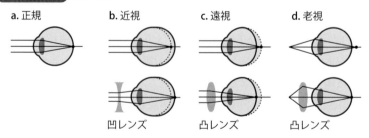

a. 正規　　b. 近視　　c. 遠視　　d. 老視

凹レンズ　　凸レンズ　　凸レンズ

a. 正視:毛様体筋の収縮と弛緩で水晶体の厚さを調節する。

b. 近視:眼軸が長いか屈折力が強いため、網膜の前で結像する（上段）。凹レンズで矯正（下段）。

c. 遠視:眼軸が短いか屈折力が弱いため、網膜の後ろで結像する（上段）。凸レンズで矯正（下段）。

d. 老視:水晶体の弾力低下で厚くなりにくく近位のものが網膜の後ろで結像する（上段）。凸レンズで矯正（下段）。

たらその弾力性が失われていくんや。弾力＝水晶体の厚みやから、屈折を大きくすることができんようになる。そうすると目の前の近くのものが見にくくなるってわけや。新聞の文字は手を伸ばしてこ──して見ないかん。これが老視、つまり老眼やな。

光学的にいうとね、老視は水晶体の弾力低下で厚くなりにくく近位のものが網膜の後ろで結像する状態ね。

でもな、これらは矯正できるんや。要は、網膜にしっかりピントを合わせてやればええわけやから、**近視は凹レンズ**、**遠視は凸レンズ**、**老眼は凸レンズ**で矯正可能ってこっちゃな。

視力の変化は、生活環境とも大いに関係しているのよ。例えば、都会ではちょっと想像しにくいのだけど、果てしなく広がる大平原、視界をさえぎるものは何一つない環境にいるイヌイットや遊牧民族って、驚くべき高い視力をもつそうね。

そうらしいな。それに比べて、今の日本の特に都会ときたら、日常の狭苦しい生活環境やPCやスマホをはじめ視覚に極端に偏った情報文明は、視力をどんどん退化させていくやろな。目のためにも、大自然、それが無理やったら、せめてときどきはるか遠くにある緑の山々、雲一つない大空を眺めるようにしたいもんや。

悠久のひととき、いいですね〜〜。先生、ところで「乱視」を忘れていませんか。

おっ！　そやった。

「乱視」っちゅうのは、角膜と水晶体の縦軸と横軸の屈折力に差があって焦点を結ばん状態なんや。特に角膜の表面って空気と接する場所やから屈折力が強く、角膜表面の形状によってもろに影響を受けるわけやな。これが乱視の主原因やな。で、乱視には正乱視、つまり、水平方向と垂直方向の焦点距離が違うために起こる状態と、**不正乱視**、つまり、角膜表面に凹凸があるために生じる状態っていうのがある。**正乱視は円柱レンズ**、**不正乱視はコンタクトレンズ**で矯正可能や。

通常、角膜を移植した際には乱視となるので、コンタクトレンズで矯正する必要があるのよ。

よっしゃ。だいぶん疲れてきたんちゃうか？　もうちょいやで。次は色覚とその異常や。

　　今までいうてきた光っちゅうのは、その正体は、波の性質をもつ電磁波の一種なんやな。その中でも、ワシらが見ることができる光、つまり色覚を生みだすことができる光を**可視光線**といって、その波長は概ね400nm（紫）〜800nm（赤）や（**図10.3-7**）。一般に「光」って呼んどるのは、この可視光線を指す場合が多いんや。

単位「nm」はナノメートルよ。ものすごく短い波の幅ってことね。

ということは、その可視光線以外の波長の光って、僕たちには見えないわけですね。

そういうこっちゃ。400nmよりも短い波長は紫の外やから「**紫外線**」、800nmよりも長い波長は赤の外やから「**赤外線**」や。ともに網膜では感じひんから**不可視光線**っていうとる。

すごく物理学ですね。もう頭が割れそうです。

いよいよヒトの体についての本題や。

　　網膜には視細胞という光を感じる（光に反応する）細胞がおるんやけど、それには杆体と錐体っちゅう2種類の細胞がおる。

　　そのうちの「**杆体（杆体細胞）**」は、ロドプシンという感光色素を

図10.3-7 **光の波長**

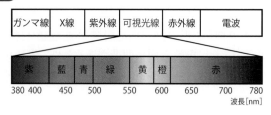

持っとって、**光の感度が高く、色を区別せん**細胞や。

　もう一つの「**錐体（錐体細胞）**」は、イオドプシンという感光色素を持っとって、光の感度が低く、異なる**色を感知**する3種類の細胞なんや。

ここ、すごく大事なポイントよ。**赤錐体、緑錐体、青錐体**という細胞ね。

すべての色の感覚は、光の三原色つまり赤・緑・青に反応するこれら3種類の錐体の混合で感受されるんや。例えば、同時に2種類の錐体が刺激されるとそれらの光の中間色が認識されるし、3種類の錐体が同時に刺激されると白色を認識する。結局、錐体に杆体の働きが加わって、**色合いを示す「色相」、色の明るさの度合いを示す「明度」、色の鮮やかさの度合いを示す「彩度」**の3要素が区別できるようになっとるんや。こうやってワシらは、およそ165種類もの色を区別できるらしい。スゴイもんやで。

ちなみに、網膜には、**黄斑部（中心窩）**という錐体が密集する部位があってね、ここが**最も視力がいい**の。私たちが目の前にある、ある<u>特定の物に注目</u>したとき、その物体の光はちょうど黄斑部に焦点が存在するのよ。

なるほど。ところで、視覚も順応ってするのですか？

しよる。けど、嗅覚や味覚のような「同じ刺激が継続することによる感度の低下」とはちゃう。むしろ、感度がよくなるんや。

よくなる？　混乱しそうですね。

これはとても有名よ。**明順応**と**暗順応**っていう反応ね。明順応とは「暗いところから急に明るいところに出た（行った）とき（明所視）、目が慣れてくる反応」で、暗順応とは「明るいことから急に暗いところに出た（行った）とき、徐々に目が慣れてくる反応」ね。

それは日常経験しますね。でもなぜ暗順応は「徐々に」なのですか？

明順応と暗順応では少しそのメカニズムが違うの。明所視では、杆体細胞の中にある集光物質（ロドプシン）に光が当たることで**速や**

かに**分解**されて、（まぶしい状態から）普通に見えるようになるの。この反応は一般には1分以内に起こるのね。一方、暗所視ではこの逆の反応が起こるの。でも、杆体細胞内で**ロドプシンが合成される**必要があって、その合成には多少の時間がかかるから、暗順応は一般には30分〜1時間かかってしまうのよ。

映画館の中が急に暗くなったとき、最初は全く見えませんが、徐々に慣れて館内が見えるようになりますね。

そや。ちなみに、そのロドプシンという物質の合成材料は**ビタミンA**（レチノール）ちゅうことも覚えといてな。せやから、ビタミンAが不足してもうたら、**夜盲症**になってまうわけや。

それはいわゆる鳥目ね。夜になると見づらくなるの。生化学や栄養学で出てくるでしょ？

は、はい。

最後に色覚異常やな。

今までいうてきた、赤・緑・青を感受するいずれかの錐体の機能に異常があると色覚異常になる。

はい。想像できます。

多くは先天性（遺伝性）で、赤と緑の弁別力が低下するから**先天性赤緑色覚異常**っていうとる。

この異常の原因は、実は性染色体のうちの**X染色体上にある劣性遺伝子**にあるの。性染色体って、女性がXX、男性がXYでしょ？　つまり、女性はX染色体を2本もつけれど男性は1本しかもたない。すると、この劣性遺伝子が正常に動かないことで症状が現れる頻度は**圧倒的に男性が高くなる**ってことね。

女性は2本X染色体があるから「どちらも異常遺伝子をもつ確率」ってめちゃくちゃ低いですもんね。

そういうことよ。つまり色覚異常は、現れる頻度に男女差がみられる「**伴性劣性遺伝**」様式を示すってことね。

実際、日本では、色覚異常患者は色弱者も含めると男子で4.5〜

5%、女子で0.2%っていわれとるから圧倒的に男性に多いわけやな。今日はここまで！

今日は、光の屈折から色覚、そしてその異常まですごく内容が濃かったですね。物理学と解剖生理学の知識が結び付くと納得させられます。

今日もありがとうございました！

まとめやで！

視覚と老眼

- ☑ 眼球はカメラのレンズに似た構造である。
- ☑ 光の屈折は角膜・水晶体で起こるが、屈折の調節は水晶体の厚さを変えることで可能となる。
- ☑ 近視は焦点が網膜よりも内側にある状態をいう。
- ☑ 遠視は焦点が網膜よりも外側にある状態をいう。
- ☑ 老眼（老視）は近くのものを見るとき、水晶体の弾力性の低下によって焦点が網膜よりも外側にある状態をいう。
- ☑ 近視は凹レンズによって、遠視は凸レンズによって矯正可能である。
- ☑ 網膜には視細胞（杆体と錐体）があり、前者が光の明暗を、後者が光の色彩を感受する。
- ☑ ヒトの網膜には、赤、緑、青に強く反応する錐体細胞をもつ。
- ☑ 視覚は明順応および暗順応が起こる。
- ☑ 色覚異常は赤または緑への色覚異常が多く、伴性劣性遺伝によって生じる。

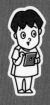

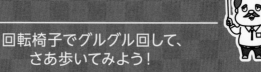

4　平衡覚と車酔い

回転椅子でグルグル回して、
さあ歩いてみよう！

👦 先生、『なんでやねん！（p.330）』では内耳の中の聴覚機能を勉強しましたが、内耳には音の受容を担う部位とともに平衡覚を担う部位がありますよね。これって一体何をしているのでしょうか。

平衡覚

🐶 まあ一言でいうたら体の平衡を保つための感覚や。そのまんまやけどな。ただしな、「見る」や「聞く」なんかとちごうてこの感覚はあんまり意識にのぼることがないのが特徴や。

👦 ってことは、体が勝手に反応するわけですね。

👩 そうね。教科書的にいうと、反射的に正しい姿勢を維持したり、ぐらついた時の立ち直りなどを行うの。

🐶 例えばな、電車に乗ったときのことを想像してみてや。電車が発進するとワシらの体は一瞬進行方向と逆側に体が引き寄せられる。でも特に意識せんでも、勝手に正しい姿勢に戻すことができる。ブレーキがかかった時も同じやな。あとは、電車の中で座りながらウトウト眠ることがある。本人の頭はあちこちに揺れるわけやど、体の傾きが度を越えたら自然とまた頭が正中位に戻る。しかもそれが繰り返される。

👦 たまにいますね。可愛いお姉さんが僕の肩に傾いてくるんですよ。ラッキーって感じです。けど、おっさんがもたれかかったときは最悪です。

🐶 アホ！　それから、平衡覚っていう感覚は今回のテーマである内耳

の中の平衡覚器以外からの関与もあって、まだ不明な部分も多いし、そういう意味では複雑なネットワークによって起こる感覚といえるな。とりあえずここでは、内耳の平衡器官についてみていこ。

ちなみに、内耳以外で平衡覚に関与するのは、視覚・皮膚感覚・深部感覚よ。

視覚も平衡覚に関与するのですね！

じゃあ、試しに、片足で立ってみて。

はい。余裕です。

目を閉じてみて！

ヤバいヤバい！　立っていられません！

でしょ？　だから視覚も関与しているのよ。

よっしゃ。話を戻して、まず内耳の平衡覚を担う感覚器のマクロ像や。前にも言うたように（『なんでやねん！p.331』）、内耳には**骨迷路**とその中にある**膜迷路**がある。骨迷路と膜迷路の間に**外リンパ**、膜迷路の中に**内リンパ**が満たされとる。ほなら内耳を3つの領域に分けると？

これは楽勝！　**蝸牛、前庭、半規管**です。

よっしゃ。で、今回のキーワードは、前庭と半規管や。

今度はミクロ像。前庭にある**球形嚢・卵形嚢**の中にそれぞれ「**平衡斑**」、3つの半規管の中に収まる**膜半規管の膨大部**（基部）にある「**膨大部稜**」、これらが今回の主役の「感覚装置」や（**図10.4-1**）。

なるほど。ポイントが明確ですね。

まず、平衡斑。実は、球形嚢と卵形嚢は互いに直角の位置関係に並んどる。

直角ってところがポイントね。

この平衡斑の中には肥厚した細胞がおるわけやけど、具体的には支持細胞とそれに支えらた**有毛細胞**が並んどる（**図10.4-2**）。で、その細胞層の上には**平衡砂（耳石）**を埋めたゼリー様の**平衡砂膜（耳石膜）**が覆っとるんや！

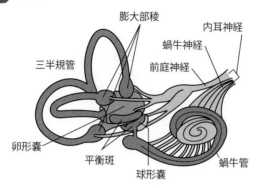

図 10.4-1　内耳

膨大部稜

内耳神経

蝸牛神経

三半規管

前庭神経

卵形嚢

平衡斑

蝸牛管

球形嚢

図 10.4-2　平衡斑（耳石器）

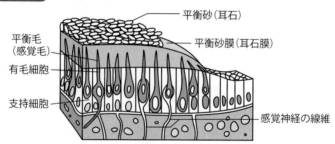

平衡砂（耳石）

平衡毛
（感覚毛）

平衡砂膜（耳石膜）

有毛細胞

支持細胞

感覚神経の線維

(Iurato S. Submicroscopic Structure of the Inner Ear. 1st Edition. Oxford, Pergamon press, 1967, 31. より改変引用)

これが平衡斑のことを “**耳石器**” ともいう理由ね。ちなみに耳石は炭酸カルシウムの結晶成分よ。

有毛細胞はその耳石膜に向かって長い**感覚毛**を伸ばしとる。もちろんワシの有毛細胞にも感覚毛は生えとる。剛毛や。

まだなにも言ってませんが…。

有毛細胞の下にはシナプスを介して**感覚神経**がつながっとって脳への伝達を仲介しとる。まっ、ザッとこんな構造や。

　　次、ここからが本番。例えば、首をどこでもええから曲げてみる。ほなら同時に頭も曲げた方に傾く。そのとき、平衡斑の中の耳石は

どないなる？

傾けた側に石がゴロゴロと移動すると思います。砂時計のように。

そうなるわな。このときの耳石の移動は、耳石膜中に張り巡らされとる有毛細胞の感覚毛にとっては耳石位置のズレのサインになるわけや。

確かに。

これが有毛細胞の興奮刺激となって、有毛細胞の下から出る神経からその信号が中枢に伝えられ、私たちは頭の**傾き**を感じるってわけね。

そういうこっちゃ。今は頭を傾けた時の話をしたけど、実際には乗り物に乗ったときに**加速度**が加わった時も同じや。

すごいメカニズムですね！

さっき、球形嚢と卵形嚢は直角の位置関係っていったわね。実は、**球形嚢が上下垂直方向、卵形嚢が前後水平方向の直線運動の加速度**をそれぞれ感受するの。

そっか！　エレベーターの中にいるときって外の景色を見なくても上り下りの感覚がわかりますもんね。

回転運動

次は体の回転運動の感覚や。これも実は平衡斑と仕組みは似とる。この感覚の受容器は半規管の中心基部にある膨大部稜やったな。**3つのループ状の半規管**（前半規官・後半規官・外側半規管）の位置関係は、これまた**互いにほぼ直交**しとるんや。

三半規管のこの位置関係が体の回転加速度を3次元的に認識するのに役立つのね。あと、各膜半規管の中にはリンパ液（内リンパ）が満たされていることをもう一度思い出してね。

よっしゃ。ほなミクロな視点。膨大部稜には**有毛細胞**がおって、やはりここが受容器になっとるんや。

で、有毛細胞からは毛が生えているのですね！

それ好っきゃなー。せや、有毛細胞からは長い**感覚小毛**が生えとっ

て、その上にはまたまたゼリー様物質、その名も**クプラ（小帽）**に浸っとるんや。

🧑 先生、ここには耳石はないのですか?

🐶 耳石はない。ここはなくても十分なんや。

　ほなメカニズムいくで!　例えば、頭を左→右回転させる。自力でもいいし他力でもいい。回転させたまさにその瞬間!　半規管内を満たす内リンパは元の位置に留まろうとする、けど体は回転する。さて問題。クプラはどないなる?

🧑 （頭を回転させてみる浜田君）そっか!　<u>頭の回転とは逆の方向にクプラが倒れる!</u>　簡単に考えると電車が加速したとき、体が進行方向とは逆側に一瞬引っぱられる、これと同じですね。

🐶 せや!　そういうこっちゃ。ほなら?

🧑 ほなら?　えっとー、クプラに浸っている感覚小毛が機械的刺激を受けて、その下にいる有毛細胞が興奮するってことですか?

🐶 そういうこっちゃ。それで感覚神経に伝えられて脳で処理されるってわけやな。

👩 結局、<u>直交する半規管の3つの膨大部稜によって、どの方向の回転運動の加速度でも感受できる</u>のよね。

🧑 すごいですね!

👩 面白い話がまだあるの。例えば回転椅子などでしばらく体を回転したあと、急に回転を止めると、内リンパがまだ流れ続けるからクプラが倒れっぱなしになる。すると、体の回転は止まっているのに感覚としては回転しているかのような錯覚が生じるのよね。

乗り物酔い

🧑 面白いですね。僕、車酔いをするのですが、これは何か関係がありますか?

🐶 ある。内耳（三半規管や前庭）に異常な加速度刺激が長時間加わると、体の位置や運動感覚の混乱が起こって、それが自律神経にも

影響し、顔色が青くなったり、吐き気・めまいがしたり、冷や汗が出たりして、あの独特の気持ち悪さを引き起こしよるらしいわ。**乗り物酔い**はこの典型例やな。

これを総称して**動揺病**または**加速度病**ともいわれるの。乗物の種類により、船酔い、車酔い、空酔いなどがあるわ。動揺の周期・振幅・頻度が大きいほど酔いやすく、また<u>水平方向の加速度（電車・汽車）</u>より、<u>垂直方向の加速度（船・飛行機）のほうが激しい酔いを経験する</u>のよ。

これって、なんとかならないのですかねー。

一応、<u>睡眠不足や過労・空腹・体質</u>なんかが要因になるっていわれとる。あと、発熱とか頭痛、血圧の異常など体調の悪いときはそもそも自律神経が過敏になって乗物酔いを起こしやすいともいわれとる。あとはな、視覚もかなり関係してるらしいわ。乗り物に揺られて本を読んだり、船の真下の波を見ていると酔いやすいのは経験しとるやろ？　閉眼して楽ぅ〜な姿勢をとるか、<u>なるべく遠くの方を見るようにした方がええやろ</u>な。

乗物酔いは人間に限らずイヌも乗物に弱いの。ネコはバランスを保つことがうまく、乗物酔いはしないのよ。

そういえば僕が以前飼っていたダックスもすごく酔ってました。

内耳の疾患

ほな最後に、内耳の疾患の話を一つだけしよかな。
　　内耳の障害で有名なもんといえば30〜50代に多い「**メニエール病**」やな。これは、「**めまい・難聴・耳鳴り**」の発作を反復する病気で、**内リンパ水腫**が原因やな。

めまいは、漢字で眩暈と書くのよ。近年増加しているらしいわ。これになると体のバランスがうまくとれなくなって、自分は静止しているのに動いているように感じたり、また周囲が静止しているのに動いているように感じるのよ。メニエール病は、**ストレス**、**自律神経障害**、**血**

行障害、内耳代謝機能障害などが原因と考えられているわ。

この疾患はフランスの医師メニエールが、1861年、吐き気を伴い発作性のめまいを繰り返し、難聴・耳鳴りの病歴をもつ少女を死後解剖した結果、脳には異常がなく、内耳に病変のあったことを見出したことに由来する病気やな。細かくは、蝸牛症状の耳鳴りと難聴、それから前庭症状としてのめまいなどの症候が発作的に起こるものを一般にメニエール症候群っていうとる。

先生、その内リンパ水腫っていうのは、内耳に腫瘍ができるってことですか?

ちゃう。水腫は表現悪いけど水膨れ、つまり**膜迷路内のリンパ液の量が多くなる**状態で、これを**内リンパ水腫**っていうとるんや。迷路内のリンパ液が多かったら感覚装置を不必要に刺激するんやろな。

ちなみに、めまいの他の原因には、脳の病変、つまり脳腫瘍や脳血管の異常、脳炎などによっても起こるのよ。

でも、フィギュアスケートやバレエなどのアスリートでは激しく体を回転させるけど、もしかすると彼ら彼女らはめまいとか車酔いはしないのですかね。

おもろいな。普通、回転運動を行ったら眼振が起こるわな。回転椅子でくるくる回して、急に止めてその人の眼球を見たら目が振動（眼振）しているのが分かる。アスリートももちろん最初は眼振やめまいがあったやろう。でも、演技の後、最後のポーズ決めのときに体が

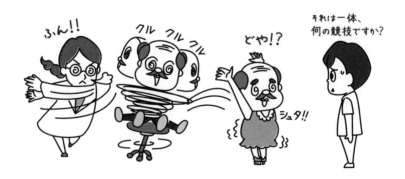

ふん!!

クル クル クル

どや!?

シュタ!!

それは一体、何の競技ですか?

328

ぐにゃぐにゃしとったらカッコ悪い。きっと、日々のたゆまぬ訓練でそうならないようなコツをみいだしていくんやろうな。

えっとね、聞いた話によると、目を一方に寄せてぼやっと景色が流れていくのを感じるようにすると、あまり眼振は起こらないらしいわ。バレエダンサーやフィギュアスケーターは、そのうえ、めまいを防ぐような神経系の可塑性を獲得しているという話もあるのよ。

アスリートでも、いつもは左回転するところを右回転すればきっとめまいや眼振は起こるやろな。もちろん、車酔いは普段の訓練の体の回転や動きとは全く異なるやろうから、アスリートは絶対酔わんということもないやろうな。

体はうまくなっていますね。そのときの環境とかで体が慣れることもすごい。これだけ医学が進歩したのに、まだ不明な部分もたくさんあることも学べました。今日も勉強になりました！

まとめやで！

平衡覚と車酔い

- ☑ 内耳には、蝸牛、前庭、三半規管が備わる。
- ☑ 蝸牛が音を、前庭が加速度を、三半規管が体の回転運動を感受する。
- ☑ 前庭にある卵形嚢・球形嚢はそれぞれ直交するように配置され、その中に平衡斑がある。
- ☑ 平衡斑の中には平衡砂（耳石）があり、体に加速が加わった時に耳石の移動が生じることで加速度を覚える。
- ☑ 三半規管の基底部には膨大部稜と呼ばれる平衡覚器があり、互いに直交するように配置する。
- ☑ 膨大部稜にはクプラ（小帽）があり、体に回転運動が加わると周りのリンパ液の移動によって体の回転感覚を覚える。
- ☑ メニエール病は内耳の疾患であり、症状としては、めまい、難聴、耳鳴りを反復する。

CHAPTER 11

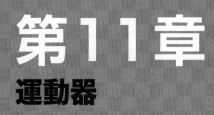

第11章
運動器

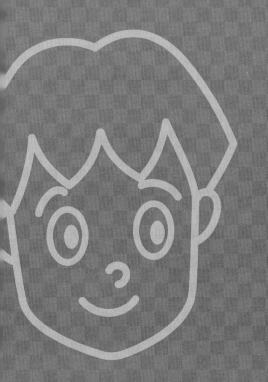

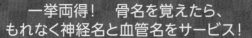

1　全身の骨

一挙両得！　骨名を覚えたら、
もれなく神経名と血管名をサービス！

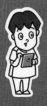

先生、この前、僕の学校の解剖学の先生にお願いして、人体の骨模型を見せてもらったんです。1年のときはどちらかいうと内臓系の勉強を中心にしてきたので、あまり骨の勉強はしてこなかったのですが、改めて見ると本当にすごいなぁって思います。

せやろう。ワシも元々は骨に興味をもって、そこから解剖学を深く勉強するようになったんや。やっぱしな、人骨に限らんけど、骨はその生き物の体を支え、中心にどっしりと構えるその姿はホンマ存在感あるし、実際、模型やなく標本（本物の人骨）を見て手に取ってみたらごっつい感動やで。なんでワシらの体内にこんな幾何学的にも芸術的にも素晴らしい構造物があるんやろって思うわ。

私も最初、頭蓋骨の中にある蝶形骨の標本を見たとき、震えるほど感動したわ。あの美しさ、大きな羽を広げた蝶々のようなあの形はまさにアートね。

骨

浜田君も坂本さんも、そんなに骨に興味があるなんて知らんかったわ。ほならせっかくやからここでは骨の概要の話をしよかな。

ぜひ、お願いしま～っす！

まず第1問！

ヨシ！　全部正解するぞ！

ワシが人生で最初に覚えた骨名は何でしょうか？

えっ？　うーん、大腿骨！！

せーかい！！

え？　どうしてわかったの？

だいたい（大腿）なんちゃって…。

なんやそれ、適当かいな。なんで大腿骨かいうとな、ワシが幼稚園の頃、近所の子ども達と遊んどったときに勢いで車道に飛び出してしもて、走ってきた車にド ── ンとぶつかってしまったんや。体が吹っ飛んだのを今でも覚えとる。すぐに救急車で病院に運ばれ、検査の結果「左大腿骨骨幹部骨折」と診断されたんや。えげつなく痛かったわ。せやから、大腿骨はいやでもそのとき覚えた。それがワシにとって初めての解剖学用語の記憶や。

え ── っ。

よっしゃ、盛り上がってきたな。ほなら、第2問！　ヒトの骨は全部で何個あるでしょうか？

それは僕にもわかります。200個でしょ。

正解！　でも、"約"200個っていうとくわ。

個人差があるのと、骨と骨の癒合（骨同士の結合）具合、それから耳小骨を含めるかどうかなどが「約」の理由ね。ちなみに骨の重量は、ヒトの**体重の約20%**もあるのよ。

耳小骨は確か、片側3つ、名前は、ツチ骨・キヌタ骨・アブミ骨でしたか？　それらを合わせれば206個ですね。

せやな。ほなら、人体を大まかに部位ごとに分けてそこにある骨を見ていこかな。

　　人体をまず、**体幹**と**体肢**に分ける。体幹は**頭蓋・胸郭・脊柱**、体肢は**上肢**と**下肢**にそれぞれ分けてみよう（**図11.1-1**）。

また始まりましたね。どんどん分類していって、専門用語を増やして医療系学生を困惑させるいつもの手法ですね。

ほな、実際の骨名にいくで。

　　頭蓋にある骨は、顔面部にある骨「**顔面頭蓋（内臓頭蓋）**」と脳

CHAPTER

11

運動器 ── 1　全身の骨

333

を納めて保護する骨「**脳頭蓋（神経頭蓋）**」に分かれとってな、顔面頭蓋は9種類15個、脳頭蓋は6種類8個の骨でできとるんや（**図11.1-2**）。

　どや、浜田君、骨名は全部言えるか？

いや〜〜、きっとダメですね。顔面頭蓋は…、

確かに難しいわね。

図 11.1-1　**全身の骨格**

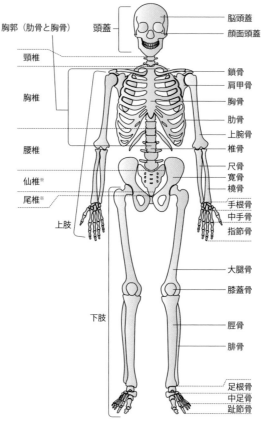

胸郭（肋骨と胸骨）
頸椎
胸椎
腰椎
仙椎※
尾椎※
上肢
下肢

頭蓋
脳頭蓋
顔面頭蓋
鎖骨
肩甲骨
胸骨
肋骨
上腕骨
椎骨
尺骨
寛骨
橈骨
手根骨
中手骨
指節骨
大腿骨
膝蓋骨
脛骨
腓骨
足根骨
中足骨
趾節骨

※成人では癒合して仙骨および尾骨となる。

鼻骨（左右）、鋤骨、涙骨（左右）、下鼻甲介（左右）、上顎骨（左右）、頬骨（左右）、**口蓋骨**（左右）、**下顎骨**、**舌骨**の**9種15個**の骨ね。口蓋骨は左右一対あることに注意ね。

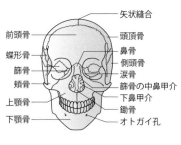 「かびこうすけ」って何ですか？

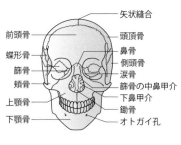 もしかして下鼻甲介のことか？　これは「こうすけ」ちゃう。「こうかい」って読むんや。たまにそういう学生おるんよな〜。

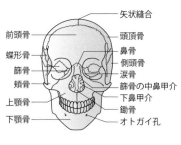 下鼻甲介は、鼻腔の中の下鼻道を形成する骨なのだけど、人骨の中で唯一骨名に「骨」がつかない骨なのよ。そしたら、脳頭蓋の骨名は？

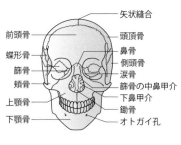 それは大丈夫です。**前頭骨**、**頭頂骨**（左右）、**側頭骨**（左右）、**後頭骨**、…それから…、

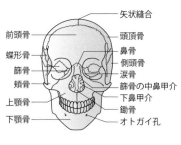 ヒント、私の好きな骨！

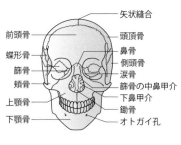 あっ、**蝶形骨**。それと…、

 篩骨ね。全部で**6種8個**の骨よ。篩骨の「篩」は訓読みで「ふるい」。この骨には嗅神経が通るための小さな孔がたくさん開いていて、まるで "ふるい" のような形状なのでこのような骨名が付けられているのよ（p.296）。

 あと、**舌骨**は人間の骨の中で唯一、他のどの骨とも関節を作らん骨

図11.1-2 **頭　蓋**

a. 前　面

前頭骨
蝶形骨
篩骨
頬骨
上顎骨
下顎骨

矢状縫合
頭頂骨
鼻骨
側頭骨
涙骨
篩骨の中鼻甲介
下鼻甲介
鋤骨
オトガイ孔

b. 外側面

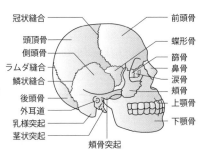

冠状縫合
頭頂骨
側頭骨
ラムダ縫合
鱗状縫合
後頭骨
外耳道
乳様突起
茎状突起
頬骨突起

前頭骨
蝶形骨
篩骨
鼻骨
涙骨
頬骨
上顎骨
下顎骨

やな。甲状軟骨（のど仏）の上にあるU字型をした骨で周囲の結合組織に埋まっとる感じや。発声や嚥下にめっちゃ重要なんや。

　ほなら次は、胸郭と脊柱をいっぺんに紹介しよう。まず、心臓や肺の周りにある鳥かごのような骨…

肋骨ですね。

せやな。**肋骨は全部で12対ある。**胸郭は前面のネクタイのような形をした**胸骨**と後面の**胸椎**それから**肋骨**でできとる。肋骨の上（第1肋骨）から第7肋骨までは前面で直接（肋軟骨を介して）胸骨と関節を作っとる。

この第1から第7番までの肋骨を「**真肋**」というのよ。それに対して、第8番から第12番までの肋骨を「**仮肋**」というの。仮肋はまた「間接的に胸骨と関節を作る肋骨」と「作らない肋骨」の2パターンの形状から、それぞれ**付着肋**（第8〜第10肋骨）と**浮遊肋**（第11・12肋骨）に分けられるの。

ほなら、脊柱を構成する椎骨の分類は上から順番にいえるか？

はい。それは1年のときにみっちりやりました。上から、**頸椎、胸椎、腰椎、仙骨、尾骨**です。

よっしゃ。それぞれの**個数**は、7、12、5、1、1やな。仙骨と尾骨は成長と共に癒合する骨で、癒合する前は仙椎（5個）と尾椎（3〜5個）の椎骨からなるのも基本やな。

ちなみに、第1頸椎は**環椎**、第2頸椎は**軸椎**、第7頸椎は**隆椎**という特別な名前が付いているの。これは以前、看護の国家試験でときどき見かけたわ。

せやな。それから、出生後すぐの脊柱はアーチ状の**後方弯曲**やけど、成長と共に頸椎（生後3か月頃）と腰椎（生後1年以降）が前方に弯曲（前弯）することも重要や。頭部が胴体の上方にあって、**直立二足歩行**するにはこの前弯がポイントになるんや。

頸椎の前弯曲はいわゆる"**首がすわる**"ことに重要なのよね。もちろん、胸椎と仙骨は後弯ね（**図11.1-3**）。

図 **11.1-3** 脊柱の全体像と弯曲（成人）

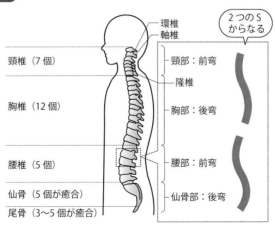

- 環椎
- 軸椎

頸椎（7個）

胸椎（12個）

腰椎（5個）

仙骨（5個が癒合）

尾骨（3〜5個が癒合）

2つのS
からなる

- 頸部：前弯
- 隆椎
- 胸部：後弯
- 腰部：前弯
- 仙骨部：後弯

上肢の骨

よっしゃ、ほなら次は体肢の骨を見ていこかな。体肢は上肢と下肢に分かれるけど、最初に上肢・下肢を支える骨を紹介しよかな。

つまり、**上肢帯**と**下肢帯**ね。

それ、僕わかります。まず上肢帯ですが、**鎖骨と肩甲骨**です。

正解！　ほなら下肢帯は？

はい、**寛骨**です。寛骨は確か、骨盤の一部にもなります。

そうね。骨盤は、寛骨、仙骨、尾骨の3つの骨で構成されているのよね。「尾骨」を忘れがちだから注意してね。

上肢を構成する骨は、上から**上腕骨**、**橈骨・尺骨**、**手根骨**、**中手骨**、**指節骨**です（**図11.1-1**）。

そや、ええ感じや。解剖学的正常位って覚えとるやろ？　直立で両手を伸ばして手のひら（手掌〈しゅしょう〉）を前向けるポーズやな。で、このとき、外側にくる前腕の骨は何や？

それ、結構ややこしいのですよ。確か、おトウさん（お父さん）指（母指）側と、橈（トウ）骨が同じ向きで、このポーズだと母指は外側

にくるから、橈骨！です。

🐶 せやせや。そうやって覚えたらええんやったな。**外側が橈骨、内側が尺骨**やな。ほな、手根骨は全部で**8個**あるけど、これは全部覚えとるか？

👧 いえ、そこまでは…。

🐶 しゅう、げつ、さん、とう、こう、とう、しょう、だい…。

👧 先生、急にお経ですか？

👩 違うわよ。手根骨、つまり、**舟状骨**、**月状骨**、**三角骨**、**豆状骨**、**有鈎骨**、**有頭骨**、**小菱形骨**、**大菱形骨**の一字をとってそのように覚えておられるのよ（**図11.1-4**）。

🐶 これらはみなサイコロ状の形で4つずつ2列に並んどるんや。

👧 そういうことか。あ〜、ビックリした。

🐶 **豆状骨**は、尺側手根屈筋の腱に生じた**種子骨の一種**やな。**手根骨は生後の段階ではまだすべて骨化しとらんくて**、成長と共に一定の順番で骨化していきよる。せやから、X線像から小児の発育年齢（月齢）を知ることができるんや（p.344）。

　5本の中手骨は掌、5本の指節骨はいわゆる指を構成する骨やな。

図 11.1-4 **手指の骨（右手掌）**

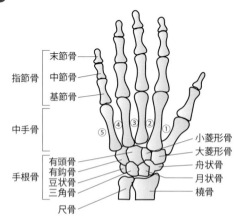

第2〜第5指は3つの骨（遠位側から、末節骨、中節骨、基節骨）、第1指（母指）は2つの骨（中節骨を欠く）が関節でつながり、いわゆる指の動きが可能や。母指は他の指と向い合せにできて（対向）、物をつかむことにめっちゃ便利な構造なんや。

母指はなくなると一番困る指で、なんでも、手の機能全体の約40%を占めるそうよ。

下肢の骨

ほな次は下肢の骨や。上から、**大腿骨**、**膝蓋骨**、その下の下腿部を構成する**脛骨**と**腓骨**、足を構成する**足根骨**、**中足骨**、**趾節骨**やな。

膝蓋骨は確か、**大腿四頭筋腱の中にある種子骨**ですね。

そうね。ちなみに腓骨は、直接膝関節に関与しないことに注意ね。脛骨はいわゆる弁慶の泣き所に該当するスネがある骨ね。脛骨と腓骨の遠位端にはそれぞれ**内果**（ナイカ、うちくるぶし）と**外果**（ガイカ、そとくるぶし）を認めるのよ。

次は足根骨。これは全部で「**7個**」あるんや。手根骨の8個と混乱したらアカンで。

はっ、はい。

その7個の骨名は、**距骨**、**踵骨**、**舟状骨**、**立方骨**、**外側楔状骨**、**中間楔状骨**、**内側楔状骨**ね。踵骨の「踵」は訓読みすれば「かかと」、つまり踵の部分にある骨ね。脛骨・腓骨は**距骨**と関節（距腿関節）を作り、脚と足をつなぐのよ。**舟状骨**は手根骨にもあったわね。この骨、本当に舟の形してるから今度模型を見てみて。

よっしゃ。最後に、足の特徴として**3つのアーチ**があることを紹介して終わろうかな。

アーチ？？

せや。**内側縦アーチ、外側縦アーチ、横アーチ**やな。これら上方に凸のアーチがあるおかげで人の体重をしっかり支え、足が地に着いたときの衝撃を和らげることができる。ほんで、このアーチは、ヒト

に特有の構造なんやで。

へ〜、そうなんだ、すごいですね。

　これで全部復習できました。骨もすごく興味深いです。大腿骨が先生の人生で最初に覚えた骨ってことも覚えておきます！

まっ、それはどっちでもええけどな。

　骨の名前はな、しっかり覚えといたら得やで。骨名は筋肉や血管、それから神経の名前と関連するさかいな。例えば、尺骨付近を走る尺骨動脈、尺骨神経、尺側手根屈筋、あるいは肋骨付近を走る肋間動脈、肋間神経、肋間筋とかな。

だから骨は生理学的な体を支える存在だけじゃなく、解剖学的な部位の名称としても中心的存在になるわけね。

りょうかいしました！

まとめやで！

全身の骨

☑ 人体は、約200個の骨で構成される。

☑ 顔面部の骨は顔面頭蓋（内臓頭蓋）と脳頭蓋（神経頭蓋）よりなる。

☑ 肋骨は12対、第1から第7肋骨を真肋、第8から第12肋骨を仮肋。

☑ 脊柱は上から、頸椎、胸椎、腰椎、仙骨、尾骨である。

☑ 上肢と下肢を支える骨をそれぞれ上肢帯（鎖骨・肩甲骨）、下肢帯（寛骨）という。

☑ 骨盤を構成する骨は、仙骨、寛骨、尾骨である。

☑ 上肢の骨は、近位から順に、上腕骨、尺骨・橈骨、手根骨、中手骨、指節骨となる。

☑ 下肢の骨は、近位から順に、大腿骨、膝蓋骨、脛骨・腓骨、足根骨、中足骨、趾節骨となる。

☑ 手根骨は8個、足根骨は7個存在する。

2 骨の成長と男女差

―――――――――――――

女性の骨盤は産道にもなる

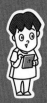

先日は人体の骨全体について学びましたが、今回はもう少し生理学的なお話をうかがってもいいですか？

なんや今日はえらい積極的やな。もちろん、ええよ。

いま、成人看護学の運動器疾患を習っているのですが、その先生、結構ガッツリ1年で習った解剖生理学的なところも試験範囲に含めるんですよ。

ええこっちゃ。で、どんな話聞きたいんや？

骨の発生

まずはですね、骨の発生についてお聞きしたく…。

発生というと、母体の中で胎児の体がいかにでき上がっていくかを学ぶ分野ってこっちゃな。

　ま、簡単にいうたら骨の発生は2パターン、**置換骨**と**付加骨**ってのがあるんや。

なんですかその卑猥な名前の発生パターンは？

そりゃ痴漢や！　ええか、置換や！

　置換骨というのは、まず軟骨性の骨が元々あるところに徐々に骨化していくようなパターンや。実は、ヒトの骨のほとんどが置換骨でできとる。一方、**付加骨**というのは、最初、膜性の結合組織があって、そこに徐々に骨化点が生じて骨ができ上がっていくようなパターンやな。頭蓋骨や鎖骨なんかがこの方式や。

なるほど。置換骨と付加骨ですね、覚えておきます。

　それでは先生、体の成長とともに当然骨も成長するじゃないですか？　その骨の成長というのはどのようにして起こるのですか？

ほんなら例えば、上腕骨とか大腿骨などの長骨で考えてみよかな。これらの原型の軟骨が徐々に骨化していくわけやけど、ランダムに骨化するんやなく、骨化の"順番"があるんや。

えっ順番？　最初は上腕骨ができて、その後に橈骨・尺骨ができていくみたいな感じですか？

ちゃうちゃう。一つの長骨の中での骨化の順番や。骨化が起こる順番は、長骨の中のまず骨幹（**一次骨化中心**、長骨の長軸方向の中央）から始まる。それから、生後にやっと骨端部に**二次骨化中心**ができて両骨端が骨化していくんや（**図11.2-1**）。軟骨の骨化とともに長軸方向の長さがどんどん伸びていくから、身長も伸びていくわけやな。

小児の場合、まだすべての骨が骨化されていないから、骨幹と骨端の間には「**骨端軟骨**」が残っているのよ。縦の成長はこの骨端軟骨が骨化するごとに長くなって、小児期や成長期の背の伸びに関係

図 11.2-1　**骨化の順番**

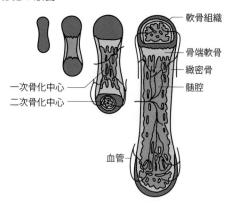

軟骨組織
骨端軟骨
緻密骨
髄腔
一次骨化中心
二次骨化中心
血管

("骨の発生". 日本大百科全書（ニッポニカ）. 東京, 小学館, 1994. を参考に作成)

するのね。

せやけど、思春期のある時期に身長は止まってまう。これは成長ホルモン（下垂体前葉ホルモン）の分泌が低下するからなんや。骨端軟骨はその後「骨端線」いう骨の成長後の名残みたいなんに変わっていくんや。

へ〜〜、じゃあ僕はもう身長が止まったから、骨端線があるわけですね。

骨の太さ

せやな。よっしゃ次は、骨の太さや。これは、骨表面にある**骨膜**によって行われる。骨膜直下には**骨芽細胞**っていう骨形成に関わる細胞がおって、この細胞によって太さが増していくんや。

ところで浜田君、身長の伸びが止まっても骨はずっとリニューアルし続けるって、知ってる？

えっ？　どういうことですか？

骨は成長後であっても**破骨（溶骨）と形成（造骨）を繰り返す**のよ。見た目ではわからないのだけど、骨質がどんどん入れ替わって、常に新しい骨に生まれ変わっているのよ。

破骨に関与する**破骨細胞**、形成に関与する**骨細胞（骨芽細胞）**の存在は基本やな。

あっ、『なんでやねん！（p.31）』で骨形成（**骨を作ること**）と骨吸収（**骨を溶かすこと**）を教えていただきました。その話のことですね。

成長期にしかない骨

では先生、成長期にしか認められない骨とか、男女で形状が異なる骨もあると思うのですが、具体的にどんな部分がありますか？

そらやっぱり**大泉門**と**小泉門**やろな。

それは有名ですね。

大泉門は、**前頭骨と左右の頭頂骨の間**、小泉門は**左右の頭頂骨と**

後頭骨の間にあるのよ。両方とも生まれたての状態では膜状の組織で、上から触ったらプニプニしているの。もちろん、強く押したりしたらダメよ。下には脳があるからね。

だいたい大泉門は生後約15〜18か月、小泉門は生後約1か月で閉鎖するのよ。

大泉門の方が大きいので閉じるのに時間がかかるのですね。

次は、脊柱の中の仙骨と尾骨かな。これらは元々5個の仙椎と3〜5個の尾椎という小さな骨に分かれとる。それが成長と共に癒合して、**仙椎が仙骨**に、**尾椎が尾骨**になるんやったな。

いつくらいに癒合するのですか？

教科書にはいつっていうのは基本的に書いてないわ。成長とともに徐々に癒合していくってイメージね。

その他、寛骨も忘れたらあかんな。

寛骨って、骨盤の一部ですよね。これは確か、**恥骨、腸骨、坐骨**の3種からできていたような。

そのとおりや。この3つの骨の間は軟骨で連結されとるんやけど、外側から見たら形がまるでアルファベットの「Y」の字状になっとる。これもいつ骨化するっていうのは書かれとらんくて、若年者が成年になるとともに消失・癒合していくと思っといて。

最後に、手根骨を紹介しよかな。手根骨8個の骨名はp.338で紹介したな。実はこの手根骨の骨化の時期はそれぞれ異なるんや。

発育の指標になるから臨床では骨年齢として貴重な情報になるのよ。

有頭骨と**有鈎骨**がいちばん早く、生後**3か月**頃骨化する。次に三角骨が**3歳**くらい、月状骨が**4歳**、舟状骨が**5歳**、大・小菱形骨が**6歳**、最後に種子骨である**豆状骨**が**12歳**で骨化するんや。

つまり、骨化の数でおおよその年齢の推測が可能ね。

おもしろいですね！　同じ手根骨でもそんなにズレがあるのって全然知らなかったです。

ほなら次は、男女差についてみていこかな。まあ当然男性と女性とはホルモンの分泌具合が異なるから、そもそも太さとか長さが異なるんやけど、それは今回はおいといて、明らかな形状の差だけを紹介するわな。

　　まずは、**前頭結節**。

なんですかそれは？

額の上の髪の毛の生え際近くの左右両側に高まりがあるんやけど、ここを**前頭結節**っていうんや。この高まりは女性のほうが男性に比べて明らか（明瞭）なんや。

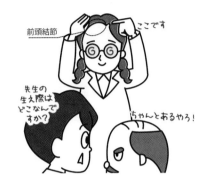

先生の場合は、どこを生え際とみなせばいいのですか？

やかましいわ！　ワシのも虫眼鏡で見たら生え際ぐらい分かるわ！

性差でいえば、国家試験で絶対外せないのが、アレよね。

アレ、ですか？

せやな。アレやな。

何の話ですか？

えっ、わからんか？　骨盤や、骨盤。

あっ、そうですね。骨盤は女性の方が男性よりも横に広いって習いました。

女性の場合、**骨盤は産道にもなる**から形状の男女差は骨の中でも顕著や。ここは丁寧にみていこか。

　　浜田君のいうとおり、女性の骨盤の特徴を一言でいうと、「広く、浅い」。

骨盤の形状が広く浅いと、比較的楽に産道を通ることができるわね。もちろん、胎児が産道を通過する際には骨盤の形状そのものだけで

なく、骨盤にある靭帯が弛緩したり、胎児側も分娩時に児頭を変形する機能（児頭の応形機能）もあるのよ。

それもめちゃ重要やな。

　ほな、骨盤の男女差を具体的にみていこかな。結論を先にいうと、恥骨下角、骨盤上口、骨盤下口これらに明確な差があるんや。

　まず、**恥骨下角**ちゅうのは、恥骨結合の下縁で左右の恥骨によって作られた角のこと。**男性では60〜70°**、**女性では90〜100°**と女性の方が広い（**図11.2-2**）。

　骨盤上口というのは、仙骨の岬角から恥骨結合の上縁をぐるりと囲んだ一周、**骨盤下口**というのは、尾骨の下縁→坐骨結節→恥骨結合の下縁をぐるりと囲んだ一周をいうんやけど、これらの"口"の物理的大きさ（広さ）を決める「**骨盤径**」ちゅうのがあってな、分娩管理に用いられる大事な計測値になるんや。骨盤径は「**前後径**」と「**横径**」があって、実際骨盤上口の前後径には次の4つがあるんや。

なんかむちゃくちゃ複雑ですね。

せやけど、まあ我慢してーな。

　・解剖学的真結合線（解剖結合線）
　・産科学的真結合線（産科結合線）

図 11.2-2　**骨盤の男女差**

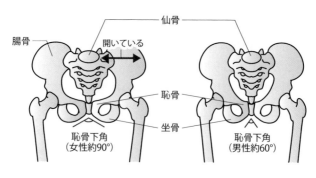

a. 女 性　　　　　　　　b. 男 性

仙骨

腸骨　　開いている

恥骨

坐骨

恥骨下角
（女性約90°）

恥骨下角
（男性約60°）

・対角結合線

・外結合線

横径は骨盤上口横径っていうのがある。そのまんまやな。

このうち産科結合線は単に真結合線ともいわれてて、**岬角から恥骨結合までの最短距離のこと**をいうんやけど、ここは産道の広さを評価する重要な指標の一つになっとるんや。

真結合線っていうのは、母性で習った気がします。

きっとせやろう。最後に、骨盤下口の前後径には、骨盤峡前後径と骨盤下口前後径っていうのがあって、横径は骨盤下口横径っていうのがある。

いずれにせよ男性よりも女性の方が体格の割には骨盤径が広く、分娩に適した形状をしとるってこっちゃな。

いつも思いますが、本当に人間の体ってうまくなっていますね。今日もとても勉強になりました。ありがとうございました。

まとめやで！

骨の成長と男女差

☑ 骨の発生は、置換骨、付加骨の2パターンである。

☑ 小児の場合、長骨の末端部には骨端軟骨が認められる。

☑ 成長後、骨端軟骨は骨端線として残る。

☑ 乳幼児の頭頂には、大泉門と小泉門が認められる。

☑ 寛骨は、恥骨、腸骨、坐骨の3つが癒合したものである。

☑ 手根骨の骨化は生後に起こり、子どもの成長の一つの目安となる。

☑ 骨盤にある恥骨下角は、男性より女性の方が大きい（広い）。

☑ 真結合線とは、岬角から恥骨結合までの最短距離のことであり、産道の広さを評価する一つの指標となる。

3　骨粗鬆症

あなたの骨年齢は何歳？

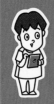

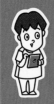先生、どうして**骨粗鬆症**って女性の方が多いのですか？

確かに、骨粗鬆症患者の80％が女性っていうから、罹患率の男女差は圧倒的やな。これは確かに驚きやわな。

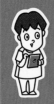きっと何か"ワケ"があるのでしょうね。

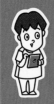女性の場合、60代から急激に増えだすのよ。統計的には80歳の有病率は40～50％という報告があるわ（男性のそれは10％前後）（Yoshimura, N. et al. International Journal of Epidemiology. 39, 2010, 988-95.を参照）。

ちゅうことは、「**加齢**」が一つの要因になっとるってことは間違いないやろな。その他にはなんや思う？

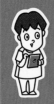その他？　確かに、加齢だけが要因だったら男性も多くなるような気がします。

するどいやんか、浜田君。ほな、もう一つの要因っちゅうのはテストにもよく出題されるんやけど、「**閉経**」や。

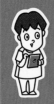閉経？　といいますと、卵巣から卵子の放出（排卵）がなくなってしまう現象のことですよね？　う～ん、閉経と骨粗鬆症とはどのような関係があるのですか？

p.343で、骨組織っていうのはダイナミックに変化しとる、つまり、破骨と造骨が繰り返され、常に新しい材質になるようリニューアルされとるっていうのを習ったわな？

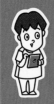はい。確か、破骨細胞と骨細胞（骨芽細胞）っていうのがそれを

行うって習った気がします。

🐶 せやな。骨組織の状態を評価するのに、「**骨密度**」っていうのがあるけど、骨密度の正常を保つためには、破骨と造骨の質的量的変化が**均衡**しとらんとアカンわけや。

🧑 確かにそうですね。極端に破骨が進めば骨密度は低下していくと思います。

🐶 そういうこっちゃな。そこで改めて「加齢」についてみていくけど、実は、高齢になればなるほどカルシウムの吸収効率が低下してしまうから体の供給量を食物だけではまかないきれへんのや。

🧑 えっ、それはヤバイですね。

🐶 せやから、カルシウムをたっぷり保管しとる"カルシウム銀行"から預金をおろさなあかんわけや。

🧑 その銀行に該当するのは、骨ですか?

🐶 そういうこっちゃ。

👩 **骨組織を溶かすことを骨吸収っていうけれど**、それを仲介する生体ホルモンはパラソルモンよね。実はパラソルモンは、加齢とともに血中ホルモン値が徐々に上昇してくるの（**図11.3-1**）。

🧑 それは、体内でのカルシウム必要量をまかなうための反応ってわけ

図 11.3-1 **カルシウム銀行イメージ**

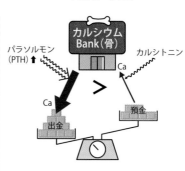

a. 通常 　　　　　　　　　　b. 高齢者（女性）

ですね。

そうよ。だから、<u>高齢になればなるほど、体内でのカルシウムの必要量を骨に依存する程度が高く</u>なってくるってことね。

せやから、加齢とともに貯金ばっかりに頼ってもうて、結局、骨密度が低下してくるのはこれで説明がつくわな。

納得です。

閉経の影響

ほな、いよいよ本題。ちゅうか、試験として重要なこと、閉経や。実は、卵胞や胎盤から分泌される**女性ホルモンの一種「エストロゲン」**、ついでに**男性ホルモンの「テストステロン」**には<u>破骨細胞の活動を抑制する作用があるんや。</u>

閉経すると、卵巣の活動がストップしますから、結果的にエストロゲンの分泌が低下しますね。そしたら…ヤバイじゃないですか！

そういうことね。<u>エストロゲンの低下によって破骨細胞の活動が亢進</u>してしまうのよね。そしたら、<u>破骨と造骨のバランスが崩れてしまう。</u>つまり、**骨密度がどんどん低下**してしまうのよ。

骨の脆弱化やな。これが原因で、**椎骨圧迫骨折**や**大腿骨頸部骨折**なんかが起こりやすくなってまう。

男性はなぜ大丈夫なんでしょう？

まず、そもそも男性の場合は女性に比べると骨が大きく丈夫なこと、それから男性は高齢になってもテストステロンの分泌が続くことが要因やろな。

男性の場合は、一生精子が作られるって習いました。女性の方には気の毒ですね。

せやな。血中のカルシウムは身体の生理機能にめっちゃ重要や。せやから、<u>貯金（骨組織）をおろしてでも生体は血中カルシウムイオン濃度を維持する必要がある</u>わけやな。

そしたら、その骨粗鬆症を少しでも遅らせる方法ってないのですか？

せやな〜、骨粗鬆症になってからでは遅いんやけど、いわゆる<u>成長期のときに身体を鍛えておくことで骨の密度や大きさを十分量にしておくこと</u>。まあ要するに貯金の量を若いうちに増やしておくことやな。

そんなの、「今言われても！」って感じですよ。そのときに言っといてくださいよ。

それはワシも同感や。あとは、**カルシウムの吸収をよくするビタミンD**を食事からしっかり摂ったり日光浴したりとかかな。

ビタミンDをたくさん含む食事って何でしょ。

それは栄養学や食品学で習ってほしいんやけど、例えばキノコ類や青魚なんかがビタミンDを豊富に含んどる。

生シイタケよりも干しシイタケの方がビタミンD含有量が多いらしいわよ。

それは日光浴と関係がありますか？

ある。シイタケはプロビタミンD_2っていう前駆体をもっとるんやけど、これに日光などの紫外線があたったらビタミンD_2に変わりよる。

へ〜、でも僕、干しシイタケってあまり食べませんね。ちらし寿司、茶わん蒸し、筑前煮くらいでしょうか。これから意識して食べよっと。

では先生、僕たちが日光浴したら植物の光合成のようにビタミンDができるのですか？

できるんや。ワシらの皮膚細胞の中にあるコレステロールの前駆物質7-デヒドロコレステロールに日光（紫外線）が当たったらビタミンD_3ができるんや。

だから、<u>適度な日光浴が推奨されている</u>のよね。目安としては、夏場は30分ほど、冬場は60分ほどよ。ただ、ビタミンDが生理機能を発揮するには活性型（**活性型ビタミンD〔1,25（OH）$_2$D〕**）にならないといけないの。**活性化を行うのは肝臓と腎臓**なのよ。

それポイントやな。せやから、高齢になるにつれ腎機能が低下してもうたら、ビタミンDを活性化する機能も低下してまう。

　骨粗鬆症は単に骨密度が下がっていくだけやなく、<u>骨折の原因に</u>

なって最悪寝たきりになることもある。そうなると、筋力低下、心肺機能の低下、それと認知機能の低下などの合併症を伴うから、QOLに著しく影響するわな。

それは看護師としても、とても大切な知識ですね。今は手術後もできるだけ早く離床して歩くようにしてもらっていますよね。適度な運動（身体への負荷）と日光浴はとても大切だとわかりました。どうもありがとうございました。

まとめやで！

骨粗鬆症

- ☑ 骨粗鬆症患者の80%が女性である。
- ☑ 骨粗鬆症の原因は、加齢とともに閉経が関与する。
- ☑ エストロゲンは骨吸収（骨の溶解）を抑制する働きがある。
- ☑ 骨組織の状態を評価する一つの指標に「骨密度」がある。
- ☑ 骨密度は、骨吸収（カルシウムの溶解）と骨形成（カルシウムの骨化）のバランスによって決まる。
- ☑ ビタミンDはカルシウムの吸収効率を上げる働きがある。
- ☑ 適度な日光浴は、皮膚におけるビタミンDの合成を促進する。

第12章
エピローグ

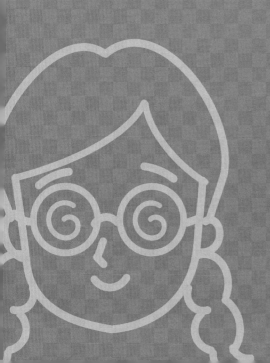

先生、今回もたくさんのことを教えていただきました。おかげさまで、きっと3年生も乗り切れると思います。

そら、よかったわ。せやけど、看護学校で習うのは解剖生理学だけと違うて他にもいろんな科目があるからな。それにやっぱり臨床実習は大変や。せやから、まだまだ油断は禁物や。ただ、解剖生理学は医学の基礎であることに変わりないから、きっと役立つときがくると思うわ〜。

ありがとうございます。ところで先生、もうこの勉強会は終わりですか？　まだまだ知らないことがたくさんあるから、そのときはまた教えてくださいますか？

ワシの寿命と気力が続けばな。ワシはもう若（わこ）うない。いつまで元気でおれるかもわからんから…。

……、なんかちょっと寂しいですね。いくら医学が進歩しても寿命はどうしようもないですもんね。

先が見えてきとる。せやから、浜田君、もしもワシがおらんようになっても、いつかは自力で学んでいかなあかん。

確かにそうですね。ところで先生、先生は解剖生理学をどうやって学ばれたのですか？　っていうか、解剖生理学をマスターするコツってなんですか？

ワシは今でもマスターしたとはまったく思ってへん。助手の坂本さんを見とっても知識は遠く及ばん、それは浜田君が見ても感じるやろ？

　ただな、なんちゅうか、ヒトの体っていうんはやっぱり魅力がある。形にしても、大きさにしても、働きにしても。きっと細胞1個1個は「生きるため！」みたいなことは考えとらんくて、ただそれぞれがそれぞれの機能を営んどるだけなんやろう。けど、そんな細胞が集まったら、見事な1人の人間（個体）になるわけや。

　さらに、ワシらはなぜか、今ここに「自分」という主観的な意識を自覚しながら、日々、生きることを精一杯がんばっとる。まあ頑張らんでも勝手に人生は続いていくわけやけどな。せやけど、いつか

はその生も尽きてしまう。考えてみたら、人間って、生に終わりがあることを知りつつも、それに悲観することなく、生きていくことに情熱を注ぎ続けられる生き物なんや。各人の人生には、自分が主人公の、自分だけの、長くて壮大な物語（ストーリー）がある。きっとその物語の中には、たくさんの思い出や喜怒哀楽の場面がぎっしりと詰まっとるんやろう。

　なんかな、そんなこと考えたら、人間って、儚く健気なもんやなって思うんや。でな、その基盤というか、決して疑う余地のないかけがえのない存在いうんが、まさに今ここにいる自分の体（心身）、それから自分の周りの人の存在やと思うんねん。でも、その体も、繰り返しになるけど限りがある（有限）もんや。そういうことを意識したら、なんか労（いた）われるやろ？　せやから、ワシは解剖生理学っちゅうのは、ヒトの体と、生きていることの証とか意味をつなぐ架け橋になる学問やと思うねん。みんながこういうことを感じてくれたら、寛容、要するに、どんなことでも少しは許せる心が芽生えるんちゃうかなって。そういうところに解剖生理学を学ぶ意義や魅力があって、ワシはこれまで学び続けてきたわけや。

世界では今でもあちこちに紛争が起こってますもんね。

せや。せっかくこの世に生まれて、これまで生きてきたのに、なんで生きてるもん同士が血を流さなあかんのかって思う。紛争に限らず、病気を抱えてる人もそうや。食生活とか、明らかに自分の日頃の生活が原因で生じる疾患もあるけど、原因不明や先天性、自己免疫異常、それから悪性腫瘍とか、もうどうしようもない難病ってあるやん？　患者さんには何の罪もない。これはホンマに気の毒なこっちゃ。もし神様がいるんやったら、なんで病気ってこの世に存在するんか、その真意を問いたいくらいや。でも、そんなことできひんからしゃあないんやけど、せやからこそ医療者は寛容の心をもってほしいなって思うねん。優しく接するとか、患者さんの気持ちになって考えるとか、もちろんそれはそれでめちゃくちゃ素晴らしいことやけど、ワシが言う

てるんはそんな次元のことやなく、ヒトのかけがえのない体の存在を理解した上で自然にわき出てくる寛容の心や。

深いですね。先生がおっしゃっていることは医療従事者はもちろん、すべての人に持っていてほしいことですね。

ワシもそう思う。まぁワシの残りわずかな寿命の許す限り、そういったことを伝えていけたらなって思っとる。

先生！　僕、いいこと思いつきました！

何がや？　せっかくええ話しとんのに……。

『なんでやねん！』『ほんまかいな！』の読者に、今後先生に聞いてみたいテーマを募ったらいいんじゃないですか？

ん？

きっとね、この『なんでやねん！』『ほんまかいな！』シリーズで、先生の講義、とてもよく分かったっていう人は少なからずいると思うんです。でも、テーマは基本的に僕らが決めたじゃないですか？

「僕ら」って、ほとんどワシが決めたけどな。

あっ、はい。それで、読者の方はきっと、「こういうテーマも聞いてみたい！」っていうのがあると思うんです。それを募集して次のシリーズで講義したらいいんじゃないですか？

それ、すごくいいアイディア！　私も賛成！

いやいやいや、きっとそう簡単やないと思うわ。このご時世、この第2弾を出版するのもホンマに苦労した。ここで次ってなると、いろんな意味でもっとハードルが上がると思うんや。それから、そもそも、読者がテーマを提供するってそんな邪魔くさいこと誰がするかいな！ワシは半信半疑やな。

いいえ、先生、きっと読者は「こういうテーマを聞いてみたい！」っていうのを持っておられると思うんです。

そしたら、読者のみんなに次頁のQRコードから入ってもらってテーマを書いてもらうのはどう？　すごく簡単にできるわよ。セキュリティもバッチリだし。

🐶 そんなうまいこといくかいな…。まあでも、もし読者の方がテーマを提供してくださるんやったら、さっきワシが話した自分の意志を広めることができるかもしれんな。

　ほな、読者のみなはん、よろしゅう頼むで。もちろん、1人の方が複数のテーマを出してくれるのも大歓迎や。やっぱりテーマが集まらんと次がないからな。それから、もしよかったら、提供してくれた方のお立場（学生、職業）や年齢層も紹介できたら、よりええわな。

👧 そうですね。どんな方が、どんな疑問をもっているのか、そういうことも含めた情報を皆さんに提供できたら、さらに有益になりますもんね。

👦 では先生、決まりですね。解剖生理学、そして疾患学も含めてテーマを募集しましょうよ！（よし、これでまた先生の講義が聞けるぞ！）

👧 またいつか、私たち3人が出会えるといいわね。

👦 きっと出会えると思います！

🐶 そんときにワシが生きとるかどうかわからんけどな。

👦 そんなこと言わないでください！　では先生、僕、きっとみんなと出会える日まで頑張って成長します！

👧 国家試験も受からないとね。

👦 はい……。

🐶 ほんまやな。よっしゃ、みんなありがとう。こんなおっさんの長くてややこしい話聞いてくれただけでも嬉しかった。そして何より楽しかったわ。みんなくれぐれも体には気を付けるんやで。病気したらアカンで！　ほんま、おおきに。

おわり

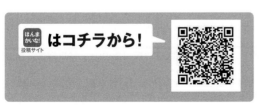

参考文献

　本書では以下に挙げる文献を中心に、その他インターネット等多くの情報を参考にさせていただきました。ここに感謝の意を表します。

- 系統看護学講座 解剖生理学、第9版（2015）、坂井建雄ほか、医学書院
- ナーシンググラフィカ 人体の構造と機能①、第4版（2018）、林正健二ほか、メディカ出版
- なんでやねん！根拠がわかる解剖学・生理学 要点50、第1版（2018）、川畑龍史ほか、メディカ出版
- ネッター解剖学アトラス、原著第4版（2011）、Frank H. Netter（相磯貞和訳）、南江堂
- 人体の構造と機能、第2版（2003）、佐藤昭夫ほか、医歯薬出版
- 入門組織学、第2版（2015）、牛木辰男、南江堂
- 標準組織学、第5版（2015）、藤田尚男ほか、医学書院
- ムーア人体発生学、第6版（2001）、Moore and Persaud（瀬口春道監訳）、医歯薬出版
- 標準生理学、第7版（2009）、小澤瀞司ほか、医学書院
- キャンベル生物学、原著第11版（2018）、池内昌彦ほか、丸善出版
- イラスト解剖学、第9版（2017）、松村讓兒、中外医学社
- 図解 解剖学辞典、第3版（2017）、Begründet von Heinz Feneis（山田英智監訳　石川春律ほか訳）、医学書院
- 解剖学用語、第13版（2007）、日本解剖学会監修 解剖学用語委員会編集、医学書院
- 人体の中の自然科学、第1版（2017）、川畑龍史、東京教学社
- おもしろ解剖学読本、第4版（2004）、加藤征治ほか、金芳堂
- 好きになる解剖学、第1版（2003）、竹内修二、講談社
- 系統看護学講座 生化学、第13版（2015）、三輪一智ほか、医学書院
- 病気が見えるvol.1 消化器、第5版（2016）、医療情報科学研究所、メディックメディア
- 病気が見えるvol.2 循環器、第4版（2017）、医療情報科学研究所、メディックメディア
- 病気が見えるvol.4 呼吸器、第3版（2018）、医療情報科学研究所、メディックメディア
- 病気が見えるvol.5 血液、第2版（2017）、医療情報科学研究所、メディックメディア
- 病気が見えるvol.6 免疫・膠原病・感染症、第1版（2011）、医療情報科学研究所、メディックメディア
- 病気が見えるvol.8 腎・泌尿器、第1版（2012）、医療情報科学研究所、メディックメディア
- 新 病態生理できった内科学1 循環器疾患、第2版（2009）、村川裕二、医学教育出版社
- 新 病態生理できった内科学3 腎疾患、第2版（2010）、村川裕二ほか、医学教育出版社
- 新 病態生理できった内科学5 血液疾患、第2版（2009）、村川裕二、医学教育出版社
- 新 病態生理できった内科学6 免疫・アレルギー・膠原病、第2版（2010）、村川裕二、医学教育出版社

索 引

索引

索引

索引

索引

●著者紹介

<ruby>川畑<rt>かわばた</rt></ruby> <ruby>龍史<rt>りゅうじ</rt></ruby>　名古屋文理大学短期大学部食物栄養学科 准教授
　　　　　　愛知学院大学心身科学部健康栄養学科 客員研究員

1978年　京都生まれ

2007年　大阪大学大学院医学系研究科博士課程修了 博士（医学）

　国立長寿医療センター（研究所）博士研究員を経て、現職

　看護師国家試験予備校さわ研究所にて講師の経験あり

専門：解剖生理学、生化学、病理学、病態生理学

著書：『なんでやねん！根拠がわかる解剖学・生理学 要点50』（メディカ出版）、
　　　　『人体の中の自然科学』（東京教学社）、『イラスト解剖生理学実験』（東
　　　　京教学社）

趣味：食べ歩き（京都、大阪、神戸、名古屋を中心に）、料理

<ruby>濱路<rt>はまじ</rt></ruby> <ruby>政嗣<rt>まさつぐ</rt></ruby>　京都大学医学研究科呼吸器外科学 講師

2001年　京都大学医学部卒業

2008年まで　日本国内（京都・静岡・滋賀・岐阜）で一般外科・心臓血管外科・
　　　　　　呼吸器外科のトレーニングを受ける

2009～2012年　メイヨークリニックの一般胸部外科・ハーバード大学附属ブリ
　　　　　　　　ガムアンドウィメンズ病院の胸部外科に3年間臨床留学し、こ
　　　　　　　　の間約850の手術症例を経験（臨床フェローとして勤務）

2016年　京都大学医学研究科呼吸器外科学 助教

2019年より　現職

　進学塾鉄緑会大阪校英語科主任、大阪医専非常勤講師の経験あり

専門医：外科専門医、呼吸器外科専門医、博士（医学）

　日米の研修医・専攻医の指導経験あり

ほんまかいな！ 根拠がわかる
解剖学・生理学 要点 39

2020年1月5日発行　第1版第1刷©

著　者　川畑 龍史／濱路 政嗣

発行者　長谷川 素美

発行所　株式会社メディカ出版
　　　　〒532-8588
　　　　大阪市淀川区宮原3－4－30
　　　　ニッセイ新大阪ビル16F
　　　　https://www.medica.co.jp/

編集担当　石上純子
装幀・イラスト　WATANABE Illustrations
印刷・製本　株式会社廣済堂

ISBN978-4-8404-7190-9　　Printed and bound in Japan

当社出版物に関する各種お問い合わせ先（受付時間：平日9：00～17：00）
●編集内容については、編集局 06-6398-5048
●ご注文・不良品（乱丁・落丁）については、お客様センター 0120-276-591
●付属のCD-ROM、DVD、ダウンロードの動作不具合などについては、
　　　　　　　　　　　　デジタル助っ人サービス 0120-276-592